快乐妈咪

# 新手变高手

## 一学就会的0~1岁宝宝护理全书

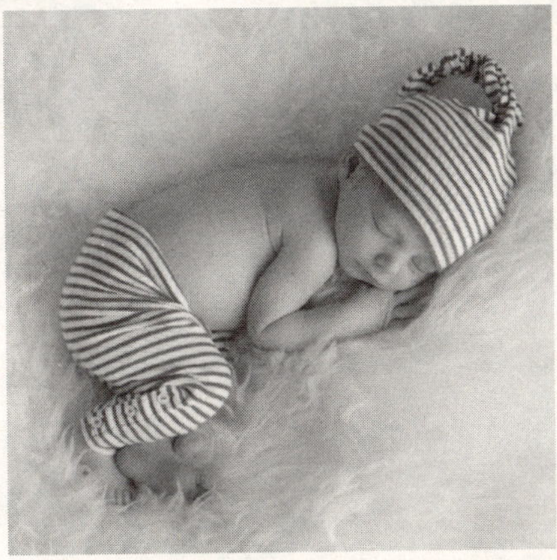

杨颖◎主编
首都儿科研究所附属儿童医院
儿科护理主管护师

新时代出版社
New Times Press

**图书在版编目（CIP）数据**

一学就会的0～1岁宝宝护理全书 / 王玉楼编著. --北京 :新时代出版社，2014.6

（快乐妈咪）

ISBN 978-7-5042-2201-5

Ⅰ. ①一… Ⅱ. ①王… Ⅲ. ①婴幼儿－护理－基本知识 Ⅳ. ①R174

中国版本图书馆CIP数据核字(2014)第114772号

**新时代出版社** 出版发行

（北京市海淀区紫竹院南路23号　邮政编码100048）

北京嘉恒彩色印刷有限公司印刷

新华书店经售

*

**开本** 710×1000　1／16　**印张**15　**字数** 220千字

2014年6月第1版第1次印刷　印数 1－5000册　**定价** 32.00元

---



国防书店：（010）88540777　　发行邮购：（010）88540776

发行传真：（010）88540755　　发行业务：（010）88540717

# 前言 Foreword

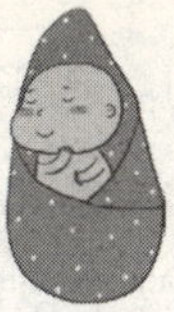

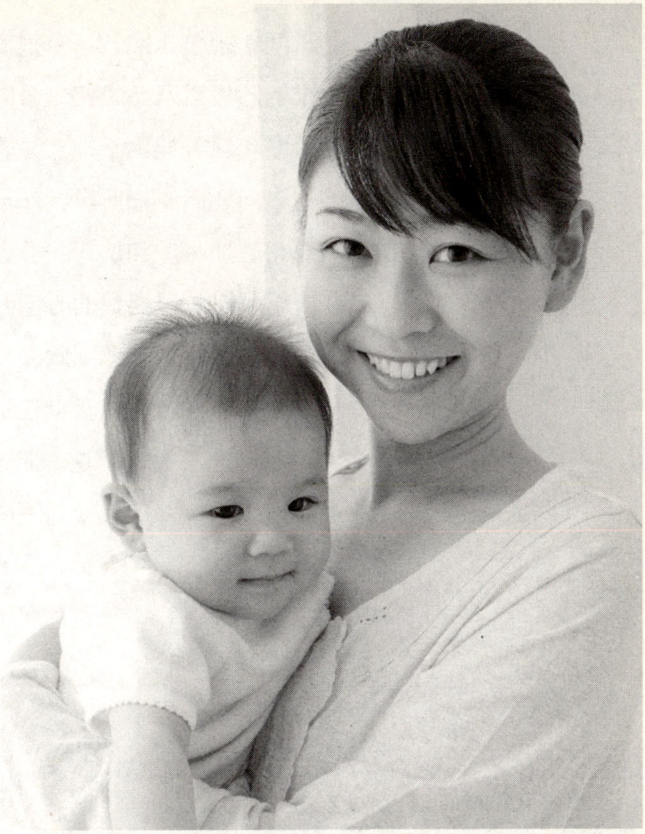

现代社会，优生、优育、优教逐渐提高到一个新的水平，注入了许多新的内容。父母和家庭成员对孩子潜移默化的教育是在日常生活中自然进行的，当然也是非常重要的。家长需要掌握科学的、专业的胎教育儿、护理等常识，以便更了解自己的宝宝。

10个月的孕育时间，以及之前的准备时间，孕育一个健康聪明的好宝宝已经不是一件很轻松的事情。好不容易等到宝宝降生，新手父母面对这个幼小的生命，开心激动的同时，各种棘手问题也会接踵而至。怎样做好新生儿的日常护理？如何进行母乳喂养？宝宝常见病的预防与护理？产后妈妈恢复身材的秘诀？一系列问题困扰着新手父母。

# 前言
Foreword

备孕期间，很多未准爸妈有很多疑虑；怀孕期间，又会对宝宝的胎教以及孕妈妈自身的营养饮食发愁；宝宝出生后很多年轻爸妈由于缺乏经验，常常在育儿过程中因遇到诸多问题而不知所措，而宝宝就像一株娇嫩的幼苗，需要精心地呵护和培育，养育一个健康聪明的孩子，是普天下所有爸爸妈妈的心愿。十月怀胎，一朝分娩，每一位妈妈都会为此感到欣喜、幸福。然而从宝宝呱呱坠地开始，怎样才能让宝宝正常发育、健康成长，这一严峻的问题，伴随着宝宝的一举一动、一哭一笑，无时无刻不牵动着爸爸妈妈的心，宝宝的每一点变化都备受关注。

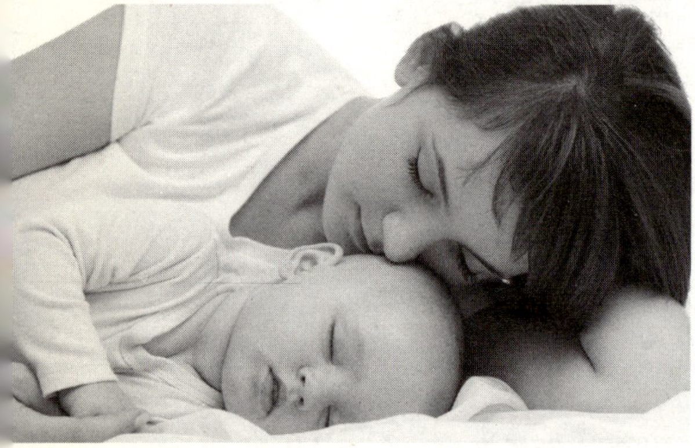

本套书针对大家迫切需要了解的备孕助孕常识、孕期营养常识、育儿知识进行了深入的解析，知识点科学实用，内容丰富，涵盖面广泛，资料翔实，以便每一位新手父母都能从本书学到科学、专业的孕产育儿知识，真正有效地帮助到每一位家长。

本套图书将备孕期、孕期、育儿期、产后恢复期可能遇到的各种问题系统化地呈现在读者面前，让读者能轻松掌握重点，增加孕育乐趣。让宝宝快乐、健康、聪明、优秀的成长。我们共同努力，从宝宝诞生的那一刻开始，成就宝宝美好的未来！

Contents

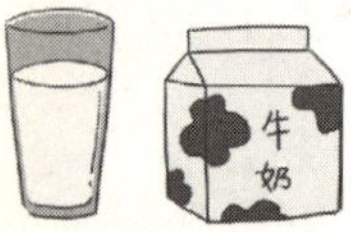
牛
奶

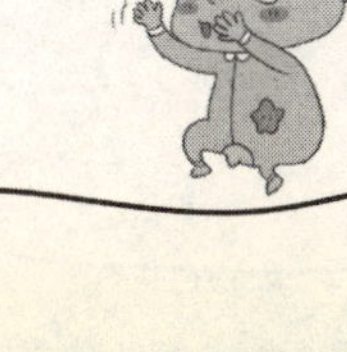

咿咿
呀呀~

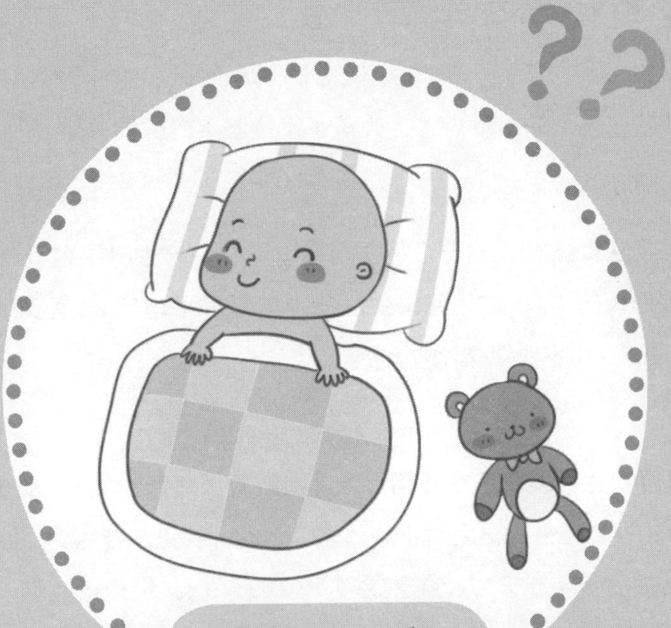

# 第一章

# 宝宝0～1个月

# 新生宝宝发育状况

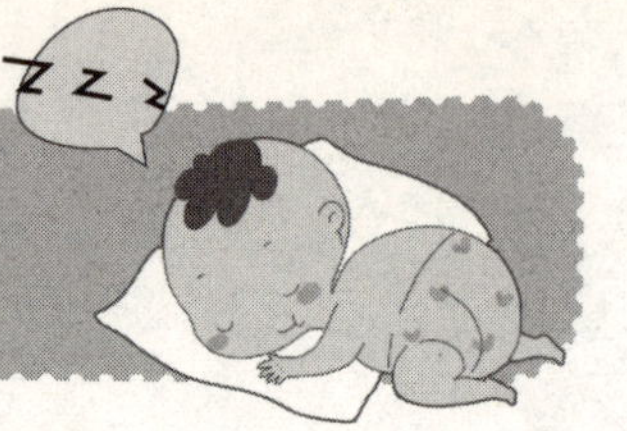

## 宝宝身体发育水平

宝宝从出生到一个月，身体发育处于活跃阶段，生命异常娇嫩，这就需要为人父母者站在人生的出发点上，为孩子设置坚实的保护屏障。

**〔身高〕**

身高是反映骨骼发育的一个重要指标。新生儿出生时平均身高为 50 厘米，其中头部占身长的 1/4。新生儿出生后前半年每月平均长 2.5 厘米，后半年每月平均长 1.5 厘米，1 岁时可达 75 厘米。

**〔体重〕**

体重是反映生长发育的重要指标，是判断新生儿营养状况、计算药量、补充液体的重要依据。新生儿出生时平均体重为 3000 克，正常范围为 2500 ～ 4000 克。在新生儿出生后 3 ～ 5 天内，体重会下降 3% ～ 9%。出现这种情况的原因是孩子出生后要排泄粪便和小便，还会呕吐一些出生过程中吸入的羊水，经肺呼吸和皮肤也会散发一些水分。由于刚出生的新生儿食量很少，母亲的授乳量又往往不足，因此就造成了体重下降。一般只要哺乳得当，3 ～ 4 天后体重就会开始回升，通常 7 ～ 10 天后即可逐渐恢复到出生时的体重。

**〔头围〕**

从新生儿枕后结节经眉间绕头一周的长度即为头围。出生时头围平均值为 34 厘米；出生后前半年增加 8 ～ 10 厘米；后半年增加 2 ～ 4 厘米。

**〔胸围〕**

沿乳头下缘绕胸一周的长度为胸围。婴儿出生时胸围比头围短 1 ～ 2 厘米，平均为 32.4 厘米；1 岁时胸围和头围接近相等；2 岁后胸围超过头围。

**〔囟门〕**

新生儿的头顶前中央的囟门呈长菱形，开放而平坦，有时可见搏动。父母注意保护囟门，不要让它受到碰撞。一般 1 岁以后它会慢慢闭合。

**〔四肢〕**

新生宝宝双手握拳，四肢短小，并向体内弯曲。有些宝宝出生后会有双足内翻，两臂轻度外转等现象，这是正常的，大多满月后缓解，双足内翻大约 3 个月后就会缓解。

**〔呼吸〕**

新生儿的肺容量较小，但新陈代谢所需要的氧气量并不低，故只能以加快每分钟呼吸的次数来满足需要。正常新生儿每分钟呼吸约 35 ～ 45 次。由于新生儿呼吸中枢不健全，常伴有呼吸深浅、速度快慢不等的现象，表现为呼吸浅快、不匀，这也是正常的表现。

**〔皮肤〕**

刚刚出生的新生儿皮肤呈浅玫瑰色。在关节的屈曲部、臀部被胎脂覆盖着，出生后的 3 ～ 4 天左右，新生儿的全身皮肤可变得干燥，这是由于以前小儿一直生活在羊水里，当他来到世间后，皮肤就开始干燥，表皮逐渐脱落，一周以后就可以自然落净。由于新生儿皮肤的角质层比较薄，皮肤下的毛细血管丰富，因此，新生儿的皮肤在“落屑”以后呈粉红色，非常柔软光滑。

## 宝宝动作发育水平

在大动作上，几乎所有手掌、手臂及腿部的动作仍是反射动作。例如，仰躺时，身体往往与脸反方向弯曲，与脸朝同一方向的手伸直，脚弯曲，另一手臂朝上弯；活动时手臂及腿部用力伸踢，头部如无外物支持会前后倒；身体可以稍微侧翻；当缓缓被拉起至坐姿时，头部可直起而与背部成一直线。俯卧时，头部会左右转以免窒息，头可抬起一会儿。

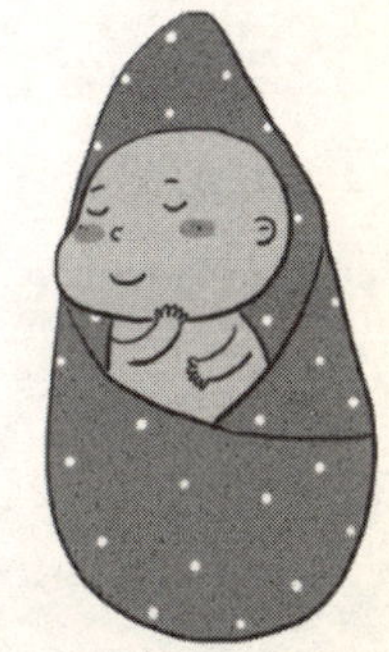

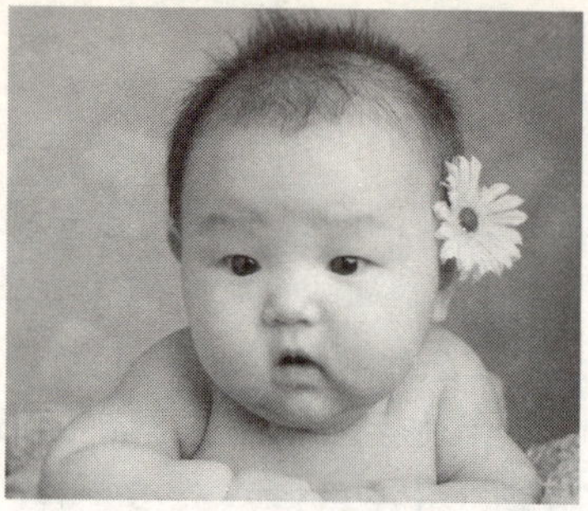

在精细动作上，通常会保持握拳或稍微打开的姿势，如果掰开宝宝手指，宝宝会抓紧汤匙或摇铃的把手，又立即松掉。眼睛会注视物体，但不会伸手去拿。双眼看东西的协调度比较好。

## 宝宝感觉发育水平

**视觉：**宝宝出生时对光就有反应，眼球会无目的地运动。出生两周后眼睛对距离50厘米左右的灯光有反应，眼球可追随运动。

**听觉：**刚出生的宝宝耳鼓腔内还充满着黏性流体，妨碍了声音的传导。随着液体被吸收及中耳腔内空气的充满，宝宝听觉的灵敏性逐渐增强。

**嗅觉：**比较发达，刺激性强的气味会使宝宝皱鼻。宝宝还能辨别出妈妈身上的气味。

**味觉：**新生儿一周后能辨别出甜、苦、咸、酸等味道。如果吃惯了母乳再换牛奶会拒食；如果喝惯了加果汁或白糖的水，再喂宝宝白开水，宝宝会不喝。此时，宝宝最喜欢甜食，最厌苦的和辣的食物，其次是酸的食物，因此最喜欢喝糖水，而吃到苦的药时，就一点点往外吐。

**触觉：**宝宝的触觉很灵敏，轻轻触动宝宝的口唇部便会出现吮吸动作，并转动头部；触其手心，小手会立即紧紧握住。

**痛觉：**宝宝的痛觉较弱，尤其是早产儿痛觉比较迟钝。

## 宝宝心智发育水平

这个月的宝宝喜欢看图案，甚至喜欢看颜色、亮度或大小不同的图案；每10小时中约有1小时是完全清醒的。

醒着时，会注视人或物；注视亮光或物体时，双眼能配合左右或上下看。视线能跟随玩具从身体的侧边至正中间；看到人或玩具时会兴奋，不过必须在宝宝的视野中宝宝才看得见，但如果时间过长，又会变成“看不见”了；能记得在2.5秒中重复出现的东西；知道隔一定的时间会有奶吃；被抱起来或看到人脸时会安静下来，需要人帮助时会哭。

# 新生儿处理和检查

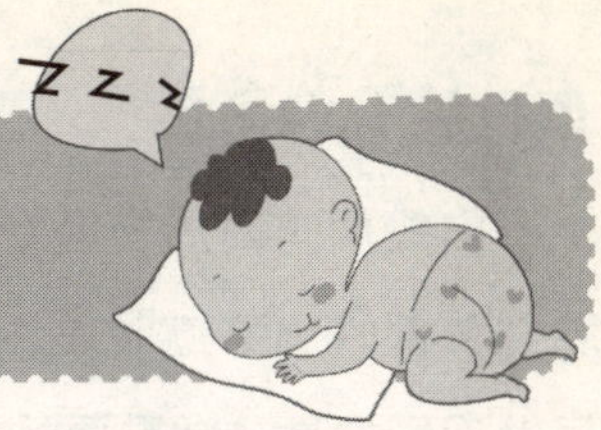


## 对新生儿的处理

胎儿娩出母体后，首先要将脐带留长剪断。将母体一侧的脐带和胎儿的脐带结扎，并在中间处剪断，留长的脐带可在以后的处理中剪短。剪断后用塑料夹夹起，并进行消毒，然后用脱脂棉包好。刚剪下的脐带富有弹性，呈现白色，几天后会变干、变黑，一周后会自行脱落。脐带剪断后要涂上消毒药。应急处理措施完成以后，新生儿会发出第一声啼哭并开始呼吸，这时应将他在母腹中沾上的胎脂或娩出产道时沾的血迹擦干净。洗澡后再次给脐带消毒，用裹被包好后，新生儿就可以与妈妈见面了。

## 健康状况检查

通过基本诊查来确定新生儿的心脏跳动是否正常，呼吸和体温是否正常。特别是通过血液检查来断定是否有导致精神衰弱或身心障碍的异常因素以及新生儿的血型等。

## 斜颈检查

仔细观察新生儿躺着时的样子，可能会发现他的头部向一侧歪斜。这种症状称为“斜颈”，它是因为新生儿颈部生有肿块导致的。在医院里，斜颈儿经过简单的物理治疗就可以恢复正常。检查斜颈时可以用手轻轻抚摸颈部，看是否存在硬块。

## 口腔内检查

用手指掰开婴儿的口，查看其舌头、牙龈、上颌是否形成，口内是否有损伤等。例如，有的婴儿舌根部位与下腭相连。若出现这种情况，检查出来通过手术可以使之恢复正常。

## 头部检查

由头顶向四周轻轻抚摸，检查婴儿头部是否生有肿块或其他异常症状以及胎儿头部娩出产道时是否因会阴切开手术而受伤。头部是身体的重要部分，及早发现异常是非常重要的。

## 耳朵检查

用眼睛观察，用手抚摸婴儿两侧的耳朵是否有异常，耳朵眼儿是否通畅，耳郭形状有无异常等。

## 股关节检查

用手撑开婴儿的两腿，查看腿长是否一致，撑开后的腿形是否正常。若股关节发生脱臼，两腿长度就会不同，张开的腿形也会不自然。

## 肛门检查

排泄是婴儿出生后不久就能开始的新陈代谢的一种形式。用手指轻轻插入婴儿的肛门部位查看肛门是否通畅。若肛门出现异常,应立即通过手术进行处理。排泄与健康紧密相连，因此要仔细检查。

## 生殖器检查

检查生殖器官是否发育正常是检查步骤中的重要一步。如果是男孩，就要检查阴囊，查看左右两侧大小是否有差异，若差别较大就是异常。如果是女孩，要检查外阴唇和小阴唇是否协调。

## 先天性代谢检查

先天性代谢检查是在新生儿出生后必不可少一项筛查。如果早期未发现并治疗此疾病，就可能引发脑障碍或生长障碍。住院期间，新生儿要进行整体部位检查，以便及时发现症状。

# 新生儿特有的生理现象和反射行为

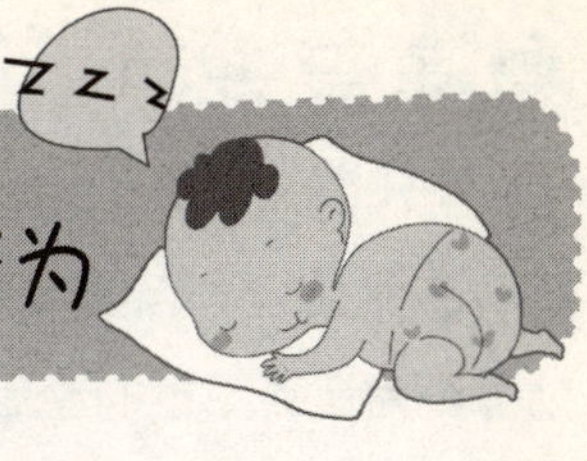

## 体重减轻

新生儿在出生一周后往往会有体重减轻的情形，这是因为宝宝的进食量还没有上轨道，加上每天排出的大小便、呼吸及皮肤排出肉眼看不出的水分等，使体内暂时性地失去平衡，造成体重在出生后前三四天会减轻。减轻的量可能多达出生时体重的 10%，不过随着宝宝渐渐地适应，到了第八九天这些减轻的体重就会补回来。若 10 天后仍未恢复，就应该就医另寻原因。

## 打喷嚏

新生儿偶尔打喷嚏并不是感冒的现象，因为新生儿鼻腔血液的运行较旺盛，鼻腔小且短，若有外界的微小物质如棉絮、绒毛或尘埃等便会刺激鼻黏膜引起打喷嚏，这也可以说是宝宝代替用手自行清理鼻腔的一种方式。突然遇到冷空气时，新生儿也会有打喷嚏的状况，除非宝宝已经流鼻水了，否则可以不用担心，也不用动辄让宝宝服用感冒药。

## 脱皮

几乎所有的新生宝宝都会有脱皮的现象，只要宝宝饮食、睡眠都没问题就是正常现象。脱皮是因为新生儿皮肤最外层的角质层发育不完全，容易脱落；此外，新生儿连接表皮和真皮的基底膜并不发达，使表皮和真皮的连接不够紧密，造成表皮脱落的机会增多。这种脱皮的现象全身部位都有可能会出现，但以四肢、耳后较为明显，只要于洗澡时使其自然脱落即可，无须特别地采取保护措施或强行将脱皮撕下。若脱皮合并红肿或水疱等其他症状，则可能为病征，须送医就诊。

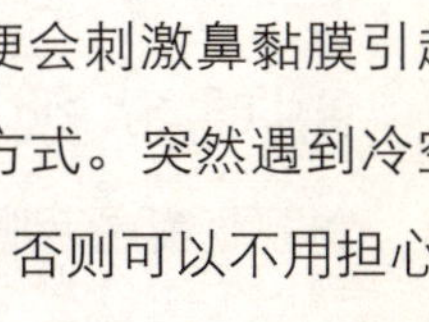

## 下巴抖动

由于新生儿神经系统尚未发育完全，所以抑制功能较差，常有下巴不自主抖动的情况，家长可以不要担心。但若为寒冷季节，则需要注意宝宝的下巴抖动是否为保暖不足的原因；另外，若伴随有其他的症状，则可能是病征之一。

## 打嗝

新生儿打嗝是极为常见的现象，由于新生儿的神经系统发育还不完善，因此打嗝、放屁的次数都较成人来得多。若家中的宝宝持续地打嗝一段时间，可以喂宝宝喝一些温开水，以止住打嗝的情况。

## 肤色变化频繁

新生儿的血管伸缩功能和末梢循环尚未健全，因此肤色的变化非常频繁。天冷时手脚会稍稍有点发紫，而哭泣时则会满脸通红；有时甚至会因为睡眠的姿势关系，身体两侧或上下半身也会出现不同的肤色，这些都属于正常的现象。

## 眼睛斜视

斜视也就是两眼眼球移动不能协调，一般而言，新生儿早期眼球尚未固定，看起来有点斗鸡眼，而且眼部肌肉的调节不良，常有短暂性的斜视，属于一种生理现象，也称为假性斜视。尤其好发于脸型宽阔、鼻梁扁平的宝宝，爸妈可以在家里自行观察。若受到光照时，宝宝两眼的瞳孔反光点位置是一致的，即为假性斜视，并不需要治疗处理；否则，便需要通过医师诊断后手术矫治。

## 肢体蜷曲

出生前由于在子宫内的空间限制，胎儿的动作大都是头向胸，双手紧抱于胸前，腿蜷曲、手掌紧握的姿势，出生后头、颈、躯干及四肢会自然逐渐伸展开来，所以宝宝出生后常有小腿轻度弯曲、双足内翻、两臂轻度外转、双手握拳，或四肢呈屈曲等状态。除非宝宝的大脑或神经发育有问题，否则只要等神经系统的控制逐渐由粗动作进展到细致动作后，这些状态就会自然矫正。

## 乳房增大

母亲怀孕后体内助孕激素与催乳素等含量逐渐增多，到分娩前达最高峰，这些激素的功能在于促进母体的乳腺发育和乳汁分泌，而胎儿在母体内透过胎盘也受到这些激素的影响，因此不论男宝宝或女宝宝的胸部都会稍微突起，有些甚至会分泌乳汁。这些都属于正常现象，不需任何的治疗。在胎儿离开母体后，来自母体激素的刺激消失，胸部也会自然的平坦。父母不用刻意地去挤压宝宝乳头，以免引起感染。

## 女婴阴道出血

女宝宝在出生后一个月内，经常可以见到阴道有些许的血性分泌物或黏液，就像白带和月经一样，那是由于胎儿时期在母体内受到雌激素的影响，而出生后宝宝体内的雌激素便大幅下降，使子宫及阴道上皮组织脱落，是一种正常的生理现象。

## 拥抱反射

当突然改变新生儿的姿势时，或者当他听见大的声音时，他会双臂外展、手指伸开；或者上肢屈曲内收呈拥抱状；有时伴有啼哭。

## 颈肢反射

新生儿仰卧躺着，将其头向一侧（如右侧）转时，可见到与脸转向的同侧的上下肢伸直，对侧（左侧）上下肢呈屈曲状，平时看到婴儿的睡姿也是这种状态，此反射大约在6个月时消失。

## 吸吮反射

将乳头或其他物体放入新生儿口中或者手指触及上、下口唇，即引出吸吮动作。此反射大约在4～7个月时消失。

## 握持反射

安静觉醒的新生儿很容易引起握持反射，可将你的双食指或小指分别自新生儿两手的尺侧缘伸进手心，轻压其手掌，他会紧紧抓住你的手指引起抓握反射。

## 惊跳

新生儿常在入睡之后局部的肌肉会有抽动的现象，尤其手指或脚趾头会轻轻地颤动，或是受到轻微的刺激如强光、声音或震动等，会表现出双手向上张开，很快又收回，有时还会伴随啼哭的惊跳反应。这是由于新生儿神经系统发育不完全成熟所致，此时，只要妈妈用手轻轻按住宝宝身体的任何一个部位，就可以使他安静下来。如果宝宝出现了两眼凝视、震颤，或不断眨眼，口部反复地做咀嚼、吸吮动作，呼吸不规则，皮肤青紫，面部肌肉抽动等症状时，应及时送医院诊断。

## 马牙

新生儿的齿龈边缘或在上颚中线附近，常会有一点一点的乳白色颗粒，表面光滑，少则可能 1～2 颗，多则可能有数十颗，这是由于当胚胎发育 6 周时，口腔黏膜上皮细胞开始增质变厚形成牙板，为牙齿发育最原始的组织。在牙板上细胞继续增生，每隔一段距离形成一个牙蕾并发育成牙胚，以便将来能够形成牙齿；当牙胚发育到一个阶段就会破碎断裂并被推到牙床的表面，即我们俗称的马牙。一般在2周左右就可自行吸收，不能用针去挑或用布擦，以免损伤黏膜，引起感染。

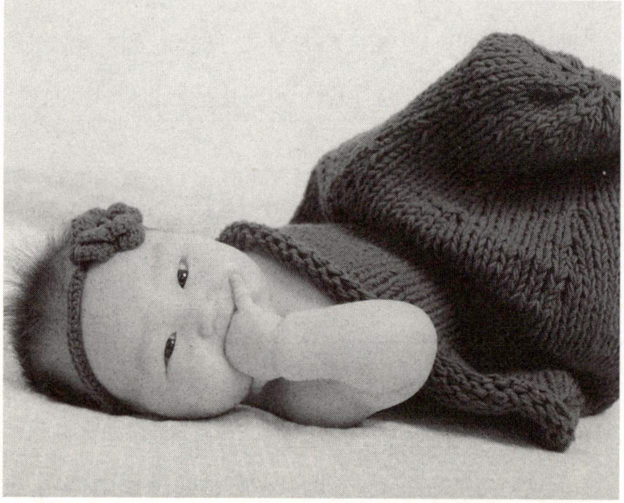

## 踏步反射

对有直立能力的新生儿，当其足部接触桌面支撑直立时，将出现自动踏步动作，一般先迈出左足，然后右足跟上，踏步良好时像散步一样，有的甚至会走十余步。

# 母乳喂养的要领

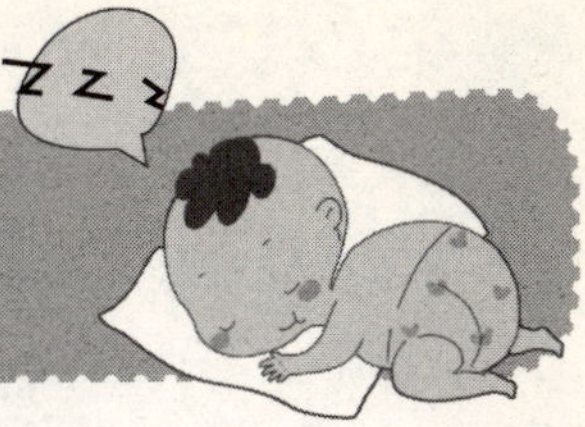

## 母乳喂养的益处

对宝宝来说，母乳是最好的营养来源，尤其是新生儿，更加依赖母乳。母乳喂养具有如下益处：

· 母乳蛋白质中，乳蛋白和酪蛋白的比例，最适合新生儿和早产儿的需要，保证氨基酸完全代谢，不致积累过多新生儿代谢不了的有害物质如苯丙氨酸和酪氨酸。

· 母乳中，半光氨酸和氨基牛磺酸的成分都较高，有利于新生儿脑生长，促进智力发育。

· 母乳中未饱和脂肪酸含量较高，且易吸收，钙磷比例适宜，糖类以乳糖为主，有利于钙质吸收。母乳浓度适宜，牛乳浓度偏高易引起坏死性小肠结肠炎。

· 母乳能增强新生儿抗病能力，初乳和过渡乳中含有丰富的分泌型 IgA，能增强新生儿呼吸道抵抗力。母乳中溶菌素高，巨噬细胞多，可以直接杀灭新生儿肠道内有害菌。乳糖有助于乳酸杆菌、双歧杆菌生长，乳铁蛋白含量也多，能够有效地抑制大肠杆菌的生长和活性，保护肠黏膜，使黏膜免受细菌侵犯，增强胃肠道的抵抗力。

· 增强母婴感情，使新生儿得到更多的母爱，增加安全感，有利于成年后建立良好的人际关系。

· 研究表明，吃母乳的新生儿，成年以后患心血管疾病、糖尿病的几率，比未吃母乳者少得多。

· 母乳喂养可加快妈妈产后康复，减少子宫出血、子宫及卵巢恶性肿瘤的发生几率。

· 母乳喂养在方法上简洁、方便、及时，奶水温度适宜，减少了细菌污染的可能。

## 采取舒适的喂奶姿势

哺乳姿势，只要母婴都感到舒适就行，坐姿、睡姿都可，有许多妈妈哺乳时选择坐在低背椅上，或者背靠在家具上。在宝宝初生时，哺乳时变换不同的姿势可使他不会只坚持接受一边乳房。同时，这也是防止在一边乳房上出现过度疼痛的好办法。

### 〔坐姿〕

妈妈手托住宝宝的背部及头部，让宝宝的脸贴着乳房，不要抱得太低或太紧，以免宝宝吸不到奶水或呼吸困难。妈妈背部最好都有枕头靠着，这样妈妈才不至于腰酸背痛。

### 〔躺姿〕

妈妈侧躺在床上，宝宝也侧躺，让宝宝的正面对着乳房。可在妈妈的背部垫个比较舒服的枕头。此种姿势适合剖腹生产的妈妈或夜间喂奶时，妈妈可以一边喂奶一边休息。

### 〔抱姿〕

将宝宝挟在妈妈的腋下，以枕头将宝宝整个架高，让宝宝面向着妈妈吃奶。这种姿势一般较少采取。这种姿势也适合剖腹生产的妈妈。

## 早开奶，好处多

联合国儿童基金会提出的母乳喂养新观点认为：新生儿应该早开奶。新生儿出生后半小时，便可由医护人员协助，开始让宝宝吸吮母亲乳头，最晚也不应超过 6 小时。

为什么要早“开奶”呢？因为乳汁分泌是一个神经反射的过程，新生宝宝强有力的吸吮是对乳房最良好的刺激。而且开奶越早、喂奶越勤，乳汁分泌就越多。

而且，早开奶对宝宝的生长也有着重要的意义。出生后 6 个小时开奶的宝宝，其逐月体重增加量明显高于 12 小时才开奶的宝宝。同时，早开奶还有利于较快建立母婴感情，有利于年轻妈妈产后早期活动、恶露排出、子宫复旧和恢复苗条体型。由此可见，早开奶对母婴均有利。因此，产后半小时，应争取让新生儿开始吸吮到母亲的乳头。

## 新手妈妈的哺乳技巧

母乳喂养看似是一件简单的事，其实则不然，并不是让宝宝把乳头含在嘴里就可以了。新妈妈们要想喂养出一个健康聪明的宝宝，就需要掌握其中的技巧。

· 用拇指和食指将乳头举起，微微上倾，挪向宝宝的口。

· 将乳头在宝宝的嘴角处摩擦，刺激宝宝的寻乳反应，尽量让宝宝自动含住乳头。或用乳汁滴在宝宝的唇上，鼓励宝宝张嘴。

· 让宝宝轻轻地含住整个乳头和乳晕。

· 用手指轻按乳房，不要让乳房压住宝宝的鼻子。

· 确定宝宝在吸奶。如果宝宝吃得好，两颌会张得很大，嘴会有力而有节奏地活动，整个嘴被乳房占满。

· 双侧乳房交替哺乳，每次先吸空一侧，再吸另一侧，下次则先吸上次未排空的一侧，以保证乳腺排空，这样有利于刺激妈妈乳汁分泌。

· 如果宝宝停止吸奶，仍不肯松开乳房，妈妈可将小指沿着乳房放入宝宝的口中，再把乳头抽出。

· 喂完奶后将宝宝竖着抱起，头靠在妈妈的肩上，轻拍他的背部 5 分钟。

· 如果宝宝未将奶水吸净，请将奶水排空。

## 帮助宝宝吸到乳头

有些母亲喂哺时，新生儿嘴巴张得很大，左右摆动寻找乳头。母亲常用手指去挪小儿的面颊，试图把新生儿的脸颊推向乳头侧。但新生儿的脸部却转向母亲的手指方向，反而脸朝向了乳头的相反方向。这是由于新生儿有一种先天性觅食反射本能。当新生儿一侧面颊部被触及时，头即反射性地转向该侧作觅食状。所以当新生儿吮吸不到乳头时，母亲用手挪新生儿面颊部是没有用的。

怎样使新生儿吸到母亲的乳头？可利用新生儿的觅食反射，让新生儿的头脸转向乳头方向。新生儿由于饥饿张开嘴巴时，乳母应把乳头塞进新生儿的口腔中，把乳头放在其上腭的下面和舌的上面，用这样的方法对于新生儿吸到母亲的乳头是有效的。

## 采取舒适的喂奶姿势

新生宝宝没有形成一定的生活规律，在夜间也需要母亲喂奶，这样会影响妈妈的正常休息。夜晚是睡觉的时间，妈妈在半梦半醒之间给宝宝喂奶很容易发生意外，所以作为妈妈要注意以下几点：

### 〔不要让宝宝含着乳头睡觉〕

有些妈妈为了避免宝宝哭闹影响自己的休息，就让宝宝含着奶头睡觉，或者一听见宝宝哭就立即把奶头塞到宝宝的嘴里，这样做会影响宝宝的睡眠，也不能让宝宝养成良好的吃奶习惯，还有可能在妈妈睡熟后，乳房压住宝宝的鼻孔，造成窒息死亡，而且也容易使宝宝养成过分依恋妈妈乳头的娇惯心理。

### 〔保持坐姿喂奶〕

为了培养宝宝良好的吃奶习惯，避免发生意外，在夜间给宝宝喂奶时，也应像白天那样坐起来抱着宝宝喂奶。

### 〔延长喂奶间隔时间〕

如果宝宝在夜间熟睡不醒，尽量少惊动他，把喂奶的间隔时间延长一下。一般说来，新生儿一夜喂两次奶就可以了。晚上哺乳是件很辛苦的事，刚经历生产艰辛的妈妈会觉得精疲力竭，所以要想办法使晚上喂宝宝的时间间隔比白天延长一些。在晚上喂宝宝时每次让宝宝吃饱些可以延长间隔时间。开始宝宝会按照惯性醒来要吃，只要妈妈注意一步步延长间隔时间，晚上母乳喂养次数可以逐渐减少。妈妈要争取 3 个月后晚上不再给宝宝哺乳，这样妈妈和宝宝都可获得充分的休息。

### 〔吃饱后不要马上睡觉〕

许多妈妈在夜间给新生儿喂奶后立即让其躺下，不注意新生儿睡觉的姿势，致使出现溢奶现象，甚至发生窒息，所以睡觉的姿势很重要。给新生儿哺乳后，应先将小儿抱起趴在母亲肩部，轻轻拍打小儿背部，促使吃奶时吸进胃里的空气排出来。然后再慢慢地让他睡下，睡的姿势以右侧卧位为好。右侧卧位时胃的贲门口位置较高，幽门口的位置在下方，乳汁较容易通过胃的幽门后进入小肠。持续右侧卧位约半小时，这样可以防止溢奶，注意不要晃动小儿。

## 对宝宝的喂养要合理

母乳喂养不是一件简单的事，并不是宝宝有奶吃就可以了，关键是要科学、合理。妈妈可以观察宝宝的以下几个方面，从而验证自己的喂养是否科学。

### 〔观察宝宝的体重是否有规律地增加〕

宝宝的体重在出生后的增加是有规律的，出生后 12 天内，即使吃奶正常，体重一般也不会升高，这是由于宝宝出生后胎粪的排出、全身水分的减少、吃得较少、消化功能尚差等原因造成的。12 天之后宝宝的体重会回升，一般出生后头 3 个月每天增重 25 ～ 30 克，4 ～ 6 个月每天增重 20 ～ 25 克，7 ～ 12 个月每天增重 15 克左右。但必须说明，这个增加的体重是指平均数而言，不是天天如此，也不用天天去称。一般满月时宝宝增重为 100 ～ 500 克，但有的宝宝往往超过这个数，头 6 个月每月可能会增重 1 千克。体重增长与否是衡量宝宝进食量合理与否的标志之一，如果宝宝体重增长过于缓慢，那么可以断定宝宝未得到适当的喂养。

### 〔观察宝宝的大便是否正常〕

吃母乳的宝宝在出生后 40 天内每天大便 6 次左右，同时体重增长良好，即属正常。喝牛奶或奶粉的宝宝一般大便较干燥，一天一次亦属正常，但若是便稀，体重不增，则应检查原因，看是否存在配制的奶制品不新鲜、有污染等问题。

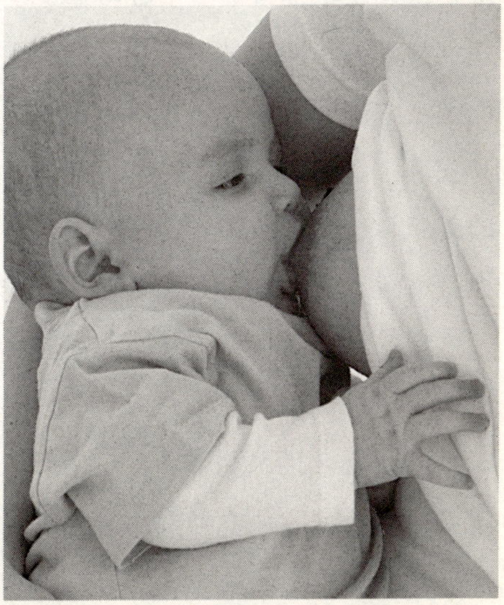

一般人工喂养的宝宝大便易干结，颜色淡黄，呈块条状，有时可能会夹有

不规则的黄白色“皂块”，气味较臭。人工喂养的宝宝的大便正常与否和牛奶的调配往往有着密切关系：如果牛奶中的脂肪过多，宝宝的大便会增多，而且容易夹有不消化的奶瓣；如果奶中蛋白质过多、糖含量过少，大便易显干燥，或有奶块；如果糖分过多、蛋白质过少，大便就会发酸并过稀，且会夹有泡沫和气体。牛奶过稀，宝宝易大便少小便多；牛奶过浓，宝宝易不消化，便中夹有奶瓣，妈妈要根据宝宝的大便情况判断牛奶的调配问题，随时作出调整。

## 〔观察宝宝的脸色和精神状态〕

如果宝宝的脸色和气色都不好，精神状态也差，还经常哭闹，这就要考虑是否存在不正常的因素。在正常情况下，宝宝的精神、情绪都会很好，吃得好，很少哭闹，睡得也好，觉醒后精神愉快，体重规律增长，这样就可以认为宝宝喂养得较好。

如果宝宝脸色过于苍白，要考虑是否缺微量元素，或营养不足，看适当增加奶量能否好转；如果宝宝气色精神不好，要考虑是否生病，如消化不良、食物性致泻等，最好到医院检查。

## 〔观察宝宝睡眠、啼哭和大便三者是否异常〕

当宝宝在这三方面出现异常时，往往是由于不合理的喂养方法所引起的。例如：如果不按时喂宝宝或宝宝一哭就喂，而每次都没有喂饱，宝宝会由于喂奶次数频繁，胃肠道得不到休息而引起消化功能不正常，于是大便次数增多，而宝宝本身还常常处于饥饿状态，经常啼哭，影响了正常的睡眠。有些妈妈为了安静，就把宝宝抱在怀里，拍着、摇着，企图能使宝宝入睡，这样即使宝宝睡着了，也不能持久。日子一长，就会养成一种坏习惯，即不抱、不拍、不摇晃就不睡觉，这样既影响了妈妈的休息，宝宝摄入的奶也会减少。

因此，必须从宝宝新生儿期开始，就根据其消化道的特点，耐心地为其建立一定的生活秩序。新生宝宝每 2 ～ 3 小时喂一次，每次喂 15 ～ 20 分钟，第二个月后逐渐地改为 3 ～ 4 小时喂一次，每次喂 10 ～ 15 分钟。坚持按时给宝宝喂奶，让宝宝从小养成有规律的生活习惯，宝宝吃饱后就会安静入睡，大便良好，体重也能正常地增长。

## 给新生宝宝科学哺喂母乳的注意事项

### 哺乳前

妈妈要洗干净双手，用温热的湿毛巾擦洗乳头、乳晕，再用双手柔和地按摩乳房 3～5 分钟，这样会更利于乳汁的分泌。当然，哺乳前妈妈保持精神愉快也非常重要。

### 哺乳中

授乳姿势的正确掌握，是成功喂哺母乳的关键。分娩后产妇会感觉很疲惫，可采取躺着哺乳的方式。产后 6 小时，体力有所恢复，可将身子侧过来，采取侧卧的姿势喂奶。喂奶时最好不要搂着宝宝的头部，因为如果睡躺时搂着宝宝的头喂奶，宝宝就可能由于鼻子被堵住而出现窒息，只要轻轻搂住宝宝的臀部就安全了。另外，妈妈给宝宝喂奶时，一定不要睡觉，否则宝宝容易发生窒息危险。

### 哺乳后

喂完奶后，妈妈应该把宝宝直立抱起，让他的身体靠在妈妈身体的一侧，下巴搭在妈妈的肩头，并用手掌轻拍宝宝的后背，直到宝宝打出气嗝。

## 如何判断宝宝是否吃饱

每次喂哺需要喂多少时间、小儿要多长时间能吃饱，应根据新生儿的需要而决定。有的新生儿食量小，母乳量较多，新生儿只吃一侧乳房的乳汁就饱了。喂哺时间的长短应该根据母亲和新生儿个体的不同情况而定。有些妈妈不知道宝宝的奶量，总怕宝宝吃不饱。喂宝宝吃奶喂多了不好，喂少了也不好，所以妈妈要学会观察宝宝的感受。

宝宝吃饱了的表现一般是：吃奶漫不经心，吸吮劲减弱；有一点儿动静就停止吸吮，甚至放弃乳头，转头寻找声源；宝宝用小舌头把乳头抵出来，再放进去，还会抵出来。如果这时妈妈再试图把乳头送给宝宝，宝宝会把头转过去，不理睬妈妈，甚至会以哭来抗议妈妈的强迫。当然，这里所说的是一般情况，还有一些特殊情况，妈妈也要注意：

新生宝宝睡眠时间比较长，尤其是出生两周以内的新生宝宝，除了吃奶，几乎所有的时间都在睡觉，有的宝宝甚至一次睡眠时间要超过四五个小时，这时，是叫醒宝宝吃奶，还是让宝宝自然醒来呢？当然是要叫醒宝宝吃奶。早产或体重低的宝宝，觉醒能力差，如果一直让宝宝睡下去，有可能发生低血糖。所以，如果宝宝睡眠时间超过3小时仍然不醒，就要叫醒，给宝宝喂奶，如果宝宝仍然不吃，就要看看宝宝是否有其他异常情况，是否生病了。如果是在后半夜，就不要主动去叫醒宝宝，除非时间超过6小时一直都没有吃奶。不要宝宝一醒妈妈就喂奶。

如果是没有喂饱宝宝，就应该尽量一次喂足，不要让宝宝养成吃一会儿就睡，睡一会儿醒来再吃的习惯。如果偶尔一两次出现这种情况，则不需介意，如果很频繁，就要寻找原因了，妈妈是否奶水不足，宝宝是否有消化不良问题，是否该换尿布了，宝宝是否想玩一会儿，还是有什么其他情况……

妈妈应该不断积累养育宝宝的经验，学会观察宝宝的各种表现。

## 如何提高母乳质量

妈妈摄取的营养素直接影响到乳汁的质量，而乳汁也会直接影响到婴幼儿的生长发育。为了提高母乳的质量，妈妈应做到以下几点：

（1）要加强营养，多吃营养丰富且易消化的食物，如瘦肉、鱼、蛋、牛奶、豆类及其制品等，还要多吃富含维生素和微量元素的新鲜蔬果。经常煲骨头汤、鱼头汤饮用，以补充钙质。还要多喝豆浆，以促进乳汁分泌。

（2）首次哺乳时间越早越好，而且初乳营养最丰富，免疫物质含量很高，通常以产后立刻哺喂为宜。

（3）培养宝宝的早期吮吸能力，以刺激催乳素的产生，提高乳汁分泌量。

（4）增加宝宝的吮吸次数，可以刺激乳汁分泌。

（5）母乳喂养应当不定时地按需哺乳，新生儿期喂奶次数可以多些。

（6）哺乳期间，妈妈要充分休息，否则会降低乳汁的分泌量。

（7）乳汁分泌的多少与妈妈的精神状态有密切关系。哺乳期间，妈妈一定要保持心情愉快、平静，这样才能保证乳汁的正常分泌。而过度紧张、忧虑都会影响催乳素的分泌，减少乳汁。

（8）家庭成员应尽量减轻妈妈的家务负担，提供良好的生活环境与家庭气氛，保证母乳喂养成功。

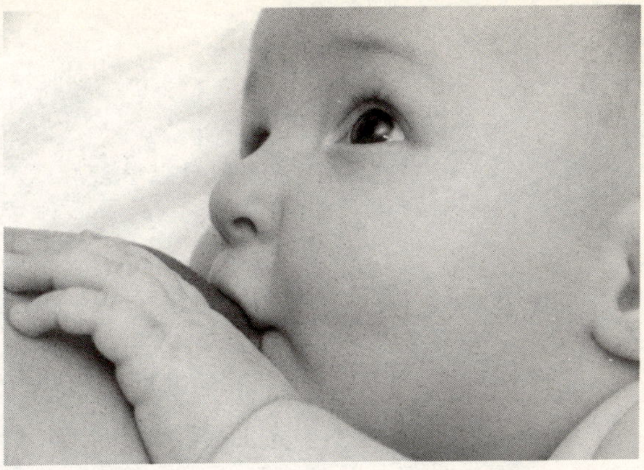

## 不宜母乳喂养的情况

尽管母乳是婴儿最佳的天然食品，然而并不是所有宝宝都能接受母乳喂养，了解了这些特殊情况才能确保母乳喂养的成功率。从宝宝的禁止哺喂原因来考虑，患有半乳糖血症的婴儿应谨慎喂养。凡是喂奶后出现严重呕吐、腹泻、黄疸等反应的，应考虑是否患有此病，并立即停止母乳及奶制品喂养。另外，婴儿啼哭时尽量不要喂奶；婴儿熟睡时最好不要中途叫醒进行哺乳；婴儿不想吃奶，不应强行哺乳，可在两次母乳喂养之间，喂婴儿一些温开水。

当新妈妈处于某些不适情况或是患有某些疾病时，也要停止母乳喂养，以免引起妈妈和婴儿的不适。如：

（1）患有乳腺炎或乳头出现皴裂的新妈妈应暂停哺乳，痊愈后恢复母乳喂养。

（2）患有性病、肝炎也应停止母乳喂养，以免影响婴儿的健康。

（3）感冒高热要暂停哺乳，同时要定时挤奶，待痊愈后再恢复母乳喂养。

（4）妈妈患有活动性肺结核时要禁止母乳喂养。

（5）患有严重心脏病、慢性肾炎时，要暂停哺乳。

（6）患有尚未稳定的糖尿病，哺乳会引起严重的并发症。

（7）患有癌症，正在接受化疗或长期服用激素等药物时，暂停哺乳。

（8）患有癫痫而长期服用抗癫痫药物时，不宜进行母乳喂养。

（9）妈妈情绪低迷，精神不愉快，身体疲惫时要暂停哺乳。

# 人工喂养与混合喂养

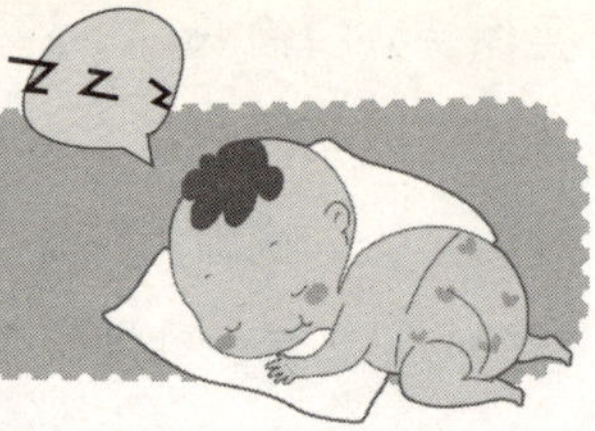


## 哪些代乳品可用于人工喂养

妈妈因各种原因不能喂哺婴儿时，可选用其他代乳品喂养婴儿，称为人工喂养。哪些代乳品可用于人工喂养，孕产专家给出以下5种建议：

（1）配方奶粉为佳。目前，市售的配方奶粉大都接近母乳成分，在生产过程中加入铁、钙、磷、锌等微量元素及各种维生素，有的婴儿奶粉还加有核苷酸、DHA、β-胡萝卜素、牛磺酸及不饱和脂肪酸。但接近母乳的程度又有所不同，而同母乳的营养成分最为接近的配方奶粉，才是保证婴儿健康成长和生长发育的最好选择。如果选购得当，这种代乳品一般能比普通牛奶或奶粉取得更好的营养效果，但通常价格较高。

（2）鲜牛奶。鲜牛奶所提供的热能与母乳大致相等，但营养成分差异较大，而且与母乳相比，较难被婴儿消化吸收。比如蛋白质以酪蛋白为主，在胃中形成的凝块较大，不易消化；脂肪含量虽与母乳相似，但脂肪球较大，不如母乳容易消化、吸收，且含挥发性脂肪酸，会刺激婴儿胃肠道。另外，乳糖含量低于母乳，无机盐含量偏高，钙磷比值也不如母乳好。

（3）羊奶。羊奶蛋白质含量与母乳较接近，乳糖含量介于母乳与牛乳之间，但钙、磷含量低于牛奶。长期喂养应注意适当添加叶酸，以免营养巨红细胞性贫血的发生。羊奶也较牛奶不易引起过敏。羊奶食用时应煮沸，调配方法同牛奶。

（4）全脂奶粉。也是较好的代乳食品，是用鲜牛奶制成的干粉。奶粉中的酪蛋白颗粒较细，比鲜牛奶易于消化。喂养时可先加水调配成鲜牛奶浓度，有按容量比例和按重量比例的不同调配方法，具体操作要认真阅读奶粉包装上的说明，以其提供的勺量取奶粉，并注意把小勺上的奶粉刮平。

（5）酸奶。牛奶加乳酸杆菌或稀盐酸、乳酸和柠檬酸制成，乳凝块细，易消化吸收，但不适宜婴儿日常饮用。

## 人工喂养新生儿的乳量怎么定

每个婴儿的食量个体差异较大，但体重增长正常，就不用焦急。一般来说，如果新生儿消化功能好，每次的奶量和浓度可根据实际情况有所增加。而且在两次喂奶中间，可适量给新生儿补充些水分，以缓解大便干燥的现象，并能起到清洁口腔的作用，减少鹅口疮等口腔疾病的发生。一般以温开水为宜，水量每次不宜过多，总饮水量也不能超过奶量。

## 人工喂养新生儿不宜喂高浓度的糖水

许多家长喜欢给新生儿喝些高浓度的糖水或是喂些高糖的乳制品，其实这样不仅不能给新生儿补充营养，反而易引起新生儿腹泻、消化不良、食欲不振，甚至导致营养不良。因为高浓度的糖会伤害新生儿的肠黏膜，糖发酵后产生的大量气体会造成肠腔充气，导致肠黏膜与肌肉层出血坏死，严重时还会引起肠穿孔。人工喂养的新生儿可以在两餐之间喂点糖水，但家长不要以自己的感觉为标准。因为新生儿的味觉要比家长灵敏得多，家长觉得甜时，他们喝起来往往会甜得过头。喂新生儿的糖水以家长觉得似甜非甜即可。

## 哪一种奶粉更适合宝宝

为宝宝选择奶粉可不是一件容易的事情，尤其是现在，市售的奶粉价格高低各不同，到底哪种奶粉最适合宝宝？专家建议，家长在给宝宝选奶粉时要注意以下5点：

（1）一般含有铁质的奶粉，都是以牛奶和乳糖为基础，大部分不喝母乳的宝宝都应该选择这些以牛奶为基础、含铁质的奶粉。

（2）大豆配方奶粉以大豆蛋白为基础，不含乳糖，适合有乳糖过敏和蛋白过敏的宝宝。

（3）天然奶粉以水解蛋白为基础，也不含乳糖，而且容易消化，适合蛋白过敏的宝宝。

（4）一些含有DHA和ARA的新型婴儿奶粉也逐渐进入市场，这两种营养成分母乳都具备，有助于婴儿的成长和发育。

（5）幼儿奶粉比一般婴儿奶粉含有更多的钙质和铁质，如果宝宝4～6个月后并不怎么吃辅食或是固体食物，可以选择幼儿奶粉。

## 正确选择配方奶粉

配方奶粉是以乳牛或其他动物乳汁，或其他动植物提炼成分为基本组成，根据不同时期宝宝生长与发育的营养需要进行设计，在普通奶粉的基础上加以调配的奶制品。由于宝宝的消化系统发育尚不完全，不能直接食用牛乳或普通奶粉，所以宝宝配方奶粉以奶粉、乳清粉、大豆、饴糖等为主要原料。与牛乳或普通奶粉相比，配方奶粉去除了部分酪蛋白，增加了乳清蛋白，去除了大部分饱和脂肪酸，加入了植物油，增加了不饱和脂肪酸，降低了矿物质含量；另外还添加了DHA、核苷酸、低聚糖、维生素、专门氨基酸等成分，使之更接近人乳。

对于人工喂养的宝宝来说，选择合适的代乳品直接关系到宝宝的生长发育健康，妈妈当然要对市售代乳品种类有比较全面的认识，以免走入喂养误区。

### 〔特殊配方奶粉〕

对有特殊膳食需要或生理异常的宝宝，妈妈应按医嘱选择特殊配方奶粉。现在市场上有很多种特殊配方的奶粉，比如：专为对牛乳过敏或不耐受宝宝所设计的大豆蛋白配方；为先天代谢缺乏儿，如苯丙酮酸尿症的宝宝设计的配方奶粉；为早产及低体重宝宝所设计的配方奶粉等。妈妈可根据宝宝的情况进行喂养。

### 〔配方奶粉的分类〕

0～6个月的宝宝，妈妈应选择婴儿配方奶粉。这种配方奶粉是一种以牛乳为主要原料设计的代母乳食品，其配方设计是以母乳的构成作为依据，根据国内外配方标准，科学研制生产的，能够满足0～6个月宝宝正常的营养需要。

妈妈注意，在喂养宝宝配方奶粉的同时，并不需要额外为宝宝补充钙、锌等营养元素，因为配方奶粉中已经添加了足够宝宝生长的各种微量元素。6个月以后的宝宝，妈妈应选择较大婴儿配方奶粉。此时配方奶粉并不是宝宝唯一的食物来源，而只是混合食物中的组成部分之一。在给宝宝继续配方奶粉喂养的同时，妈妈应开始为宝宝添加泥糊状食物和固体食物，这些不同形态的宝宝食品能共同为宝宝的生长发育提供足够的营养。

## 人工喂养的注意事项

### 〔喂奶的量和时间〕

宝宝吃奶的量和时间不必过于拘泥，一般在奶粉包装上会有相应说明。有的宝宝每次吃奶量多，可能每天吃奶的次数就会少一些；有的宝宝每次吃奶量少，那么每天吃奶的次数就多一些。只要宝宝体重正常增长，大便正常，情绪良好，父母就不必为宝宝担心。

### 〔奶粉的浓度〕

奶粉和水的比例按容量 1 ∶ 4 或按重量 1 ∶ 7 稀释即可食用，也可以按照奶粉包装上的说明方法调制。需要注意的是奶粉的浓度不能过浓，也不能过稀。过浓会使宝宝消化不良，大便中会带有奶瓣；过稀则会使宝宝营养不良。

### 〔冲调奶粉的水温〕

水温一般以 40℃～55℃为宜，喂奶前需先试温，试温方法为倒几滴奶于手腕内侧即可，切忌由成人直接吸奶嘴尝试，这样会导致成人口腔内的细菌污染到奶嘴。

### 〔适量补充水〕

母乳中水分充足，因此吃母乳的宝宝在 6 个月以前一般不必单独喂水，而人工喂养的宝宝则必须在两顿奶之间补喂适量的水，这样做一方面可以促进宝宝对高脂蛋白的消化吸收，另一方面还可保持宝宝大便的通畅，防止消化功能紊乱。吃奶粉的宝宝出现便秘的情况较多，老人会说这是喝牛奶的宝宝“火”大，得多喂水，这是有道理的。另外，有时宝宝的啼哭不是因为饿，而是因为渴，尤其是在炎热的夏天。

〔姿势要正确〕

喂奶时要让奶头中灌满奶液，这样可以避免宝宝在吸奶时吸入空气。若妈妈喂奶时持瓶姿势不正确，奶头中一半是牛奶、一半是空气，宝宝吸奶时连同空气一起吸入，会引起胃部膨胀，这样易导致宝宝溢奶。喂完奶后需将宝宝抱起，轻拍背部让宝宝打嗝，使空气排出，避免回奶。

## 奶粉的调配和冲调方法

对于人工喂养和混合喂养的宝宝，妈妈除了应该知道奶粉的选择，还要知道奶粉的调配和冲泡方法，参照奶罐上的说明书，每一种品牌的奶粉匙大小不同，加水量也不同，应事先看清楚。

〔冲泡步骤〕

· 泡奶前洗净双手并擦干。

· 取出消毒过的奶瓶先加入适量的温开水，水温最好在 40℃～ 55℃。因为奶粉中加有多种维生素，若用滚烫的开水冲调，部分维生素就会受到破坏。

· 再加入正确数量平匙的奶粉，奶粉需轻松的，不可紧压，再用筷子或刀子刮平（有些品牌的奶粉罐开口处就有供刮平的突出部分），对准奶瓶口将奶粉倒入奶瓶。

· 套上奶嘴，轻轻摇匀。

· 将奶瓶倒置时，刚开始 1 ～ 2 秒，奶水是细细的直线流下，而后一滴接着一滴流下，在试过温度后就可以喂宝宝了。

· 吃完奶之后，要将奶瓶中剩下的奶水全部倒掉，瓶内外彻底冲洗干净，不要留下任何残留物。将奶瓶装满水放在一边，以便与其他喂奶用具一齐清洗消毒。奶嘴、奶盖及螺纹环盖使用后立刻用奶刷刷洗干净，奶嘴的孔一定要用强力的水流穿过来充分冲洗。奶嘴与奶盖等在消毒之前可以先存放在装满清水的有盖广口容器中。

〔注意事项〕

· 切忌先加奶粉后加水。

· 切忌将已冲调好的奶粉再次煮沸。已经冲调好的奶粉若再煮沸，会使蛋白质、维生素等营养物质的结构发生变化，从而失去原有的营养价值。

· 切忌自行增加奶粉的浓度及添加辅助品。因为这样会增加宝宝的肠道负担，导致其消化功能紊乱，引起便秘或腹泻，严重的还会出现坏死性小肠结肠炎。此外，当宝宝患病服药时，不可将药物加到奶粉中给宝宝服用。

· 切忌储存未喝完的奶水，如果宝宝没有喝完奶水，可倒掉或让成人喝掉。

## 科学进行混合喂养

### 〔添加配方奶的依据〕

妈妈的母乳是否不足，最好根据宝宝体重增长情况分析。如果一周体重增长低于 200 克，可能就是母乳量不足了，可添加一次配方奶，加多少，可根据宝宝的需要决定。如果宝宝一次喝得过多，会影响下次母乳喂养，也会造成宝宝消化不良。如果宝宝不再半夜哭了，或者不再闹人了，体重每天增长 30 克以上，或一周增加 200 克以上了，就可以一直坚持下去。如果宝宝仍然经常饿哭，体重增长不理想，可以一天加 2 ～ 3 次代乳品，但不要过量，过量添加代乳品，会影响母乳摄入。别忘了，母乳是 6 个月以内宝宝的最佳食品。

### 〔混合喂养需要特别注意的问题〕

妈妈们要注意：混合喂养不论采取哪种方法，每天一定要让宝宝定时吸吮母乳，补授或代授的奶量及食物量要充足，并且要注意卫生。只要每日喂母乳不少于三次，母乳分泌量就可以维持在一定的水平上，这一点对上班的妈妈尤为重要。如果妈妈早晨上班前、下午下班后、晚上临睡前坚持哺乳的话，对宝宝的身心健康均有利。

混合喂养需要充分利用有限的母乳，并尽量多给宝宝喂母乳。如果妈妈因为母乳不足，就减少喂母乳的次数，就会使母乳量越来越少，而且给宝宝喂母乳的间隔时间要均匀分开，不要很长一段时间都不喂母乳。

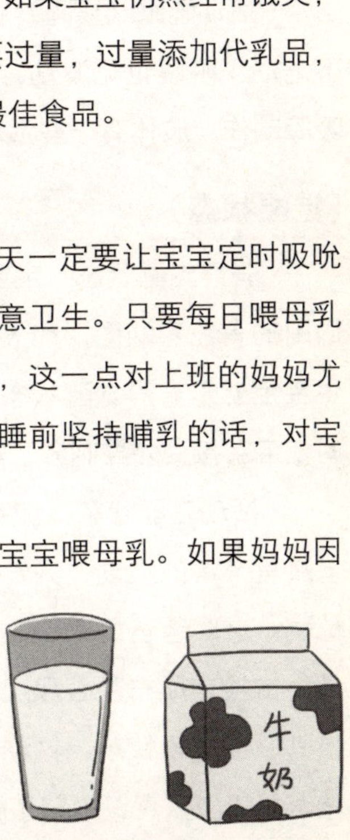

# 贴心的生活护理

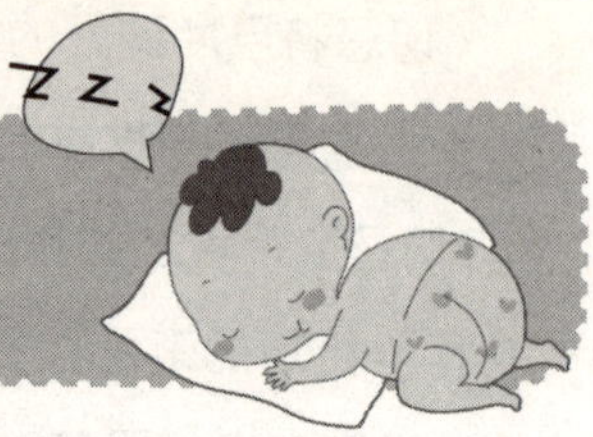


## 掌握宝宝的睡眠与觉醒状态

妈妈因各种从宝宝刚出生到生后 28 天这段时间，宝宝的大脑皮层兴奋性低，外界来的刺激对宝宝来说都是过强的，因此面对持续和重复的刺激宝宝非常容易疲劳，进入睡眠状态。睡眠可以使宝宝的大脑皮层得到休息而恢复其功能，对宝宝健康是十分必要的。一般新生儿一昼夜的睡眠时间为 18 ～ 20 个小时。

**〔睡眠状态〕**

· 安静睡眠（深睡）状态：宝宝全身及脸部肌肉放松，双眼闭合，呼吸均匀，肢体无活动，偶有小惊跳和嘴抖动。

· 活动睡眠（浅睡）状态：此时双眼大多闭合，偶尔睁一下，眼球常在眼睑下滚动，眼睑也见波动，呼吸呈现不均匀、稍快，脸部常出现皱眉、微笑、吮吸等动作，肢体有一些活动，浅睡大多出现在觉醒之前。

**〔觉醒状态〕**

· 安静觉醒状态：宝宝安静地睁大眼睛，专注地看和听，很少活动，喜爱看周围的有色彩的图形和人脸，是爸爸妈妈面对面逗引宝宝的好时机。一天中新生宝宝处于安静觉醒状态的时间很短，只有 2 ～ 3 个小时，要充分利用这个时间使宝宝接受外界刺激，与周围人交流沟通。

· 活动觉醒状态：宝宝活动增多，身躯和上下肢、脸部每隔 1 ～ 2 分钟就有一次有节奏的活动，并发出些简短的咕咕声，似乎有点烦躁，有时还出现自发惊跳。这时爸爸妈妈应关心地对宝宝作出反应，若宝宝饿了妈妈应立即哺乳，并经常检查尿布是否尿湿。有时宝宝只是需要妈妈的爱抚，妈妈要给予满足，使其心情愉悦快乐。这种新生宝宝的意识状态在一天中会有规律地轮流出现，爸爸妈妈应认真识别和了解，及时给予恰当的处理，满足其要求。

## 如何给新生儿选衣服

宝宝的衣服应选择纯棉或纯毛的天然纤维织品，因为这种材质的衣服摸起来手感非常柔软，能够呵护宝宝娇嫩的肌肤，而且穿起来也能更好地调节体温。要特别注意宝宝衣服的腋下和裆部是否柔软，因为这些地方是宝宝经常活动的部位，如果面料不好会导致宝宝皮肤受损。

宝宝的各式衣服在挑选上也有不同的讲究。一般来说，最好选择前开衫或宽圆领的衣服，因为宝宝不喜欢他的脸被衣物遮着，而且前开衫的衣服也方便家长为宝宝穿、脱和换尿布，能够大大减少宝宝身体裸露的机会，使宝宝不易着凉。

小宝宝的内衣裤则建议选择浅色花型或素色的，因为一旦宝宝出现不适和异常，衣物弄脏了，家长可以及时发现。

此外，给新生宝宝选择衣服尽量要买大不买小，即使新衣服对宝宝来说稍微大一些，也不会影响他的生长发育，但不能过于紧身。

## 怎样给新生儿穿衣、脱衣

宝宝往往不喜欢换衣服，当妈妈刚开始操作时他们会又哭又闹。其实，家长完全可以不必慌张、烦躁，只要保持平稳的情绪和柔和的动作，宝宝一定会很配合家长的工作。此外，在给宝宝换衣服的时候，家长应该首先把宝宝干净的衣服准备好。如果里外几件衣服要一起换，不妨先把这些衣服的袖子和裤腿部套在一起，这样穿衣服的时间就会减少到最低限度。

## 如何为新生儿准备和使用尿布

尿布是婴幼儿的必需品，而如何为宝宝挑选尿布、换尿布、洗尿布又是令许多家长感到犯愁的事情。购买一次性尿布、尿裤应注意选择符合卫生标准的。最好在正规的育婴店、超市等地方购买合格的产品。但是因为小宝宝皮肤娇嫩，最好使用自制的全棉尿布，并且这还能节省开支。只要清洗彻底，合理消毒，对新生宝宝来说，是有益无害的。

尿布使用时可折成两种形状。一是长方形，就是将正方形尿布折叠成三层或用两块长方形尿布折叠成长方形使用。使用时在宝宝腰部围一条宽松适宜的松紧带，再将尿布放在胯下，前后两端塞入松紧带就可以了。

另一种是三角形。将正方形尿布对折两次，使用时可在三角形尿布内侧加一叠长尿布，三角形尿布的两端可缝上粘料。一般全棉尿布要准备 20 多块，以备随时清洗、更换。在给宝宝更换尿布前，应备好尿布，将尿布一份份叠好备用。更换时在洗屁股的盆中放好温水和小毛巾，然后解开尿布，用一只手将宝宝双足轻轻提起，另一只手用长条尿布擦净宝宝的小屁股。

如果宝宝只是小便了，家长只要用蘸了清水挤干后还稍微有些潮湿的小毛巾把宝宝的阴部、臀部擦洗干净，晾干即可。若是宝宝大便了，应当将宝宝抱起，彻底清洗，洗净后擦干。

洗的时候要注意，如果宝宝是女婴，要从前往后擦，不能从后往前，避免粪便污染宝宝的外阴，引发感染。如果宝宝是男婴，要看看阴囊上是否沾着大便，如果有，要彻底清洗干净。

最后，把宝宝擦拭干净，换上洁净的尿布。给宝宝换尿布的方法有下面两种：

一种方法把宝宝放在床上，妈妈坐在床上给宝宝换，妈妈的腰不要扭得太侧。

第二种方法把宝宝放在床上，妈妈挺直跪在床边地上的软垫上，不过这种姿势不太适合膝盖疼痛的妈妈。

给宝宝换尿布的动作一定要轻柔，以免给宝宝带来不适。换好尿布后，把宝宝放在床上，最好在宝宝屁股下面垫一块 30 厘米大小的薄棉垫以吸收尿液，防止再次大小便渗漏到褥子上。

宝宝换下来的全棉尿布一定要及时清洗干净，每次换下的尿布要搁在固定的地方。若只是宝宝小便了，可以先用清水漂洗干净，再用沸水烫一下；若有大便，先用专用刷子将尿布上的粪便刮去，然后用中性肥皂在清水中反复搓洗，直至洁净，再用清水漂洗 2 ～ 3 次，最后用沸水烫一遍或煮沸消毒。晾尿布时最好在阳光下晒一晒，这样能更好地杀菌消毒。

## 如何给新生儿洗澡

给新生儿合理恰当地沐浴除了能够清洁宝宝肌肤，让他感到舒适以外，还能协助宝宝皮肤排泄和散热，促进血液循环，活动肌肉和肢体。一般来说，新生儿产后 8～12 小时就可以洗澡。正常宝宝夏季每天 1～2 次，冬季每天 1 次。那么，有哪些细节需要注意呢？

## 洗澡前要做的准备

宝宝用的洗澡用具，包括澡盆、浴巾、毛巾、脸盆、纱布、香皂或沐浴露、棉签、脱脂棉花、婴儿油、爽身粉等；洗澡前关好屋内窗户，要是冬天晚上洗澡，最好将室温调到 26℃，最好能升到 28℃～32℃；备好宝宝爱听的 CD 盘；备好宝宝要换的衣服、尿布，在床上摆好大浴巾；水温调到 37℃～38℃，要是冬天洗澡，要再准备些更热的水备用。

## 洗澡时要做的事情

给宝宝脱掉衣服，去掉尿布，用大毛巾裹住全身，家长坐在小椅子上，让宝宝仰卧在家长的左侧大腿上，用左臂和手掌从宝宝后背托住头和颈部，让他的下半身固定在家长的臂弯和腰身间；再用左手拇指和中指按住他的两个耳郭使之反折，堵住耳孔以免进水。洗澡时要按照先上身再下身，先上肢再下肢的顺序，依次清洗头颈、腋窝、手心、肘弯、前胸、腹部，最后清洗腹股沟、大腿、腋窝褶皱处、脚等部位。

## 洗澡后要做的事情

洗完后让宝宝保持仰卧位，家长左手托住他的头颈部，右手抓住他的脚踝部，把婴儿从水中抱起，放在干浴巾上包起来轻轻擦干，注意皮肤褶皱部位应轻轻蘸干，再往腋下撒上婴儿爽身粉。往颈部撒爽身粉时先把粉撒在家长的右手心，再用左手心掩护着宝宝的口、鼻，然后右手把手上的爽身粉轻抹在宝宝的颈上。然后，护理脐部，兜尿布、穿衣、包好后再喂奶。

给宝宝洗澡时，有一些细节问题不可忽视：孩子身上不舒服，有拒奶、呕吐、咳嗽厉害等现象时不宜洗澡，可以给宝宝用湿毛巾擦拭一下脖子、腋下、屁股等容易弄脏的地方；洗澡动作要轻柔迅速，全过程尽量在 5～10 分钟内完成，在热水中的浸泡时间不要超过 5 分钟；每次洗澡时间安排在喂奶前 1～2 小时，以免引起吐奶；不要把爽身粉直接撒在宝宝的脖颈上，以免宝宝吸入爽身粉；给宝宝洗澡时千万不能让他处于无人看护的状态。

## 身体护理：从头到脚的关爱

新生儿的身体护理也很重要，像眼部、口腔、皮肤、臀部、头发等这些地方，需要新手爸爸妈妈们认真地清洁和护理。

### 〔面部的护理〕

宝宝的皮肤会因气候干燥缺水而受到伤害，可以在宝宝洗脸之后，擦上婴儿护肤品，形成一个保护膜。

宝宝经常流口水及吐奶，应准备柔软湿润的毛巾，替宝宝抹净面颊，秋冬时更应及时涂抹润肤膏防止肌肤皲裂。

### 〔眼部护理〕

即使分娩过程未受感染，出生后，新生儿也可罹患结膜炎、泪囊热，因此常规为新生儿滴上几天眼药水是必要的。滴眼药水的方法是：新妈妈将消毒棉棒与宝宝的眼平行，轻轻横放在上眼睑接近眼睫毛处，平行上推眼皮，新生儿眼睑就可顺利扒开，向眼内滴一滴眼药水。

### 〔口腔护理〕

喝完奶后最好让新生儿喝口水，以冲净口中残留奶液。如新生儿吃奶后入睡，难以喂水，每天早晚可用消毒棉棒沾水，轻轻在新生儿口腔中清理一下，也是可以的。新生儿口腔黏膜细嫩，血管丰富，唾液腺发育不足，唾液分泌少，黏膜较干燥，易受损伤，护理时动作一定要轻柔。

### 〔鼻腔护理〕

新生儿鼻内分泌物要及时清理，以免结痂。简便有效的方法是：把消毒纱布一角，按顺时针方向捻成布捻，轻轻放入新生儿鼻腔内，再逆时针方向边捻动边向外拉，就可把鼻内分泌物带出，重复性强，不会损伤鼻黏膜。吸鼻器固然可以清理鼻内分泌物，但分泌物较少时，没有必要使用吸鼻器。

## 〔脐带护理〕

脐带是细菌入侵的门户，如果不精心护理，可能导致新生儿脐炎，严重者罹患败血症。新手爸爸妈妈要高度重视。脐带未脱落前，每天洗澡后，都要用碘酒、酒精消毒一次，不要涂抹龙胆紫。龙胆紫是收敛的，脐带上涂龙胆紫，表面是干燥的，可脐带里面却是湿润的，很容易导致化脓性脐炎而一时不易发现，贻误治疗。这是爸爸妈妈们要特别注意的。在新生儿脐带已干枯后，有少量的液体排出是正常的;如果肚脐渗出脓液或血，周围部位开始发炎肿胀、变红、触之发热，这些症状表明是受到感染了，要找医生诊治。

## 〔皮肤护理〕

新生儿皮肤稚嫩，角质层薄，皮下毛细血管丰富，局部防御机能差，任何轻微擦伤，都可造成细菌侵入。新生儿接触新环境，容易患感染性皮肤疾病，严重的感染可扩散到全身，引起败血症。

新生儿皮肤皱褶比较多，皮肤间相互摩擦，积汗潮湿，分泌物积聚，容易发生糜烂，在夏季或肥胖儿中更易发生皮肤糜烂。给新生儿洗澡，要注意皱褶处分泌物的清洗，清洗动作要轻柔，不要用毛巾擦洗。新生儿衣物要平整穿戴，避免局部折痕造成新生儿血流不畅，皮肤坏死。

## 〔臀部护理〕

新生儿皮肤薄嫩，每天尿、便次数多，臀部几乎总是处于潮湿状态，又围着尿布或纸尿裤，很容易淹臀。臀部的护理方法是：

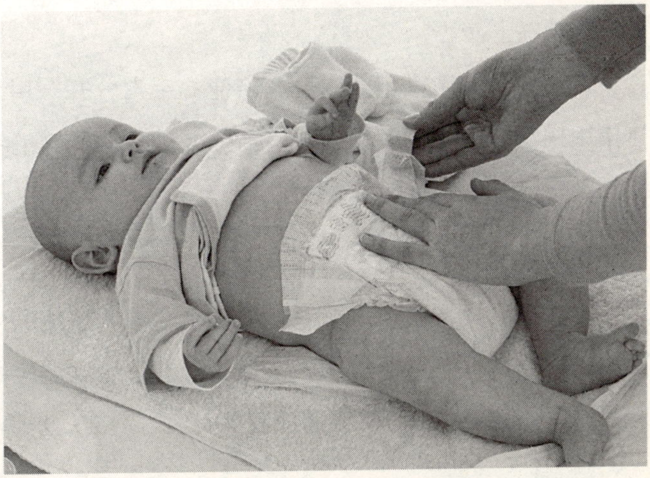

（1）勤换尿布；

（2）大便后用清水冲洗臀部，用柔软的棉

布沾干不要擦；

（3）选择柔软、棉质、吸水性强、透气性好的尿布；

（4）禁止使用塑料布，即使垫在尿布外也不行；

（5）个别妈妈在尿布上放卫生纸，以免大便拉在尿布上，这很容易造成臀红。

## 〔头发的护理〕

大多数新生儿头发稀少。两周之后，不管头发是厚是薄，大多数父母会为此忧心忡忡，但这是十分正常的。新生儿也可能有一身软的胎毛，它也会在两周内被磨掉。起初，新生儿的头发只需简单的护理，可用湿布或海绵拭擦，用柔软的梳子梳通。对胎脂也用同样手法处理。新生儿有胎脂是很普遍的，一般在两周后便会消失，可用宝宝油或专门的胎膜霜软化胎脂，在第二天早晨刷掉，这样可很快除掉胎脂。

## 〔指甲的护理〕

新生儿的指甲，应及时修剪以防止他抓伤自己。你可能会对剪如此细小的指甲感到很紧张，以下有几个小窍门帮助你。

洗澡后指甲会变软，可趁此时剪掉它。用一把钝头的指甲剪或宝宝指甲钳沿着手指的自然线条，压着手指肉去剪指甲。新生儿的脚趾甲一般比手指甲长得慢，但经常会侵入趾甲床内。修剪趾甲比较困难。为避免剪到宝宝的皮肤，要沿一直线修剪趾甲。如果不慎剪破了皮肤，可用棉纸吸去血渍，再用消毒药膏轻轻涂在上面。

在给新生儿剪指甲时，要先将他的手指分开，用大团的脱脂棉擦手，并检查指甲尖和手指间的污垢有没有清除，然后用柔软的毛巾擦干宝宝的小手。在剪脚趾甲时，也要重复上面的动作。

## 〔男宝宝生殖器护理〕

每次在给男宝宝换尿布时，都要用温水清洁他的外阴部和小屁股。因为特殊的生理结构，宝宝会将尿溅得到处都是，所以还应拭擦他的肚子和腿部，或者沾有尿迹的皮肤，不然会造成红肿炎症。清洁的步骤如下：

第一，要检查他是否大便了。拉开宝宝的尿布，如果很脏，用尿布的角清洁大部分的污迹。

第二，清洁腿间的褶痕。将宝宝的双脚分开，以湿润的脱脂棉擦拭肚和腿之间皱叠的皮肤。

第三，擦拭宝宝的阴茎。首先轻轻抬起宝宝的阴茎，用干净的脱脂棉向下擦拭。切记，要清洁他睾丸的四周。

第四，擦拭宝宝大腿上端。可能有些尿液会留在大腿上端，所以要用更湿润的脱脂棉彻底地擦拭这个部位。

第五，清洁他的屁股。用一只手握住宝宝的足踝，温柔地举起他，使他的屁股离开换尿布台的平面。用干净湿润的脱脂棉清洁他大腿的背面及肛门的位置。如果他拉屎，你可能需要用更多脱脂棉去做彻底的清洁工作。

## 〔女宝宝生殖器护理〕

在给女宝宝换尿布时，应彻底清洁她的小屁股。同时可将宝宝的小屁股暴露在空气中一会儿，以使皮肤从覆盖状态中得到一点休息。需要注意的是，不要去清洁新生女婴的外阴内部，该部位相对不会产生很多污垢，如果你拉开外阴褶处，会造成不必要的感染。应坚持从前向后擦拭，这样肛门部位的细菌便不会污染到阴道，每一下清洁都要用干净的脱脂棉。

给新生女婴清洁的步骤如下：

首先，用尿布清洁宝宝屁股。如果宝宝拉屎，用尿布边缘擦去屁股下的大便。

其次，清洁宝宝肚子。将新生女婴稳定而又轻柔地举起，将她放在换尿布台上。需将她紧紧蜷缩在一起的四肢从身上拉开。在凉开水中浸湿干净的脱脂棉，擦拭她的肚子部位。等脐带部位愈合后可换用自来水。

再次，擦拭腿褶处。取干净的脱脂棉清洁她的腿褶处，从身体上稳定地向下擦拭。

然后再清洁外阴部。一只手握住宝宝脚踝，轻轻举起，使外阴暴露出来。用干净而湿润的脱脂棉清洁外阴唇，从前往后擦。

最后，清洁新生女婴的屁股。仍将新生女婴从换尿布台上举起，用干净而湿润的脱脂棉擦拭她的肛门部位。如有必要可清洁她的大腿背后和背部上方。

在给新生女婴清洁的时候，你也许会注意到，新生女婴的阴道口会流出一些血或白色的分泌物。这是因为妈妈的激素仍留在宝宝体内所致。几天后这种情形就会消失，因此不必太过担心，但是如果过了几天之后仍没有消失或是症状更加明显，则要到医院去咨询医生了。

## 科学抱宝宝的方法

宝宝的降生给爸爸妈妈带来了无限喜悦，但小宝宝软绵绵的身体，让新爸爸新妈妈有点不知所措，对疼惜的宝宝如何抱抱，想必是令很多新爸爸新妈妈挠头的事情，别着急，一起来看看专家的建议：

（1）怀抱法。将宝宝的头部托起，放在家长的肘窝处，一只胳膊端住宝宝的整个身体，另一只手掌托起宝宝的小屁股即可。

（2）坐抱法。一只手托住宝宝的头，另一只手托起他的小腿，将他的小屁股放在家长的双腿上，让宝宝与家长面对面，但不要过于直立。

（3）直抱法。宝宝吃奶后要给他排排胃内的气体，此时家长可以竖直搂抱宝宝，一只手托起他的头颈，另一只手托住他的小屁股，让宝宝直立地趴在家长的肩上，由托头的手轻拍宝宝的背部。

（4）夹抱法。给宝宝洗头时，可以用一只手掌托起他的头部，另一只手掌托起他的双腿，将宝宝夹在家长的腋下，托住头部的这只手的肘部可夹住他的小屁股，另一只手可以给宝宝洗头或做其他护理。

## 避免过多探望

新生儿虽然在母体中获得了免疫能力，但过多探视，成人呼吸道中的微生物，可能成为新生儿的致病菌。新生儿的生活环境要安静舒适，空气新鲜，远离感染源。过多探视，对新手妈妈产后恢复也不利，休息不好，乳汁分泌就减少，给母乳喂养带来困难。因此，新手爸爸妈妈要礼貌地拒绝探视，做丈夫的更要学会保护妻子和孩子，相信这会得到亲戚朋友的谅解。

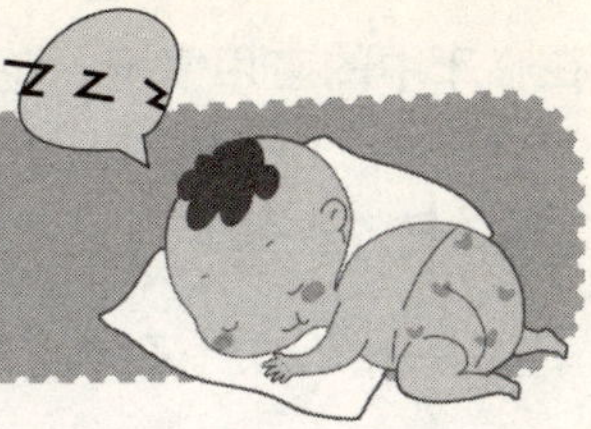


# 宝宝保健免疫

## 预防接种的安排

妈妈免疫接种是预防宝宝得传染病的有效方法，它能刺激宝宝的免疫系统，使宝宝产生对抗相应的细菌或病毒的抵抗力。

### 〔计划免疫〕

当前预防接种的疫苗很多，妈妈们非常熟悉的“四苗”即卡介苗、小儿麻痹糖丸疫苗、百白破三联疫苗及麻疹疫苗，此“四苗”是政府出资免费为儿童接种的，只是在接种时收取接种费用，它是中国儿童特有的福利待遇。这些疫苗在宝宝一出生，便由专门的预防机构陆续为他们按期定时接种。

### 〔季节性免疫〕

像乙脑灭活疫苗和流脑多糖疫苗在这两种疾病流行的地方也被扩大列入计划免疫范围内，通常在疾病流行前 2 ～ 3 个月接种，属于季节性接种疫苗。个别地方也是免费进行这类免疫接种的。

### 〔自行选择的免疫〕

随着科学技术的不断发展，新的疫苗陆续被研制出来，如 Hib 疫苗、肺炎疫苗及水痘疫苗等。它们不属国家计划免疫之列，也不是国家要求每一个儿童必须接种的，家长可据自己的经济能力和宝宝的情况来决定是否接种。

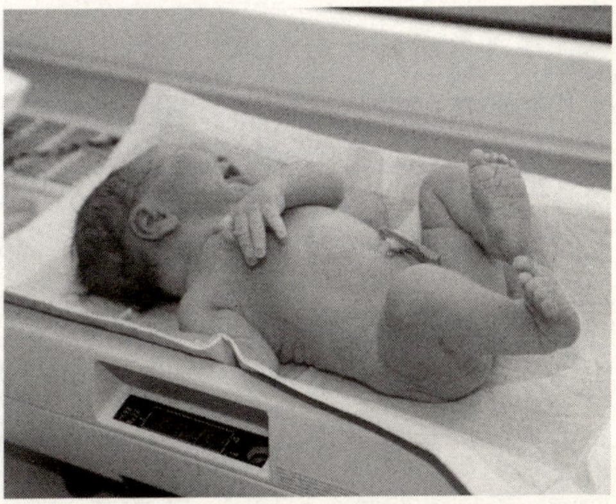

爸爸妈妈不要轻易给宝宝接种国家计划外的疫苗。如果必须接种，应在接种前向防疫站、有权威的医疗机构咨询，了解疫苗的作用、不良反应、

在临床中的应用情况、免疫效果、接种意义、应用范围等，并听从医生的建议。

## 卡介苗

卡介苗是用来预防结核病的接种疫苗。凡是足月新生宝宝均应在出生后 24～72 小时内完成卡介苗的接种，宝宝 3 个月时，还应到当地的结核病防治所做结核细菌素试验，明确接种是否有效。

卡介苗接种后可使儿童产生对结核病的特殊抵抗力。中国已将它列为计划免疫必须接种的疫苗之一。接种的主要对象是新生宝宝，以预防发生儿童结核病，

特别是能防止那些严重类型的结核病，如结核性脑膜炎等。卡介苗及其接种程序：目前中国采用的是减毒活疫苗，安全有效。体重在 2500 克以上的正常宝宝，出生 24 小时以后，就可以接种卡介苗，最迟应该在 1 周岁前完成接种。

## 乙肝疫苗

乙肝是一种流行很广、危害极大的传染性疾病，它不仅仅危害宝宝的健康，而且对宝宝今后的学业、事业，以及终生幸福都会带来极大的负面影响。乙肝由乙型肝炎病毒感染所致。中国是乙肝的高发国家，乙肝病毒携带者多达 1.2 亿。乙肝的传播途径主要包括：母婴传播、密切接触传播和医源性传播等方式。感染乙肝后，早期并无明显症状，但乙肝病毒在体内不断复制，使病情不断地进展，易转变成慢性乙肝、肝硬化，甚至肝癌，会给患者带来一生的“肝”扰。对宝宝而言，由于自身的免疫系统尚未发育完善，缺乏对乙肝病毒的免疫力，因此更容易感染乙肝病毒。

接种乙肝疫苗可有效预防乙肝，新生儿在出生后应尽快接种乙肝疫苗。新生儿乙肝疫苗常规接种后，至少 9 年内不用加强免疫。注射时间为 24 小时内打第一针，满月后打一针，6 个月后再打一针，共三针。

接种乙肝疫苗禁忌证：宝宝出生时有严重脏器畸形、新生儿窒息、黄疸、急性严重疾病、早产体重小于 2.5 千克，以及阿普达评分小于 7 分的宝宝应暂缓接种。宝宝出生时有肝炎、急性感染、肾病综合征或曾患肾病综合征，以及以往对乙肝疫苗有严重过敏史的宝宝不宜接种乙肝疫苗。

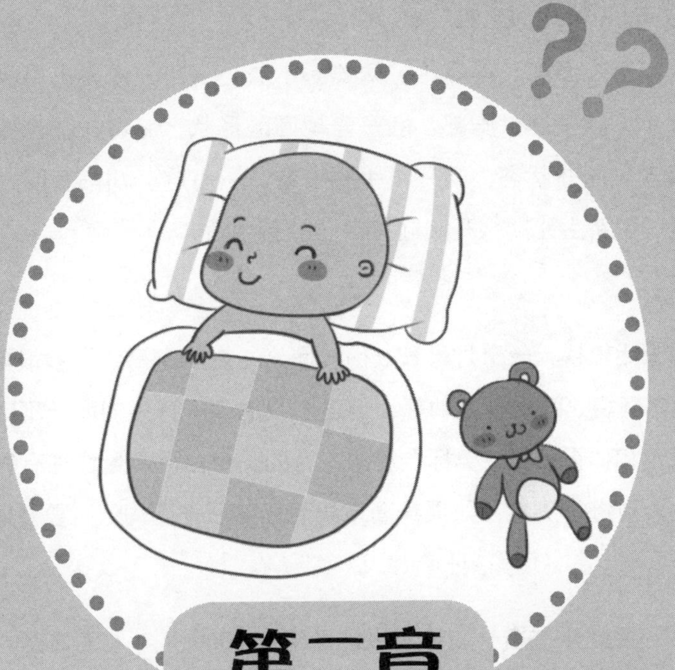

# 第二章

# 宝宝 1～2个月

# 2个月宝宝发育状况

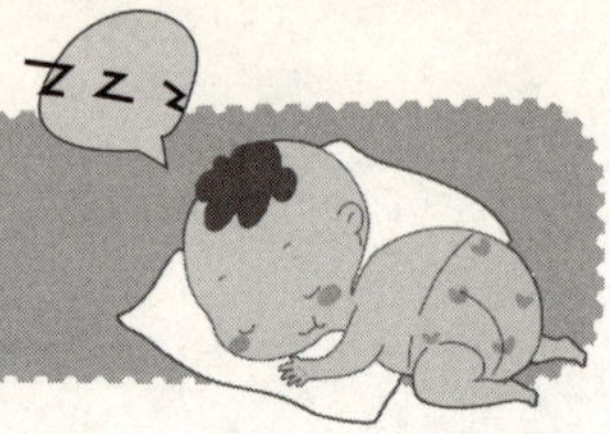

## 宝宝身体发育水平

本月的宝宝，面部长得扁平，阔鼻，小脸光滑了，皮肤也白嫩了，肩和臀部显得较狭小，脖子短，胸部、肚子呈现圆鼓形状，胳臂、腿也变得圆润了，而且总是喜欢呈屈曲状态，两只小手握着拳。所有这一切都表明，宝宝已经平安顺利地度过了新生儿期，开始迎接自己的新生活。

**〔身高〕**

身高增长比较快，一个月可长 3～4 厘米。影响身高的因素很多，有喂养、营养、疾病、环境、睡眠、运动等。但这个月的孩子身高的增长不受遗传影响。身高的测量也和体重一样，要标准测量，有的父母自己测量往往有较大的误差。应该请专业人员进行测量。如果身高增长明显落后于平均值，要及时看医生。

**〔体重〕**

这个月的宝宝体重增长较快，平均可增加 1000 克。人工喂养的孩子体重增长更快，可增加 1500 克，甚至更高。但体重增加程度存在着显著的个体差异。有的这一个月仅增长 500 克，这不能认为是不正常的，体重的增长并不是很均衡的，这个月长得慢，下个月也许会出现快速增长。是呈阶梯性的，甚至是跳跃性的，这样的孩子并不少见。所以，如果您的宝宝在一个时期增长有些慢，不要过于着急，只要排除疾病所致，到了下一个月就会出现补长现象。

**〔头围〕**

这个月的宝宝头围可达 37 厘米以上，前半年头围平均增长 9 厘米，但每个月并不是平均增长。所以，只要头围在逐渐增长，即使某个月增长稍微少了，也不必着急，要看总的趋势。总的趋势呈增长势头就是正常的，并不是这个月必须增长 3～4 厘米。经常会遇到父母为了孩子头围比正常平均值差 0.5 厘米，甚至是 0.3 厘米而焦急万分，这是没有必要的。

### 〔囟门〕

前囟是没有颅骨的地方，一定要注意保护，没有必要不可触摸孩子的前囟，更不能用硬的东西磕碰前囟。孩子的前囟会出现跳动，这是正常的，前囟一般是与颅骨齐平的，如果过于突出或过于凹陷都是异常。过于隆起可能是有颅压增高，过于凹陷，可能是脱水。

这个月孩子的前囟大小与新生儿期没有太大区别，对边连线是 1.5～2.0 厘米左右，每个孩子前囟大小也存在着个体差异，如果不大于 3.0 厘米，不小于 1.0 厘米都是正常的。

宝宝的前囟门通常要到生后 6 个月左右才又开始逐渐变小，一般在 12～18 个月闭合。头的后部正中的后囟门呈三角形，一般在生后 2～3 个月时闭合。

## 宝宝感知觉发育状况

宝宝到了出生后的第 2 个月，较出生后的第 1 个月来说，宝宝的感知觉发育更全面了，具体会表现在以下几方面：

**（1）视觉发育特征。**这个时期的孩子会盯着 30 厘米以内的任何东西注视半天，眼睛会一直盯着那个东西，目不转睛，好像要用眼神把它抓住，但仍然不能看清楚 30 厘米以外的物体。如果家长在他面前快速晃动 1 个小球或是玩具，他似乎会凝视，当来回摇头时，他会失去聚在眼睛上的焦点。此时的宝宝更喜欢注视人，会朝着声音的方面和移动的人脸看。相对于平面图形，更喜欢立体、彩色的人物图像。

**（2）感觉发育特征。**1 个多月的宝宝，皮肤感觉能力比家长要敏感很多，有的时候一丝头发落到宝宝的皮肤上都会引起全身皮肤的刺激反应，使宝宝感到非常不舒服，宝宝一般会哭闹。用其他东西稍微刺激一下宝宝的皮肤，他会不停地乱动或是用哭闹表示身体的不舒服。对过冷、过热也都非常敏感，而哭闹是宝宝向家长表示不舒服感觉的常用提示。对亮光与黑暗环境有了反应，但是两只眼睛的运动还不够协调。

**(3)听觉发育特征。**经过1个多月的哺育，宝宝对妈妈的声音变得非常熟悉了，若是突然闯入了陌生的声音，宝宝会有所反应，比如说宝宝会注视，或是会表现出烦躁的情绪，如果声音很大，他会感到害怕而哭闹。这说明孩子已经对声音有了分辨能力，能够对妈妈和妈妈之外的声音作出不同的反应。家人也要给宝宝听一些轻柔的音乐和歌曲，与孩子说话、唱歌的声音也都要悦耳。给宝宝选择玩具时，要注意玩具声响不要超过50分贝，且保证宝宝居室安静，噪声不要超过40分贝。

**(4)嗅觉发育特征。**1～2个月的宝宝在嗅觉方面已经积累了相当丰富的经验了。他已经能很好地分辨出母乳的气味，从而能顺利地找到母亲的乳头，而且当他闻到什么难闻的气味时就会把头转开，或对有诱人气味的地方流连忘返，甚至这种气味连爸爸妈妈都可能还没闻到。

**(5)味觉发育特征。**宝宝出生后味觉发育得已经很完善了，1～2个月的宝宝此时微喜欢甜味，妈妈可以适时地给宝宝喝点甜甜的橘子汁，给宝宝适当的味觉刺激，以此来训练宝宝的味觉，从而为宝宝后期的饮食做好准备。另外1个多月的宝宝不太喜欢苦味和酸味的食物，如果给他吃，他会很快拒绝。

## 宝宝的心理发育状况

一个活泼、聪明的宝宝，不仅要有健壮的体魄，而且还要有健康的心灵。从当前的情况来看，做父母的对宝宝体魄的健康都非常重视，但是，对宝宝心理的健康发育，往往却不够注意，甚至有的爸爸妈妈在教育宝宝时，常常违背了心理健康发育的规律，致使宝宝心理不健康。

当宝宝看到周围人笑的时候，他也会感到很舒心，好像宝宝天生就知道自己有微笑的本领，咧嘴笑或是冲周围人做鬼脸就是最贴切的表达。当宝宝情绪不好或是肚子饿的时候，他会显得非常急躁、叛逆，表现为大声哭闹。

其实，宝宝之所以有这些反应是与爸爸妈妈无微不至的关怀、真诚友爱的微笑、温柔贴心的爱抚是分不开的。如果家长在这方面表现得恰当的情况下，宝宝就会得到很多正面的心理刺激，他会作出反应表示他现在是愉悦的、幸福的。这些细小的地方对宝宝身心发育有重要影响，可以为日后自信、坚毅、开朗、有责任心和同情心的培养打下坚实的基础。爸爸妈妈每天要多花费点时间观察和照料自己的宝宝，这样他们才会健康、舒适、愉悦地成长。

## 宝宝动作发育水平

在大动作上，拉手腕坐起时头可竖直片刻，俯卧时头开始可以抬离床面。宝宝自发动作开始，但反射行为现在开始消失，因为它们开始被自发性的动作所取代。宝宝的四肢抽动开始减少，而运动变得较有韵律。手臂、腿部转动平稳。俯卧时，头部居中，头部可抬至呈 45°；同时，头会左右转，每隔一段时间头会抬起呈 45°。当人们用手臂环抱宝宝的身躯使宝宝的身体与地面平行时，宝宝会试着抬起头部。大人抱坐时，头保持直立，但仍会不稳而摆动。

在精细动作上，抓握动作发展为意志控制的行为，可握着东西数秒钟或更久些，手臂还可能会挥动物品。

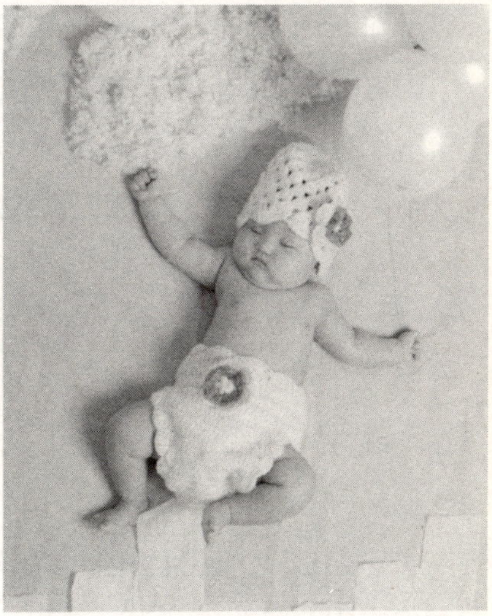

## 宝宝心智发育水平

逗引宝宝时有反应，听到声音会有受惊的动作和表情。视线能随灯光或物体从外眼角移动，超过身体中间。给他看两样东西时，视线只会集中于其中一物。以全身的动作反应，试图去抓吸引宝宝的物品。物品留在手中的时间极短，意志取代反射的抓握动作。期待某物体出现时会兴奋，会开始期待物体移动。开始看手，将它当做沉思的对象。可能开始显出对左边或右边的偏好，单纯地为重复而重复一个动作，同时只能做一件事，一心无法二用。能清楚分辨不同的声音、人、味道、远近，以及东西的大小。将人及其特有的行为联想在一起，例如妈妈和喂食。啼哭减少了，哭声有了些区别。大声哭通常是要吃，小声哭通常是找人，突然被移动身体也会哭，告诉大人“我有危险”，手脚被卡住或动不了也会惊慌地哭。

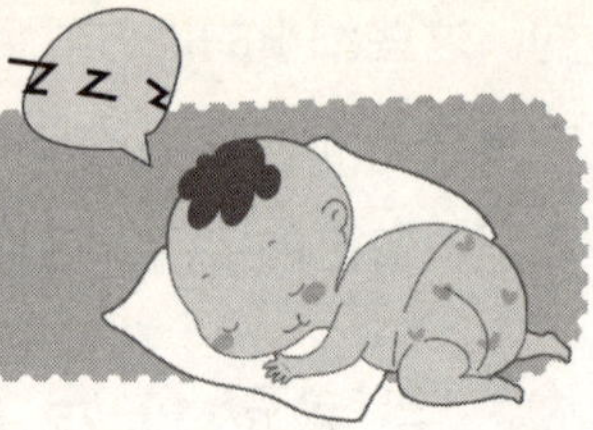

# 母乳喂养要领

## 母乳喂养的次数

妈妈哺乳的次数可依宝宝的个性而逐渐稳定。夜间不吃奶的宝宝很少。食量小的宝宝即使白天间隔 3 小时哺乳一次也不会感到饿；食量大，每次将母乳全部吃光的宝宝，大便次数也会相对较多，“腹泻便”也多，而且有时会把吃得过多的奶吐出来。妈妈可以每隔 5 天在同一时间称一次宝宝的体重，如果宝宝在 5 天中体重增加 150 ～ 200 克，说明母乳充足，宝宝吃得很好；如果 5 天中宝宝的体重增加不到 100 克，且夜间频繁醒来，就说明母乳不能满足宝宝的需要，应该添加 1 ～ 2 次配方奶。可以在下午 4 ～ 6 点间加一次，每次 100 毫升的配方奶。

配方奶需要加一次，还是两次，依宝宝的体重决定，如果以前在 5 天时间里宝宝体重只增加了 100 克，添加喂一次配方奶后，宝宝体重增加到 150 克左右，那么加一次就足够了。另外，母乳喂养的宝宝无须再额外喂水。

## 每侧乳房哺乳不超过10分钟

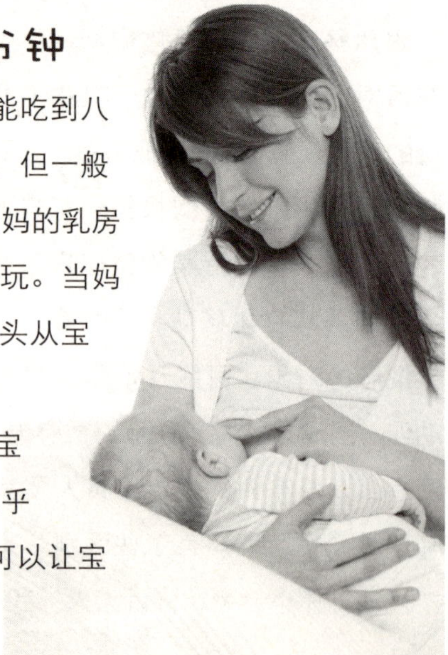

宝宝在最初几分钟里的吸吮力量最大，能吃到八分饱。通常，只要宝宝想吃奶，就让宝宝吃，但一般每一侧乳房不要超过 10 分钟。因为这时，妈妈的乳房差不多已经空了，而且宝宝也许只是在吸着玩。当妈妈觉得宝宝已经吃完一侧乳房后，轻轻将乳头从宝宝嘴里取出，让宝宝吃另一侧乳房。

如果宝宝吃完两侧乳房后睡着了，那么宝宝就是吃饱了。如果宝宝吃过一侧乳房后似乎饱了，那也不要担心。下一次喂奶时，妈妈可以让宝宝从上次没吃过的那侧乳房开始吸吮。

## 建立正常的哺乳规律

第1个月的宝宝哺喂时只吃空妈妈一边奶就够了，而宝宝到了第2个月每顿要吃空两边的奶才能满足，奶量大约有300～400毫升。此时喂养宝宝，一定要遵循正常的哺乳规律。

正常生长的宝宝此时进食量开始增大，进食时间也日趋固定，每天要吃6～7次奶，每次应间隔3～4小时，夜里间隔5～6小时。对于哺乳的时间长短，妈妈也要灵活掌握。如果起初乳汁排出不畅通，可以把哺乳时间延长到15分钟，但是最好不要超过20 分钟。食量惊人的宝宝在最初的5分钟内会吃下需要量的一半左右，其后的5～10分钟将吃下需要量的大部分。但是如果孩子持续吮奶30分钟以上或是吃完奶不到1小时肚子就饿了，体重也不增加，可能就是母乳不足。这种情况非常常见，应对方法就是最好用人工喂养或是混合喂养的方法来继续哺喂宝宝。

## 母乳喂养的要点

经过1个月的“磨合”，妈妈和宝宝已达成了一定程度的默契，母乳很充足的妈妈喂养1～2个月的宝宝会很顺利，喂奶次数要根据宝宝的个性逐渐确定。比如说宝宝食量小的话，即使白天过3小时也不饿，晚上不喂奶也可以，这样的孩子晚上排便的次数也少。相反，宝宝把两个满满的乳房都吃净的情况下，排便的次数就多，而且多数都是“腹泻便”，就是说宝宝经常把喝多了的奶吐出来，这种现象在母乳喂养的情况下也经常出现。不过只要宝宝很好地吃奶且常微笑，家长就不用担心。

为了帮助宝宝形成良好的饮食习惯，从这个月起，妈妈应逐渐固定喂奶时间，并将哺乳次数逐渐减少为每天6～7次。同时，1个多月的宝宝吸奶力量变得很大，经常会弄伤乳头，如果细菌从伤口侵入乳头就容易引起乳腺炎，因此喂养时一定不要让每侧乳头被持续吸吮15分钟以上。喂奶前妈妈也要把手洗干净，用洁净的小毛巾洗净乳房，保持乳房的清洁，不要弄脏乳头。另外，由于配方奶中的营养不如母乳均衡，宝宝容易上火，人工喂养和混合喂养时，妈妈要注意在两餐之间给宝宝适当补充水分。

## 上班族妈妈如何储存母乳

坐完月子后，有些职业妈妈要开始上班了，这样会影响宝宝的母乳喂养吗？其实只要妈妈有心，是可以不影响哺乳宝宝的，妈妈可按需要挤出母乳储存起来。

### 〔如何储备母乳〕

如果是3～5天之内要喝的母乳可存在冰箱的保鲜室。若要保存得更久一点儿，就得存在冰箱的冷冻室内，如果冷冻室温度在-18℃以下，则可冷冻4个月，但要注意奶水一定要先冷却才可放进冰箱冷冻。储存母乳一定要用消过毒的干净的容器。装母乳不要太满或把盖子盖得很紧，要让容器留点空隙，以防冷冻结冰而撑破容器。有一种专门存储母乳用的密封袋，比奶瓶密闭性强，更方便卫生，妈妈可根据情况选择。储存母乳最好分成小份，每份约60～120毫升，或以自己宝宝一次喂食量为准，这样方便家人喂养宝宝，且不会造成浪费。

### 〔一天挤多少次奶合适〕

有些妈妈在上班前先挤好乳汁并储存，还有些妈妈只在前一天预先挤足够的乳汁留给宝宝隔天吃。通常妈妈都在早、晚各挤一次，以备白天不在时有足够的奶留给宝宝，还有些妈妈在喂奶以后，会再挤出30～60毫升的乳汁。其实挤奶的次数要看妈妈离开宝宝多久而定。通常最好不要超过3个小时再挤奶，如果宝宝刚出生不久且喂的次数较频繁，那么挤奶的次数就要更多才不会有涨奶的痛苦或者溢奶的现象。如果奶水开始在不适当的时候滴出来时，妈妈可用手臂稍微施力压住乳头1～2分钟，但这种方法不能常用，最好是挤点奶水出来，胸部会慢慢自然调节乳量，不会再有漏奶现象。

### 〔如何喂储存的母乳〕

母乳经过冷冻过后会出现沉淀，所以喂宝宝前需轻轻地摇匀。融化冷冻的母乳，需放进流动的冷水里，逐次加入热水直到溶解至与室温相同。千万不要直接放在火上或微波炉内加热，以免破坏养分。假如宝宝在妈妈下班快到家前就饿了，可以先喂他吃一点儿，等妈妈回来就最好亲自喂宝宝。温热过的奶不可再冷冻。如果停电要赶快把冰箱的奶吃掉或丢掉。

# 人工喂养与混合喂养

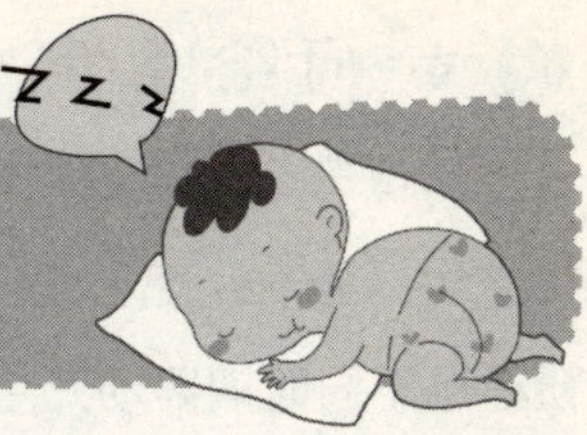

## 给宝宝科学换奶

妈妈哺乳的次数可依宝宝的个性而逐渐稳定。夜间不吃奶的宝宝很少。食量小的宝宝宝宝配方奶粉多以牛奶为基质，虽然多少有些差异，但都是以“母乳化”为设计理念，但母乳化的宝宝配方奶粉不含可帮助宝宝消化的酵素，故要将母奶换成宝宝配方奶粉时，最好是每次以一小匙宝宝配方奶粉的量开始测试，若无不良反应，即可一小匙一小匙逐渐增加至全量，可让宝宝同时交替食用母乳与配方奶粉，以避免不良反应的发生。

换奶时妈妈要留意宝宝目前的情形，若宝宝是在生病期间，要等宝宝病好后再进行换奶。换奶期间还要随时注意宝宝大便的变化。这期间如果宝宝的大便是糊状的，是正常的情形，因为不同的配方奶粉加在一起，会导致宝宝肠内细菌失去平衡，一段时间之后就会慢慢恢复正常。

## 人工喂养的标准

在对 1～2 个月的宝宝进行人工喂养时，要避免宝宝吃过量，加重消化器官的负担。不要希望宝宝每次都把奶瓶中的奶喝光。宝宝和所有的人一样，食欲也是在不断地变化的。所以当宝宝表示已经吃饱喝足后，瓶中可能还会剩一些牛奶，不要强迫宝宝吃光，这样做只会撑坏宝宝，或者即使吃下去，宝宝也会把多喝的牛奶吐出来。

宝宝一般的吃奶标准是:出生时体重为 3～3.5 千克的宝宝,0～1 个月期间，每天可吃 700 毫升左右的配方奶；而在 1～2 个月期间，每天奶量在 800 毫升左右是比较理想的。如果宝宝每天吃 7 次，每次奶量约为 120 毫升；如果是每天吃 6 饮，每次奶量则为约 140 毫升。

## 如何给宝宝喂食配方乳

尽管母乳是宝宝天然营养的食品，但是对于母乳缺乏或是没有母乳的婴幼儿来说，婴幼儿配方奶粉可谓是专为这类宝宝设计的健康食品。婴幼儿配方乳粉根据不同时期婴幼儿生长发育所需营养特点而设计，以新鲜牛乳为主要原料，以大豆、乳精粉等为辅料，加工过程强化了人体生长发育所需的维生素和微量元素，调整了脂肪、蛋白质、糖类的比例，可以满足 0 ～ 36 个月不同年龄段的婴幼儿食用。哺喂时，注意好以下两点就可以放心了：

（1）认真选择。前面已经介绍了多种配方奶的选购方法，请家长们参考前面的相关内容。不过，需要提醒的是，配方奶包装上的营养成分表，家人一定要留心。表中一般要标明热量、蛋白质、脂肪、糖类等基本营养成分。

（2）要选对奶粉。一般来说，0 ～ 6 个月的宝宝可选 Ⅰ 段婴儿配方奶粉。6 ～ 12 个月的宝宝可选 Ⅰ 或 Ⅱ 段婴儿配方奶粉。12 ～ 36 个月的幼儿可选用 Ⅲ 段婴幼儿配方乳粉等产品。清楚了这些问题，在选择时，就要选择最恰当的，即适合 2 个月宝宝的 Ⅰ 段婴儿配方奶粉。

给宝宝哺喂配方乳时，要牢记 4 个问题：

（1）冲奶粉一定要在洁净、已消过毒的容器中，而且奶瓶和奶嘴也要消毒。

（2）冲奶粉的水一定要用烧开后再凉凉的水，而不要用沸水。因为水温过高会使奶粉中的乳清蛋白产生凝块，影响消化吸收，并且某些对热不稳定的维生素也会被破坏。

（3）宝宝食用奶粉时最好配有其他辅助食品一起食用。

（4）喂奶时家人的手一定要清洗干净，不能带有细菌，以免感染宝宝。总之，只要掌握了正确的哺喂方法，宝宝就能健健康康地成长。

## 2个月的宝宝可以适量喝果汁

宝宝从哪个月起喝果汁一般没有明确的规定。如果母乳充足，可以满足宝宝对维生素等营养素的需要，即使不加果汁，宝宝也不会缺乏营养。如果是混合喂养或是纯人工喂养，只要购买市售的复合维生素液来服用，也不出现缺乏维生素的现象。所以，服用复合维生素的宝宝没有必要再加果汁了。

尽管如此，还是要在宝宝 2 个月左右一点一点地添加果汁比较好。增加果蔬汁，一是为了满足营养的需要，另外主要是为以后添加辅食作准备。2 个月大的宝宝喜欢通过味觉来感受外界的事物，用果汁代水添加给宝宝喝，他会觉得甜甜的，喝完还会吮吸空瓶。而且给 2 个月左右大便比较干燥的宝宝加了果汁后，硬硬的便便就会轻松地排出来。总之，在宝宝 2 个月大时，适量地添加些果蔬汁对宝宝来说，是件一举多得的好事。

不过，需要提醒的是，给宝宝添加果蔬汁最好不要买超市现成的家长喝的果汁，里面含防腐剂，并非纯天然的。要购买应季最新鲜、最好吃的水果，这样榨出的汁水宝宝喝起来才健康。但是需要注意的是，在制作果汁的过程中，卫生很重要，一定要做好消毒处理工作，避免饮食不洁引起小宝宝患病。

制作前，要先用沸水把水果刀烫一下，榨汁机及要用到的容器也要消好毒。这里的榨汁机最好选用市面上能将果肉与果汁相剥离的榨汁机，而且其榨得比较彻底，不会浪费，也免去了过滤等工作。再把水果用专用水果清洗剂洗好，当然水果皮也要削掉，因为现在的水果都喷洒农药，食用前一定要削皮。然后将水果切成大小均等的块或丁，放入榨汁机中，几分钟后果汁就做成功了。给宝宝饮用原汁还是稀释果汁家长也要灵活处理。满月后的宝宝可加 1 倍的凉白开水，喝时最好不放糖。如果宝宝不太愿意喝，可以少加点糖，每次喂 20 ～ 30 毫升就可以。

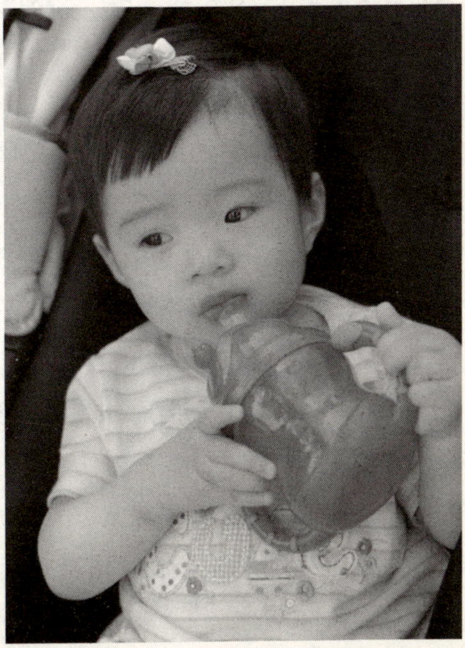

如果宝宝有便秘的问题，用稀释果汁效果不是很明显时，可以给他喂些水果原汁，也可增加饮量。如果宝宝喝得非常高兴，大便也不受影响，每日可加 2 次。

# 无微不至的生活护理

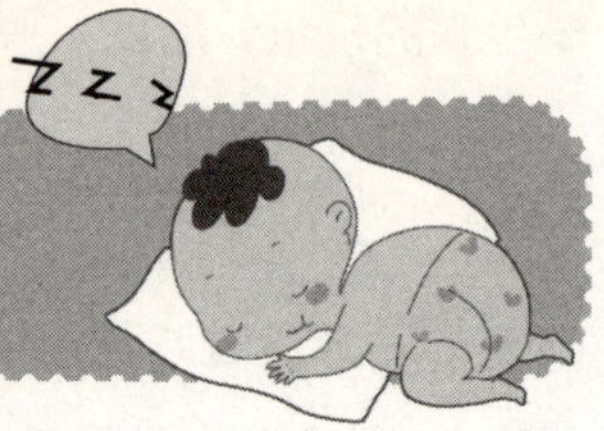


## 给宝宝科学换奶

妈妈哺乳的次数可依宝宝的个性而逐渐稳定。夜间不吃奶的宝宝很少。食量小的宝宝宝宝配方奶粉多以牛奶为基质，虽然多少有些差异，但都是以“母乳化”为设计理念，但母乳化的宝宝配方奶粉不含可帮助宝宝消化的酵素，故要将母奶换成宝宝配方奶粉时，最好是每次以一小匙宝宝配方奶粉的量开始测试，若无不良反应，即可一小匙一小匙逐渐增加至全量，可让宝宝同时交替食用母乳与配方奶粉，以避免不良反应的发生。

换奶时妈妈要留意宝宝目前的情形，若宝宝是在生病期间，要等宝宝病好后再进行换奶。换奶期间还要随时注意宝宝大便的变化。这期间如果宝宝的大便是糊状的，是正常的情形，因为不同的配方奶粉加在一起，会导致宝宝肠内细菌失去平衡，一段时间之后就会慢慢恢复正常。

## 人工喂养的标准

在对 1～2 个月的宝宝进行人工喂养时，要避免宝宝吃过量，加重消化器官的负担。不要希望宝宝每次都把奶瓶中的奶喝光。宝宝和所有的人一样，食欲也是在不断地变化的。所以当宝宝表示已经吃饱喝足后，瓶中可能还会剩一些牛奶，不要强迫宝宝吃光，这样做只会撑坏宝宝，或者即使吃下去，宝宝也会把多喝的牛奶吐出来。

宝宝一般的吃奶标准是：出生时体重为 3～3.5 千克的宝宝，0～1 个月期间，每天可吃 700 毫升左右的配方奶；而在 1～2 个月期间，每天奶量在 800 毫升左右是比较理想的。如果宝宝每天吃 7 次，每次奶量约为 120 毫升；如果是每天吃 6 饮，每次奶量则为约 140 毫升。

## 培养睡眠习惯，纠正“睡偏头”

在这个时期，宝宝每天睡眠16～18个小时。宝宝的睡眠有以下规律：白天喂奶后醒一段时间，大约要睡4～5次。每次1.5～2小时。夜间睡眠时间会相对延长一些，大约要睡10个小时。在本月，爸爸妈妈主要应克服宝宝日夜颠倒的现象，并纠正宝宝“睡偏头”。

### 〔克服日夜颠倒的睡眠习惯〕

有些宝宝睡眠不符合正常的睡眠规律，总是日夜颠倒。要想克服这个毛病，可以参考以下办法：首先，白天宝宝卧室的光线不要太暗，早晨或下午尽量不要让宝宝长时间睡觉，要把宝宝叫醒多逗他玩一会儿。特别是到下午五六点钟以后不要哄宝宝睡觉，到了晚上七八点钟时，给宝宝洗个澡，喂1次奶之后，等宝宝疲劳了就会自然入睡。经过一段时间的调整，宝宝日夜颠倒的毛病就会慢慢克服了。

### 〔纠正宝宝“睡偏头”〕

“睡偏头”的主要原因是刚出生的宝宝头颅骨尚未完全骨化，各个骨片之间仍有成长空隙，加上宝宝的颈部肌肉尚无力转动沉重的头部，当某一方位的骨片长期承受整个头部重量的压力时，其生长的形状就会受影响了。新生宝宝出生后如不及时调整睡眠姿势，头部长期偏向一侧，时间久了，头部就会形成左右不对称的状态。

预防和纠正“睡偏头”的方法就是定期更换宝宝的床头，把枕头放在头侧7天，下周把枕头放在床尾，下周再调回来，宝宝睡眠喜欢向光，调动枕头位置可使宝宝变换睡姿，枕头以3～4厘米为宜，使头部不能随意偏向一侧，如此双侧交替进行，就可防治“睡偏头”。

## 给宝宝洗手、洗脸要注意什么

此时宝宝新陈代谢逐渐旺盛，容易出汗，有时还把手放到嘴里。因此，每日为宝宝洗脸、洗手成为日常护理的头等要事。

（1）宝宝洗手、洗脸的准备工作。给宝宝洗手、洗脸之前，一定要备好宝宝专用的毛巾、脸盆，而且使用前要用沸水烫一下。给宝宝洗脸、洗手的水，温度不要过高，只要和宝宝的体温相近就行了可以。家长可以用自己的肘部去试水，以不烫、跟肘部皮肤温度相适宜即可。

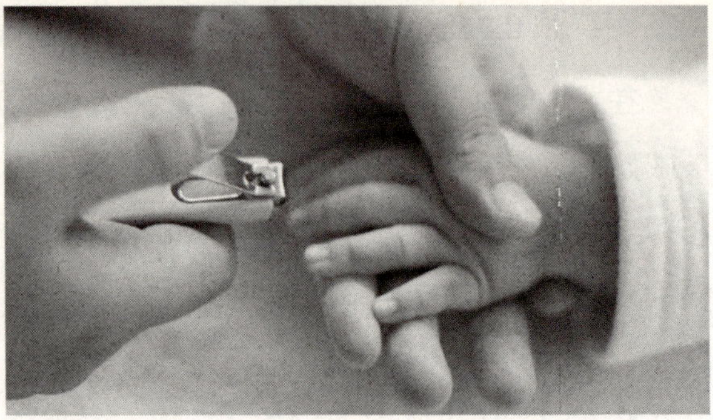

（2）宝宝洗脸再洗手。给宝宝洗脸，洗手，一般是先洗脸，再洗手。爸爸妈妈可用左臂把宝宝抱在怀里，或直接让宝宝平卧在床上，右手用洗脸毛巾蘸点清水轻轻擦洗。也可以两个人协助，一个人抱宝宝，另一个人给宝宝洗。注意不要把水弄到宝宝耳朵里，洗完后要用毛巾轻轻沾去脸上的水珠，一定不要用力擦。

（3）给宝宝洗手、洗脸的要领。给宝宝洗手时，因为年幼的小宝宝总喜欢握紧拳头，洗之前要把宝宝的手轻轻扒开，手心手背都要洗到，洗干净后再用毛巾擦干。有的家长会问，这个月要不要用香皂呢？洗手时可以适当用婴儿香皂，洗脸则不需要用香皂了。

（4）宝宝毛巾要消毒。给宝宝洗完脸、手之后，洗脸毛巾要搓洗干净，放到太阳下晒干，借阳光中的紫外线消毒杀菌。此外，这个月的宝宝皮下血管丰富，而且皮肤细嫩，家长给宝宝洗脸、洗手时，动作一定要轻柔，否则容易使宝宝的皮肤受到损伤，甚至出现发炎的现象。

## 如何给宝宝修剪指甲

刚出生的宝宝指甲长得非常快，平均每星期以 0.1 毫米左右的速度生长。长指甲容易藏污纳垢，滋生细菌，成为疾病的传染源。再加上宝宝的两只小手总喜欢到处乱抓，很容易把自己的小脸儿抓破，而指甲里的细菌也会趁机而入，易引起皮肤溃烂。而且宝宝的指甲又薄又软，指甲一长就容易在活动中被翻起并折断，有时会引起甲下皮肤溃烂。

还有的宝宝喜欢握紧小拳头，长指甲就会在他们的手掌心上掐出深深的伤痕。因此，家长一定要认认真真地给宝宝修剪指甲。可是，对于没有经验的新妈妈而言，在什么情形下给宝宝剪指甲才安全呢？多长时间剪一次指甲才合适呢？

给宝宝修剪指甲时，要先剪中间再修两头，这样会比较容易掌握修剪长度，避免把边角剪得过深。修剪过后还要摸摸指甲边缘有没有突出的尖角，如果有，一定要把这些尖角修剪圆滑，避免尖角成为宝宝抓伤自己或家长的“凶器”。对于一些藏在指甲里的污垢，最好在修剪后用清洗的方式来清理，而不要用坚硬的东西去挑。

宝宝手指甲的生长速度较快，建议每星期修剪 1～2 次；而脚趾甲生长速度则慢得多，一般 1 个月修剪 1～2 次就可以了。

清楚了给宝宝修剪指甲的方方面面，还得懂点儿给宝宝选择专业指甲钳的要点。建议选用专用婴儿指甲剪。婴儿指甲钳是专门针对婴儿的小指甲而设计的。这种工具灵活度高、刀面锋利，能一次顺利地修剪成型，而且顶部是钝头设计，即使宝宝突然发出动作，也不用担心会戳伤宝宝的皮肤，安全实用，而且修剪后有自然弧度，尤其适合 3 个月内的宝宝。

## ❓如何清除宝宝头上乳痂

乳痂是头皮脂腺分泌物积聚而形成的一层黄褐色物质，不仅不卫生，也不好看，而且还会有一股酸臭味。出现这种现象与家长的护理方法不当有关。如果在宝宝没结乳痂前经常洗头，就可以不产生乳痂。有的家长认为囟门这个地方不能摸碰，因此不敢给孩子洗头。其实囟门处并非一点不能碰，只要动作轻柔，是可以洗的，只要经常洗头也就不会结痂了。

要想清除这层厚痂可用婴儿润肤露、植物油涂在结痂处。敷半天，用细齿的小梳子轻轻一梳痂皮就掉了，然后用中性洗发液和温水洗净即可。需要注意的是，不要用梳子硬刮，也不要用手抠，以免弄破头皮引起感染。对于较厚的结痂，一次洗不掉，要用油多敷、多洗几次。而且洗头后要注意防止宝宝着凉，最好尽量用毛巾把宝宝头发上的水抹干，或是带上吸水的婴儿干发帽，或用手绢遮盖一下，这样可以避免湿头发引起宝宝感冒等病症。

## 给宝宝清洁口腔和鼻子

### 〔宝宝口腔的清洁〕

宝宝口腔的清洁主要是清除宝宝口内的奶渣，避免因口中细菌的发酵产生异味。在每次给宝宝喂完奶后，最适宜清洁宝宝口腔。

（1）温开水清洁法。宝宝每次喝完奶以后，给他喝一些温开水漱漱口。喝水除了可以清洁宝宝口腔外，还可以稀释宝宝口腔中的乳酸，减少细菌的滋长。

（2）纱布清洁法。妈妈以纱布巾或纱布块包覆右手食指，以温开水沾湿，或右手持棉签、棉棒沾温开水。擦拭宝宝口腔：从右上到左上，再到口腔两颊内侧，然后是舌头上的奶渣与食物残渣，再然后是左上到右上牙龈。注意清洁时不可太靠近宝宝舌根的地方，在清洁过程中，宝宝如有不适，应立即停止。

（3）使用硅胶刷牙齿套。使用宝宝专用硅胶刷牙齿套，可以有效帮助宝宝清洁舌头和口腔。妈妈将硅胶刷牙齿套套在手指头上，帮宝宝刷舌苔清洁口腔。但要注意，宝宝的舌头又软又嫩，要轻轻刷，不可以太用力。

### 〔给宝宝清洁鼻子〕

给宝宝清洁鼻子的时候应使用棒头细的棉花棒，以温开水或生理食盐水润湿，以免刮伤宝宝娇嫩的皮肤。

宝宝鼻子的分泌物很多时，妈妈可以用吸鼻器清洁。但要注意，吸一边鼻孔时，另一端的鼻孔要按压住，这样效果会更好。

帮宝宝清洁鼻子的时候请注意以下事项：清洁前后妈妈都必须要先洗手；妈妈的手要支撑住宝宝的头颈部，调整到顺手的姿势后再清洁；妈妈的动作要轻柔，保持心情轻松、谨慎；喂奶后不要做清洁，因为清洁时宝宝会哭，造成不舒服，容易溢奶、呕吐；妈妈必须仔细观察宝宝的状况，有必要时再做清洁，太频繁的清理会使宝宝不舒服。

## 查找宝宝小便减少的原因

随着宝宝月龄的增加，进入第二个月的宝宝与新生儿期的宝宝相比，排尿次数逐渐减少了。爸爸妈妈就很担心，宝宝是不是缺水了。

其实宝宝排尿次数减少不一定都是因为缺水。要想判断宝宝是不是缺水，一是要看季节；二是要看宝宝的体征。如果是在夏季，天气热，宝宝可能会缺水分。表现的症状是，宝宝不但尿的次数减少，而且每次尿量也不多，嘴唇还可能发干，这就证明缺水了，应该赶紧补水。

还有一个原因会使宝宝的小便次数减少，那就是，宝宝逐渐大了，膀胱也比原来大了，储存的尿液也多了，原来垫两层尿布就可以，现在垫三层也会湿透，甚至能把褥子都尿湿。可以说，不尿便罢，一尿就尿透。因此，宝宝虽然小便次数少，但尿量增加了，这说明宝宝长大了，爸爸妈妈应该高兴才是。

## 2个月宝宝服装的选择要求

宝宝顺利地度过了第一个月，身高和体重肯定增加了不少，穿过一个月的衣服大多数不能再继续穿了。所以，对于爸爸妈妈来说，当务之急就是尽快为出了满月的宝宝准备一身宝宝服。

首先要穿纯棉、质地柔软的，不仅使宝宝的身体感到宽松，而且脖子和手腕部位都不能过紧。因为这个月的宝宝脖子短，衣领最好是和尚服式的，要充分露出宝宝的脖子，这样不但有利于宝宝的呼吸通畅，而且还可以预防脖子部位发生湿疹或皮肤感染。这个月的宝宝也不适合穿连脚裤了，应该改穿开裆裤，而且裤子的开裆要大，前面要开到宝宝的阴部上方，后面要把整个小屁股露出来，两条裤腿的开口要达到膝盖上约 2 厘米，如果裤裆开口太小，不仅容易尿湿裤子，而且还会影响妈妈给宝宝换尿布。

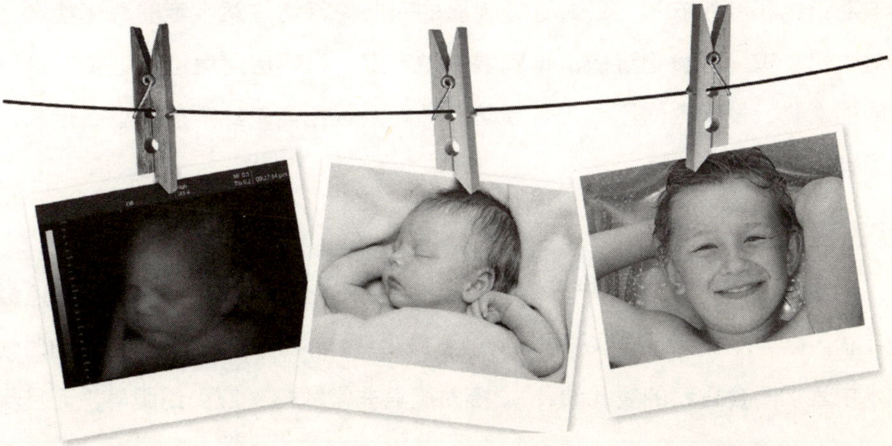

## 2个月宝宝常见病预防与治疗

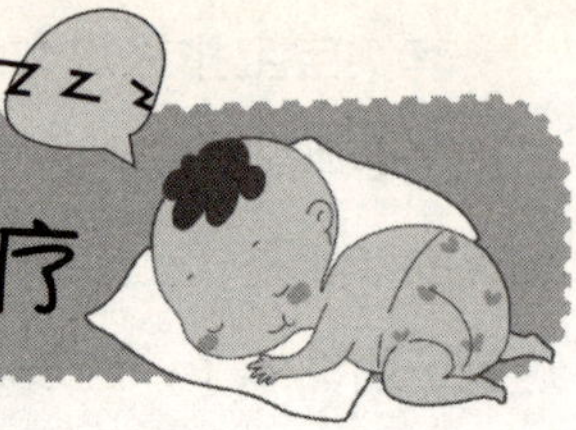

### 湿疹

湿疹是常见的皮肤敏感现象，常见的湿疹属于一种过敏性皮炎，多发于 2～3 个月的婴儿，或者是当孩子开始食用流食的 4～6 个月时。

一般宝宝湿疹是成片的、红色的、又密又粗糙的鳞状皮肤。症状轻时一般是浅红色或淡粉色，严重时是深红色，通常很痒。有的宝宝外耳道长了湿疹，常痒得用手抓小耳朵，抓挠后，有抓痕和液体渗出。面颊，前额是湿疹最常见的部位。但宝宝年龄不同，湿疹常发生的部位也不同。对于 1 岁以内的宝宝，湿疹无处不在，它会发生于全身各处，肩膀、胳膊、胸部等都是湿疹喜欢的落脚点。

宝宝一旦出现以下情况之一，爸爸妈妈要立即带他去医院：宝宝患有湿疹的同时发烧，体温达到 37.5℃，且没有其他引起发烧的因素；宝宝抓挠疹子，并且有皮肤感染的症状。

#### 〔宝宝湿疹的预防〕

宝宝内衣应穿松软宽大的棉织品或细软布料，不要穿化纤织物。内外衣均忌羊毛织物和绒线衣衫，最好选择棉质的衣服。密切注意宝宝的消化状态，是否对牛奶、鸡蛋等食物过敏。母乳喂养的宝宝，妈妈应避免进食这类容易引起过敏的食物。发病期间不要进行预防接种。要避免与单纯疱疹的患者接触，以免感染疱疹性湿疹。

#### 〔宝宝湿疹的护理〕

宝宝皮肤出现湿疹，爸爸妈妈精心的护理不但能防止并发症发生，还会减轻症状。因为洗澡会让皮肤干燥，所以要减少洗澡的次数。当孩子洗澡的时候，在水中添加不含香精的婴儿油。 湿疹对肥皂非常敏感，应少用肥皂，而且尽量让孩子使用没有香精的温和浴液。

坚持在洗澡之后为孩子涂油性较大的润肤乳，这样可以使他的皮肤柔软，防止皮肤干燥，减轻瘙痒。避免使用含有酒精的护肤品，这些护肤品会让皮肤更加干燥，而且会让湿疹更加严重。

修剪孩子的手指甲和脚趾甲，防止他因为瘙痒抓破皮肤。他可能在睡觉的时候不知不觉地抓挠皮肤，你可以在这时候给他戴上纯棉的手套。

不要给孩子穿过多的衣服，过多的衣服会让孩子出汗，使瘙痒更加严重。使用婴儿专用的洗涤剂来洗涤衣物，洗后要用清水多浸洗几次，彻底将洗涤剂的残留洗净。检查孩子在 48 小时内有没有吃什么以前没吃过的食物或者药物，排除过敏原。

尽量让孩子远离有刺激的物品，如宠物、羽毛枕头、羊毛毯子等。

如果孩子抓破了身上的疹子，而且皮肤有感染的症状，医生可能会开一些处方药的抗生素软膏，你应在宝宝的皮肤痊愈之前为他涂抹这些药膏。可的松软膏是治疗湿疹的常用药，绝大多数这种药膏都不需要医生处方就可以在药店买到。要注意，只能在医生的指导下，在孩子的皮肤上使用极微量的可的松软膏。

如果怀疑是食物引起的宝宝湿疹，爸爸妈妈应参考营养丰富，不易引起湿疹的健康食谱。让宝宝吃清淡、易消化、富含维生素和矿物质的食物，如绿叶菜汁、新鲜果汁、西红柿汁、菜泥、果泥等。应避免吃鱼、虾、蟹等海产品以及刺激性的食物。如果是母乳喂养的新生儿，妈妈最好不要吃辛辣、鱼虾等食物，以免加重湿疹。定时喂奶，不要让宝宝过饥或过饱，防止便秘及消化不良，而诱发湿疹。

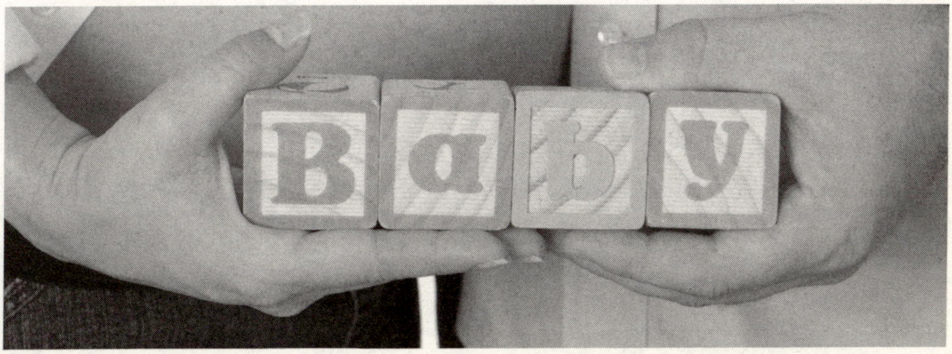

## 尿布疹

尿布疹是由于尿布被粪便尿液污染后，分解产生氨，刺激和损伤宝宝皮肤所致。

### 〔宝宝出现尿布疹的原因〕

未及时更换尿布是导致尿布疹的主要原因之一。另一个原因是宝宝皮肤娇嫩，易对洗涤剂、柔顺剂过敏。使用尿布的宝宝，妈妈在清洗尿布时，洗净后一定要用清水多淘几次，并定期用开水烫或煮来进行消毒。

尿布疹的发生还与纸尿裤的类型、更换次数相关。由于穿着大小合适的纸尿裤不容易出现侧漏，对皮肤的封闭状态会导致皮肤 pH 值增加，有些妈妈又不太注意及时给宝宝更换尿裤，这样时间长了也会导致尿布疹的发生。

### 〔宝宝患尿布疹时的注意事项〕

要勤换尿布。布尿布洗烫后要在阳光下晒干后再用。如果宝宝使用纸尿裤，原则上来说，一旦宝宝纸尿裤脏了或者湿了，妈妈都应及时更换，纸尿裤的干爽性和透气性很重要。当听到宝宝哭，妈妈应该先用手探入宝宝的纸尿裤中检查。每次便后都应该用温水给宝宝擦拭小屁屁，用干毛巾擦干或者等小屁屁晾干以后再包好尿布或穿上纸尿裤。

尽量让宝宝的臀部获得最大限度的自由。比如洗澡后或者便后，不要急于给宝宝包尿布，不妨让宝宝快乐地踢踢腿。当然了，冬天一定要注意保暖，可以在开空调的情况下进行，且每次的时间不宜过长。

在尿布疹严重的时候暂时不要用尿布，让宝宝的臀部暴露在空气中，可把尿布铺在床上，在尿布下放置尿垫以免弄脏床褥。不可将尿垫紧贴宝宝的臀部，以免影响通风。如果是纸尿裤引起宝宝过敏，那么最好更换其他品牌的纸尿裤或者使用布尿布。

如果几天内宝宝的尿布疹不见好转，请带宝宝去医院皮肤科就诊，医生会给宝宝使用类固醇激素软膏或抗感染药物，以减轻炎症。几天内尿布疹就会得到控制，几周后就会彻底治愈。

## 吐奶

有的宝宝 2 个月后，仍会出现习惯性吐奶的现象，这基本上与出生后半个月养成的习惯性吐奶有关，特别是男孩子比较多。吐奶的量有多有少，很多的话不到 3 小时宝宝就会因肚子饿而哭闹，妈妈要尽快给宝宝喂奶。无论是母乳喂养还是人工喂养的宝宝都会有这种现象，不过用母乳喂养的宝宝发生吐奶的现象会多些。

母乳喂养的宝宝，吐奶多出现在母乳分泌旺盛期，这些宝宝每次吃奶不把两侧乳房都吃干净就不甘心。如果宝宝体重和上个月相比，突然变明显了，而且大便次数也增加，妈妈便需要控制一下喂母乳的量。对于人工喂养的宝宝，可以考虑是不是牛奶喂得过多，如果宝宝在增加牛奶量后经常吐奶，就要试着减少牛奶的量。不过有的家长还是担心，自己的宝宝无论怎样改变母乳喂养方法和调节牛奶的哺喂量，都不能控制吐奶，可是宝宝一直很健康，经常笑，大便也没有异常变化。对于这种情况一般可以不去处理。一般，3 个月内宝宝的习惯性吐奶便会自然消失，最迟 5 个月后就会自愈。需要注意的是，吐奶的宝宝有时吐出的奶会流入耳朵里，必须用消毒棉吸出，否则会引起中耳炎。同时，为了不使吐出的奶流入气管，对于经常吐奶的宝宝，喂奶后最好让他的身体保持侧卧的姿势。

## 鼻塞

宝宝鼻腔发育尚未成熟，鼻腔比较短小，鼻黏膜内血管丰富，接触忽冷忽热的空气或病原体侵犯后可能会感染炎症，鼻黏膜充血肿胀，鼻腔内分泌物明显增加，表现为鼻子不通气，并且流鼻涕。此时由于宝宝不舒服，常常会哭闹、烦躁不安，严重时会张口呼吸，并影响吃奶。

遇到这种情况妈妈不要着急，宝宝鼻孔流出的鼻涕可用柔软的手绢轻轻擦拭。如果擦拭次数过多，宝宝皮肤发红或被擦破，可以用温热的湿毛巾将鼻子捂一捂，轻轻地涂上一点儿油脂以保护皮肤。宝宝鼻子不通气时最好侧卧，以免鼻涕流进耳道引起中耳炎。鼻塞时不要给宝宝用滴鼻剂，因为许多滴鼻剂内含有麻黄碱，有血管收缩的作用，不适用于宝宝。如果鼻孔内有鼻痂，可以用棉签蘸少许清水轻轻除去鼻腔内的鼻痂。妈妈要注意动作要轻，不要损伤宝宝的鼻黏膜，以免引起鼻出血。

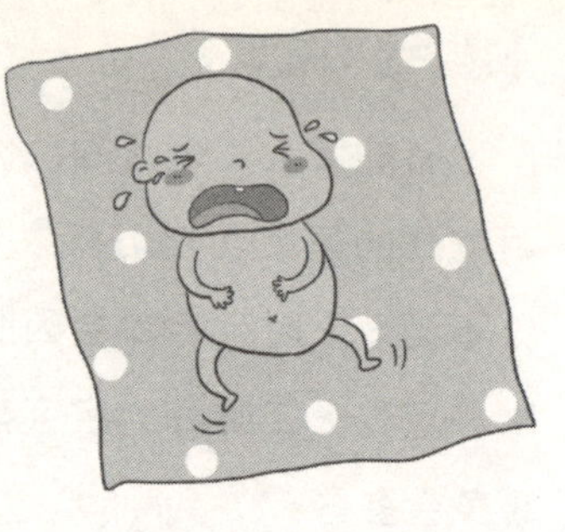

一般而言，如果只有鼻塞而无其他的症状，通常只要稍加观察即可。妈妈也可以就宝宝鼻涕的多少、颜色以及稀稠程度，来判断鼻塞的严重程度。鼻涕越少者，一般症状越轻微，若鼻涕呈黄色或绿色的脓状，则是较严重的状态。

## 幽门狭窄

幽门狭窄是一种罕见的疾病，多发于2个月以下的宝宝。幽门狭窄的主要症状常出现于宝宝出生后的2～6周之间，其中包括：

· 呕吐持续且呈喷射性。

· 持续饥饿，在呕吐之后，宝宝马上就能接受另一次喂食。

· 不常排便。

· 假如症状持续超过数天，那么可能会出现体重减轻或无精打采的症状。宝宝可能因为不断呕吐而发生脱水现象。

一旦宝宝出现其中任何一种症状，或发生疑似脱水的症状，那就应立即带宝宝去医院就诊。

## 吸收障碍综合征

患有吸收障碍综合征的宝宝会体重减轻，显得体能虚弱，而且有胀气和腹泻，经常还会排出气味难闻的粪便。造成这种情形或与这种情形有关的原因，可能是感染、分解乳糖酶的缺乏或长期用抗生素治疗的结果。

如果你认为自己的宝宝可能出现了这种问题，就观察一下宝宝的排便情形，记录它们的量和规律，并注意它们是否气味特别难闻。增加每天的喂食次数，同时增加每次的喂食量。

如果情况不见好转，你应带宝宝去医院检查，医生可能会根据具体情况调整宝宝的饮食喂养方案或开维生素给宝宝，有时可能需要进一步的检查。

# 全面能力培养与训练

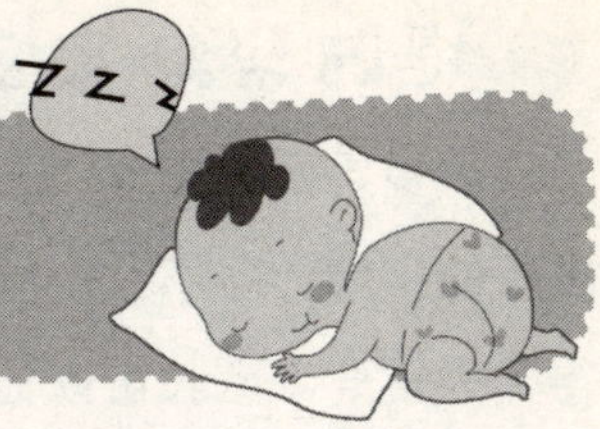


## 宝宝的抬头练习

宝宝出生后几天就能俯卧，但做到俯卧后抬头一般要在宝宝 2 个月后。其实，俯卧抬头练习不仅能锻炼宝宝的颈部、背部的肌肉力量，增加肺活量，对宝宝较早正面面对世界，接受较多的外部刺激也是非常有利的。

### 〔练习时间〕

练习宜在宝宝清醒、空腹（喂奶前 1 小时）时进行。

准备：床面平坦舒适。将宝宝两臂曲于胸前方，俯卧在床上。

### 〔训练方法〕

妈妈将宝宝的头转至正中，手拿色彩鲜艳有响声的玩具逗引宝宝，使其努力抬头，抬头的动作从与床面成 45° 开始，逐步稳定。到 3 个月时能稳定地抬起 90°。宝宝抬头时，妈妈可将玩具从宝宝的眼前慢慢移动到头部的左边；再慢慢地转移到宝宝头部的右边。让宝宝的头随着玩具的方向转动，每天练习 3～4 次，每次俯卧时间不宜超过 2 分钟。

## 运动宝宝的嘴唇肌肉

妈妈可以让宝宝仰卧在手臂中，妈妈的脸与宝宝的脸距离约为 25 厘米。然后妈妈说："宝宝乖，看妈妈，舔舔嘴。"然后用力舔舔嘴，接着说："宝宝也来舔一舔"，然后再重复。妈妈还可以说："宝宝乖，看妈妈，伸舌头。"

然后妈妈伸出舌头，接着说："宝宝也来伸一个"，然后再重复。也可以把舔嘴唇和伸舌头换成其他锻炼嘴部肌肉的小运动，经常更换项目能保持新鲜感。这样的训练可以运动宝宝的嘴唇肌肉，为以后宝宝说话奠定基础，从而提高宝宝的语言能力。

## 提前帮助宝宝练习翻身

很多妈妈都知道“三翻六坐八爬”的说法，看着肢体语言比第一个月明显丰富的宝宝，忍不住想提前训练一下宝宝的肢体，如何帮宝宝做翻身练习就显得尤为重要。家长可以让宝宝侧卧在床上，把宝宝的左腿放在右腿上，稍微用力推一下宝宝的身体，家长会惊奇地发现小家伙真的能够顺势翻身了。也可以让宝宝处于仰卧位，在他面前放一个色彩鲜艳的玩具，当然要搁在宝宝伸手够不着的地方，当用手拨弄玩具，宝宝伸手使劲也够不着时，就会把身体慢慢地由仰卧位转成俯卧位了。帮助宝宝练习翻身，可以促进宝宝肌肉关节的活动力量，促进宝宝左右脑的发育。而且翻身练习还能让宝宝更积极地拓展自己的兴趣范围，有利于宝宝各个方面能力的发育与发展。

## 训练宝宝双腿自由活动

2个月的宝宝双腿活动开始活跃起来，家长可以拉住宝宝的双腿，做屈伸运动。经常坚持这种练习，可以使宝宝的肌肉、骨骼、关节得到良好的锻炼。让宝宝仰卧在床上，家长站在宝宝的体侧，用两只手握住宝宝的两只脚踝把腿举起，然后再轻轻放下，再握住宝宝的小腿，屈膝，把膝盖往宝宝胸前轻轻推。这套动作，每次做三五遍，每日两次即可，待宝宝适应了再慢慢延长时间，而且力度一定不能太大，不要扭伤宝宝。为了让宝宝双腿自由活动，可以给宝宝穿开裆裤。

## 训练宝宝的抓握能力

2个月大的宝宝手还不能完全张开，经常是攥紧拳头呈握拳状。细心的家长会发现当把手伸给宝宝时，他的小手会紧紧地攥着，这可是宝宝天生就有的抓握能力，不过爸爸妈妈若是不加以训练，这种先天的反射就会逐渐消失。为此，家长要有意识地训练宝宝的抓握能力，经常给宝宝做手部训练，这还能培养宝宝的手眼协调能力。

家长可以在宝宝手中放一些玩具，如拨浪鼓、塑料捏响玩具。刚开始可用这些玩具去触碰孩子的手，让他感觉到不同的物体的刺激。等孩子的小手完全展开后，再把玩具柄放入他的手中，让他握紧再慢慢抽出。

用孩子的手去触碰某些物体，如吃奶时把小手放在妈妈乳房或是脸上，让他触摸；抱着时，在他前方放一些玩具，让他触碰，这些练习都能帮助宝宝进行早期的感知活动。训练一段时间后，宝宝就会主动抓握玩具了。不过宝宝的玩具一定要结实，以防脱落后被孩子误食而引起窒息。除了安全的玩具之外，还可以将一些小物品，如海绵、小布娃娃等，塞到宝宝手中，让他抓握。

## 给宝宝做触觉刺激

宝宝出生后，触觉发展会逐渐扩展。对 2 个月的宝宝通过各种各样的游戏进行触觉训练可以提高他们的触觉能力，让宝宝很好地感知新世界。适合 2 个月宝宝触觉训练的方法如下：

· 宝宝清醒或洗澡时，要温柔地抚摸宝宝的皮肤，可以是头发、四肢、脚、腹部、背部、手背、足背等部位。

· 宝宝洗完澡后，用干毛巾轻轻抚摸他的全身，让他的皮肤感受不同的刺激。

· 在宝宝轻松的状态下，让他裸体仰卧，用一块布料触摸右半身，从头部到脚部，然后触摸左半身。换一块布料进行同样的练习。

## 适当摇晃宝宝

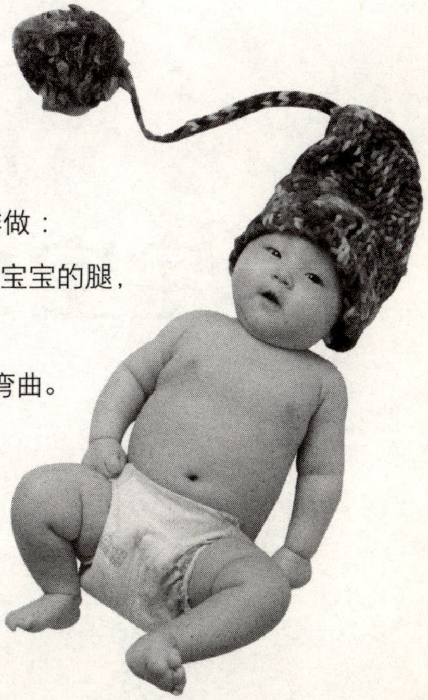

这个训练可以训练宝宝的身体平衡力，抑制宝宝的紧张，纠正宝宝的触觉过分敏感，从而提高宝宝的肢体协调能力。妈妈可以这样做：

在宝宝开心的时候，拉拉宝宝的手，摇摇宝宝的腿，使宝宝身体活动开。

母亲仰卧在床上，将两只脚举高，膝盖微微弯曲。

接着将宝宝放在自己的脚板上，以手拉住宝宝手腕，微微地摇动宝宝。也可扶着宝宝的腰部，让宝宝靠在自己的腰部或膝盖上，双眼注视着宝宝的脸庞，然后前后左右地轻轻摇晃。动作要稳要轻，以免惊吓宝宝。

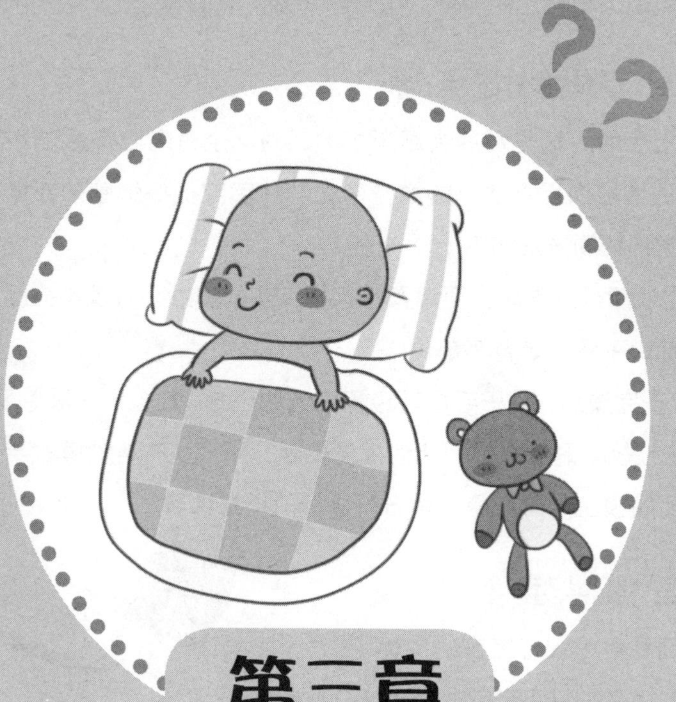

# 第三章

# 宝宝2～3个月

# 3个月宝宝发育状况

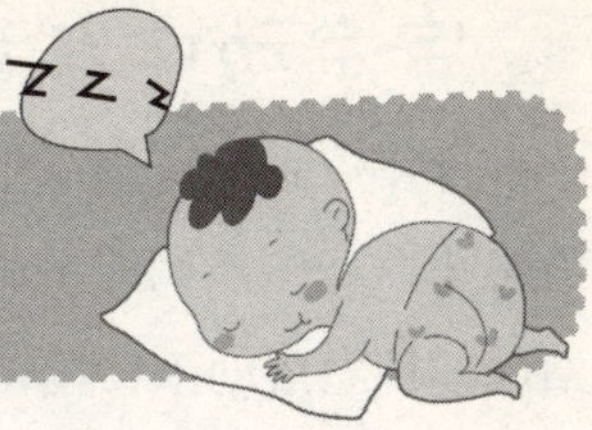


## 宝宝身体发育水平

在这个月，宝宝的身高、体重、头围等都有不同程度的增长，不过身高和体重的增长呈跳跃性，是个连续的动态过程。

**〔身高〕**

前3个月婴儿身高每月平均增加3.5厘米。满两个月的孩子身高可达57厘米，这个月孩子的身高可增长3～4厘米，到了两个月末，身高可达60厘米。虽然身高是逐渐增长的，但是，并不一定都是逐日增长的。有的孩子半个月都不见长，但又过了一周，却长了将近三周的水平。生长是个连续的动态过程。

**〔体重〕**

体重是衡量婴儿体格发育和营养状况的重要指标。这个月的孩子，体重可增加900～1250克，平均体重可增加1000克。这个月应该是婴儿体重增长比较迅速的一个月。平均每天可增长40克，一周可增长250克左右。在体重增长方面，并不是所有的孩子都是渐进性的，有的呈跳跃性，这两周可能几乎没有怎么长，下两周快速增长了近200克，出现了对前段的补长趋势。

**〔头围〕**

头颅的大小是以头围来衡量的，头围的增长与脑的发育有关。月龄越小头围增长速度越快，这个月婴儿头围可增长约1.9厘米。婴儿头围的增长是有规律的，是一条逐渐递增的上升曲线。

**〔囟门〕**

前囟和上个月比较没有多大变化，不会明显缩小，也不会增大。前囟是平坦的，可以看到和心跳频率一样的搏动，这是正常的。

## 宝宝动作发育水平

身体控制由反射动作转变为意志性动作。仰卧时，头部居中，姿态对称，可抬头。身体一侧的手脚一起活动，然后换另一侧，或者双手一起、双脚一起活动并用力活动手臂及转头。俯卧时，由胸部支撑抬起头挺直约 10 秒钟，头可抬起数分钟。俯卧时臀部低，双脚弯曲。被拉着站起来时，双脚贴着地面，能短暂支持。需要人支持才能坐，可稍微维持姿势，头会稍微摇晃。手掌大多张开，抓握反射逐渐消失。可能无法握紧物品。开始挥击，但也许离目标还很远。以两手臂一起伸向物品，从两侧开始到身体前方会合，常以握紧的拳头碰物。

## 感知觉发育的特点

3 个月的宝宝感知觉发育也变得越来越成熟，爸爸妈妈可以时刻关注，2 ～ 3 个月的宝宝感知觉发育具有以下特点：

（1）视觉发育特征。3 个月的宝宝可以随意观察适当距离内的物体，能够通过视线来追随移动的物体。对妈妈的脸能集中而持久地注视，部分孩子开始对颜色产生分辨能力，对黄色最为敏感，其次是红色，而对其他颜色的反应要慢一些。已经认识奶瓶了，看到家长拿着它就知道要给自己吃奶或喝水了，会非常安静地等待着。3 个半月大时，具备近似成熟的视力，在其后的几周时间里，喜欢看一些精巧的小物体，还学会从物体表面的某一点仔细看到另一点。

（2）听觉发育特征。这个时期的宝宝能区分不同水平方向发出的声音，听到声音后会把头转向声音的方向。还能分辨出不同人的声音，对亲人和陌生人的声音反应不同，听到妈妈的声音时格外高兴。当家长和他说话时，宝宝会发出声音来表示应答。

(3)语言发育特征。3 个月的宝宝能自由地发出几个音节的音,如“高、拉、妈”等。当看到妈妈时，脸上会露出甜甜的微笑，嘴里还会发出“咿呀”的学语声。与其他人接触时，有时能以发音回答。

## 宝宝情绪反应水平

宝宝能即刻、自然地微笑，哭泣大量减少，代之以脸部表情、身体语言、发出的声音来表达自己的情绪。受挫时会尖声啼哭，饿了时则会抽抽噎噎地咂嘴啼哭。可以认出妈妈。看到熟悉的面孔时会兴奋地全身扭动。被大人抱着时，手脚会缓和地推动。对不同的人能做出不同的反应。妈妈离开与别人离开时的哭声不同；妈妈在身边或听到妈妈声音时的笑容、声音不同。会设法吸引他人注意。会由于抱自己的人不同而停止哭泣或开始哭泣。说话声、歌声、熟人的声音或走近的人都可以使宝宝转头注视。社交性的刺激显得越来越重要，当有人对着宝宝说话时，宝宝会发声。

## 宝宝心智发育水平

注意力可维持 4～5 分钟。物体于眼前移动时，双眼及头部可至少跟随 10 秒钟，由一侧转至另一侧。看到物品，脸上有反应，可集中注意力于眼前或远处的图片或玩具。眼神可自一物浏览至另一物，也可立刻看见晃动到面前正中之物，并可用握紧的拳头挥击物品，或以两手伸出碰触。会观看手中玩具，分辨近与远的物品，并伸弯手臂探试距离的变化。开始显露记忆能力，会等待定时的作息，如喂食。

对重复的声音或影像感到不耐烦，但很快就会安静下来以注视人脸，对立体脸孔较注意。开始认出并分辨家庭成员。长时间观看自己的手、脚，边动边看，以手摸索脸、眼睛、嘴。开始感到自身的存在。对喜欢的景象或活动会一看再看，会毫无缘由地重复同一动作，可能会将行动与其结果联想在一起。会停止吸吮来倾听，也会同时观看与吸吮。以眼睛搜寻声音来源。以全身反应大部分的刺激。吞咽与抓握由意志控制。开始整合意志性与反射性行为。

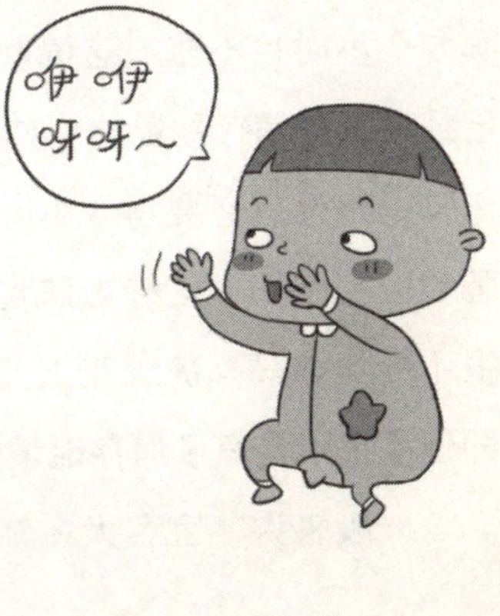


## 宝宝语言发育水平

能主动发出呜、啊、哦的音。由喉底发出如咯咯等声音。较少啼哭。宝宝发声不受环境影响，会以发声作为社交性的回答，被动倾听人声，分辨人声，并听出不同字音。

# 母乳喂养的要领

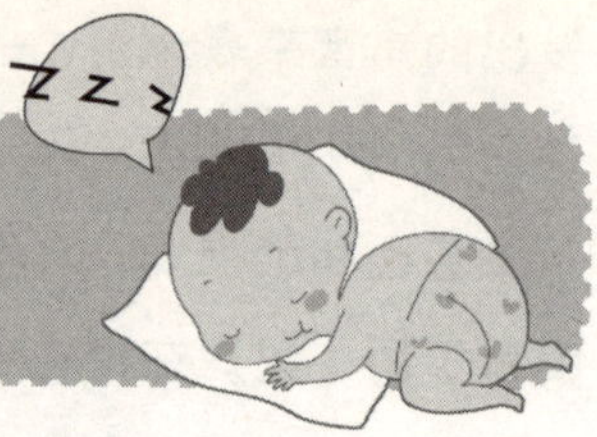

## 注意母乳的质量

宝宝的第 3 个月，是脑细胞发育的第二个高峰期（第一个高峰期在胎儿期第 18 周），也是身体各个方面发育生长的高峰期。

这个时期，母乳对于宝宝来说，太重要了，因此，妈妈要尽可能地给宝宝多吃母乳，不但要注意宝宝的吃奶量，而且还要注意母乳的质量。为使宝宝有足够的营养，妈妈必须保证营养的摄入量，保证足够的睡眠和休息，这样才能有既营养又充沛的奶水。否则，妈妈奶水中营养成分不丰富，尽管宝宝吃得多，但营养少，会直接影响到宝宝的生长发育。

另外，宝宝吃母乳时间的长短，也会影响其智力的发育。每个宝宝因胃口、体重等差异，食量也有很大差别。有的宝宝胃口大，吃得就多；而有的宝宝胃口小，吃得相对就少，而且吸一吸，停一停，没有那种狼吞虎咽的样子。对这样的宝宝，如果没发现什么异常反应，爸爸妈妈就不要过于担心。

## 灵活掌握喂奶的间隔

进入第 3 个月之后，宝宝的吃奶量增多了，每次喂奶间隔时间也相应变得长了，以前过 3 个小时就饿得直哭的宝宝，现在可以睡上 4 个小时，有时甚至睡 5 个小时也不醒。这说明宝宝喝进去的奶还没有完全消化吸收，也说明宝宝已经具备了储存能量的能力。

妈妈没有必要再 3 小时就给宝宝喂一次奶。再者，一到喂奶时间就叫醒熟睡的宝宝吃奶，这种做法也是不妥当的。如果叫醒了本来不饿的宝宝，宝宝会很不合作地马马虎虎吃上几口，甚至烦躁地大哭，反而搞不清宝宝吃得怎样。即使宝宝已具有了储存能量的能力，妈妈也不容易发觉。

一般来讲，宝宝大多知道自己的需要，奶供过于求，宝宝会拒而不受，奶供不应求，则会提前醒来，妈妈应顺其自然，不必因宝宝推迟吃奶时间而操心。

对于 3 个月的宝宝来说，夜间大多还要吃奶，爸爸妈妈如果发现宝宝的体质很好，就可以设法引导宝宝断掉凌晨 2 点左右的那顿奶，因此，应将喂奶时间做一下调整，可以把晚上临睡前 9 ～ 10 点钟这顿奶，顺延到晚上 11 ～ 12 点。宝宝吃过这顿后，起码在 4 ～ 5 点以后才会醒来再吃。这样，妈妈基本上就可以安安稳稳地睡上 4 ～ 5 个钟头了，不会因为给宝宝半夜喂奶而影响休息。

刚开始这样做时，宝宝或许还不太习惯，到了吃奶时间就醒来了，妈妈应改变过去一见宝宝动弹就急忙抱起喂奶的习惯，不妨先看看宝宝的表现，等宝宝闹上一段时间，看是否会重新入睡，如果宝宝大有吃不到奶不睡的势头，可喂些温开水试试，说不定能让宝宝重新睡去。如果宝宝不能接受，那就只得喂奶了，等过一阵子再试试。其实，从营养角度看，白天奶水吃得很足的宝宝，夜间吃奶的需求并不大。

总之，在掌握宝宝吃奶规律的基础上，爸爸妈妈应适当调整夜间吃奶时间，以保证妈妈的休息，使妈妈能产生更多的奶，精神饱满地去哺喂宝宝。

## 宝宝不爱喝奶怎么办

有些生来就不太爱喝奶、食量小的宝宝，本来 3 小时喂 1 次，现在过了 3 小时也不想喝，家长就会非常焦急，改喂牛奶还是不喝。尽管宝宝每天只喝 3 次奶，只要精神状态好，就没有必要担心。 而且这样的宝宝夜里不会因要喝奶而哭闹，喂养起来也比较轻松。遇到这种情况，即便体重没有增加，也还是要坚持用母乳喂养。

2 个月过后母乳分泌会减少，如每 5 天宝宝体重增加从原来的 150 克降至 100 克，就说明乳汁不足。如果宝宝要奶吃的哭闹时间提前，或夜里本来起 1 次夜，现在一夜哭闹两三次，也说明是母乳不足了。

母乳不足的时候，妈妈可以在奶最不发涨的时候，用 150 毫升的温热牛奶喂给宝宝，当然并非一次性就吃完，这样也可以让母乳得到充分的休息。如果宝宝体重每天增加不足 20 克的话，每天需要再加 1 次牛奶，这样试着给宝宝连续喝 5 天，但千万不要因为宝宝爱喝牛奶就过量哺喂。

# 人工喂养与混合喂养

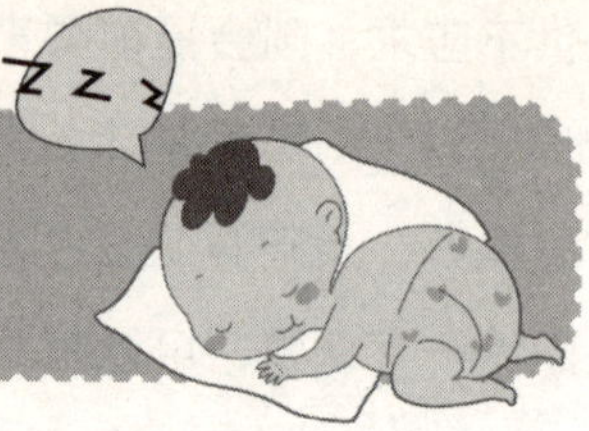

## 母乳不足时添加牛乳的依据

宝宝进入 3 个月后，妈妈乳汁分泌明显会慢慢减少，渐渐地满足不了已经长大的宝宝的需求。如果宝宝每周增加体重从原来的 150 克降至 100 克，或者是体重不增，就说明是乳汁不足。此外，如果出现宝宝要奶吃的哭闹时间提前，或夜里本来只起 1 次夜，现在变成一夜哭闹 2～3 次，也可以确定是母乳不足了。

母乳不足时，可先加 1 次牛奶试试。在妈妈觉得乳房不发胀的时候，可给宝宝喂 150 毫升牛奶，试着连续喂 5 天。如果 5 天后宝宝体重增加仍不到 100 克，就需再加 1 次牛奶，但不要过量地喂。如果每天喂 6 次奶，牛奶的量每次不应超过 150 毫升，日平均体重增长不应超过 40 克（第 5 天 200 克）。如果每天加 2～3 次牛奶，宝宝日平均体重增加 30 克左右，就可一直坚持下去。

总而言之，随着宝宝需奶量的增加，加喂牛奶的次数也相应增加，但前提条件是，随时称宝宝的体重，看宝宝的表现。

有些宝宝在妈妈给添加牛奶后，就喜欢上了牛奶。因为，橡皮奶嘴孔大，吸吮省力，而母乳流出比较慢，吃起来比较费力，所以宝宝开始对母乳不感兴趣了。这时，妈妈不要随宝宝的兴趣，还应继续母乳喂养。

## 让宝宝学会接受奶粉

宝宝不接受奶粉，这在 3 个月以后的婴儿中比较多见，所以，为了避免孩子不吃奶瓶，不喝奶粉，提前锻炼孩子接受奶粉还是很有必要的。

如果母乳足，可用奶瓶喝一点水或果汁，也可偶尔给孩子喝一点奶粉，让孩子熟悉奶粉的味道。妈妈应该从这个月开始，锻炼孩子吸吮橡皮奶嘴。因为，到了下个月，有些从来就没有吃过橡皮奶嘴的孩子，会拒绝使用奶瓶。

## 让宝宝适应奶瓶

（1）用奶瓶在宝宝还没饿之前先喂食。

（2）用奶瓶喂食时，拿妈妈的衣服包着宝宝。

（3）把瓶嘴放在宝宝旁边，让宝宝自己找寻瓶嘴，主动含入嘴里。

（4）把瓶嘴用温水冲一下，让它和人体温度相近。

（5）让宝宝试用不同形状、大小、材质的奶嘴，并调整奶嘴洞洞的大小。

## 人工喂养的要点

这个时期的宝宝食欲旺盛，爸爸妈妈千万不要看宝宝这么有胃口就不断增加奶粉量，这样很可能会让宝宝饮食过量，导致肥胖。为了供养这些脂肪，宝宝娇嫩的心脏就会超负荷劳动。同时，肝脏和肾脏也要对摄入的过量营养进行处理，得不到休息。要预防宝宝肥胖，只要不喂过量的牛奶就可以了。

那么，宝宝日需奶粉量大概是多少呢？对于 2 ～ 3 个月的宝宝，每日喂奶量应控制在 900 毫升以下。每日喂 6 次，每次在 150 毫升以下；每日喂 5 次，每次在 180 毫升以下即可。

对于那些吃得很少的宝宝即少食儿，更需要给予足够多的照料。母乳喂养时，喝奶量不容易掌控，而牛奶喂养的话则可以很好地掌握每次的奶量。不过，给这种食量小的宝宝硬性加大奶量是非常错误的行为。一般按照奶粉包装上标明的 2 个月宝宝应喝的牛奶量哺喂就可以了。当然家人也不要总是羡慕别人家胖嘟嘟的小宝宝，只要宝宝精神状态好、健康活泼地成长，而且也不会无缘无故地哭闹，爸爸妈妈就可以放心了。

## 调整好夜间喂奶的时间

3 个月大的宝宝，大多在夜里还要吃奶，家长如果发现宝宝体质很好，就可以设法引导宝宝断掉凌晨 2 点左右的那顿奶，试着把喂奶时间调整一下，可以把临睡前 9 ～ 10 点的这顿奶，顺延到 11 ～ 12 点。宝宝吃过这顿奶后，大概在凌晨 4 ～ 5 点后才会醒来再吃奶。尽管刚开始时，宝宝还是习惯到了吃奶时间就醒来，妈妈一定要改变过去一见宝宝动弹就急忙抱起喂奶的做法，等宝宝闹上一段时间，看他会不会再睡着，如果宝宝脾气很倔非要吃奶，可以试着喂些温开水，小家伙可能会重新睡去。如果不能接受，只得继续喂奶。不过还是建议妈妈坚持一阵子试试。其实，从营养学的角度看，白天奶水吃得很足的宝宝，夜间吃奶的需求并不是很大。

## 吃配方奶粉的宝宝要添加维生素D

市场上配方奶的种类繁多，不同品牌的配方奶粉中所含的营养素种类及含量并不完全相同，而多数配方奶粉维生素D的添加量大概是每100克配方奶粉（冲成奶为800毫升）含维生素D200国际单位。而正常宝宝每天维生素D的推荐进食量约为400国际单位。显然宝宝一天吃800毫升奶，每天维生素D的摄入量只有200国际单位，仅为推荐量的一半，这远远不能满足宝宝生长发育的需求。而且奶粉冲调时要拆开包装，打开密封罐，一旦保存不好就容易被阳光照射而降低维生素的效用。为此，建议每天或隔天补充维生素D400国际单位。

## 保证充足的饮水量

宝宝的身体比家长更需要水分，到了这个月龄，除了从妈妈的奶水中获取水分外，家长还要额外给宝宝补充水分。怎么补、补什么样的水是很多妈妈烦恼的问题。一般来说，母乳中所含盐分较低，而牛奶中则含有较多的蛋白质和盐分，因此，牛奶喂养的宝宝要比母乳喂养的宝宝多喂一些水，以补充代谢的需要。

对于宝宝来说，温开水是最佳的补水选择。水不仅能补充宝宝流失的水分，还有散热、调节水和电解质平衡等功效，而且温开水是完全安全的，不会产生任何的负面影响，作为日常的液体补充是最好的。

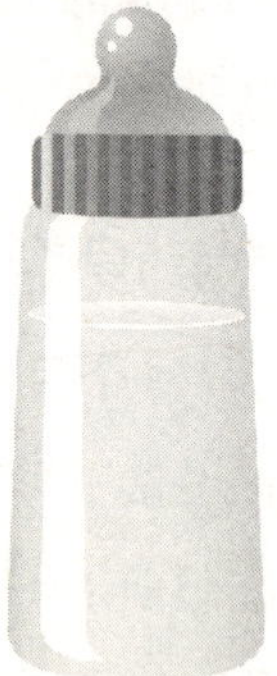

一般宝宝每天需要补充的水分大概占自身体重的10%～15%，将宝宝每日的饮水量控制在这个范围内就可以了，不过也要根据宝宝的实际情况来安排。

# 无微不至的生活护理

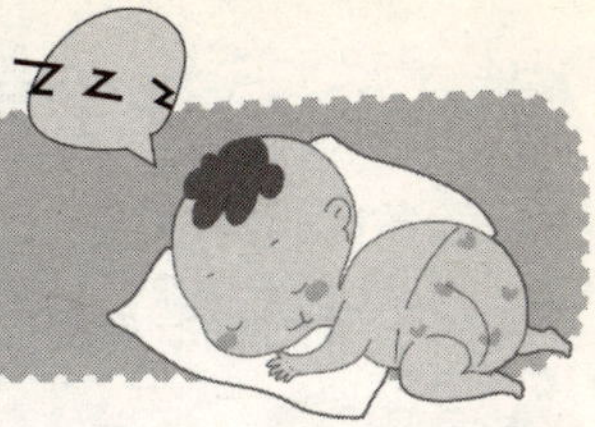

## 让宝宝睡好觉的秘诀

这个月的宝宝睡眠时间明显减少，爸爸妈妈一定要保证宝宝晚上的睡眠质量，要在睡前安抚宝宝的情绪，掌握哄宝宝睡觉的方法。

### 〔安抚宝宝睡前情绪〕

睡前，爸爸妈妈不要让宝宝太兴奋。如果宝宝在睡觉前有一个习惯性的哭闹前奏，就不要立刻给宝宝脱光衣服。在哭闹前奏开始之前就可以做准备，逗他笑，让他心情愉快，然后再帮宝宝脱衣服。

### 〔哄宝宝睡觉的方法〕

让宝宝入睡可以轻轻地拍拍他的背，但要避免拥抱摇晃；对因不愿入睡而哭泣的宝宝，妈妈可以坐在他的床边，握着他的小手，直到他入睡；晚上尽量不要开灯，在喂奶或换尿布时，可开一下床旁小灯，完事后立即关灯；妈妈与宝宝保持一定距离，让宝宝看得到妈妈。以后再停留较短的时间，让宝宝慢慢适应单独入睡。

### 〔宝宝睡着后再离开〕

宝宝躺下后，不要立刻走开。妈妈可以看着宝宝的脸，跟他说话，轻轻哼歌或者拍拍他的身体，各种温和的、适合宝宝的活动都可以采用，直到他睡着。有些妈妈在宝宝闭上眼睛后就会马上起身去做其他事情，其实这个时候很有可能宝宝并没有真正睡着，妈妈一走开，他就会醒，这样的过程有过几次后，宝宝就会变得不容易睡着了。

正确的做法是：看见宝宝闭眼睛，再将刚才的活动延续一会儿，然后不妨坐在宝宝身边找本书看看，一段时间后再离去，这样做的目的是要和宝宝之间建立起足够的信任感。

## 小心呵护宝宝娇嫩的皮肤

大多数妈妈都认为，宝宝的肌肤幼嫩光滑、完美无瑕，不需要特别的呵护。其实，宝宝的皮肤屏障功能尚未发育完善，皮肤表层的水分极易流失，再加上皮肤角质层薄，抵御外界各种刺激的能力较弱，皮肤特别容易受到外界细菌的侵害。随着宝宝年龄的增长，这些侵害会愈加严重，有的在宝宝皮肤发育成熟后也不可能再恢复。0～3岁是宝宝护肤的“黄金时间”。因此，要从现在开始留住宝宝的完美肌肤，并且要注意一些细节护理工作：

（1）妈妈在给宝宝洗澡后，总喜欢涂一些爽身粉，尽管表面上摸起来光滑柔软，但若长期使用，就会发生“爽身粉综合征”，破坏宝宝皮肤气管纤毛的功能，甚至还会阻塞气管。对女宝宝而言，爽身粉最好不要扑在大腿内侧、外阴部、下腹部等处。

（2）在这个月内，同样要坚持每日给宝宝洗澡，并且要在洗完澡后，给宝宝抹上专用的婴儿护肤用品。还要注意尿布的使用，尽量选择洁净的自制纯棉尿布片，避免引发红屁股，保护宝宝的小屁屁皮肤不受到侵害。

（3）要注意，高温以及容易损伤宝宝皮肤和生命安全的危险物品要远离宝宝，避免烫伤、割伤、扎伤小宝宝，发生危险，给宝宝的皮肤带来损害。

## 细心呵护宝宝的耳朵

宝宝耳朵一旦出现问题，就会给听力造成影响，无法模仿语音，也就无法学会语言，对宝宝的智力发育也极为不利。因此，保护好宝宝的耳朵非常重要。

· 避免噪声 宝宝听觉器官发育还不完善，外耳道短、窄，耳膜很薄，不宜接受过强的声音刺激。各种噪声都会损伤宝宝柔嫩的听觉器官，降低听力，甚至引起噪声性耳聋。所以在噪音过强的地方，要避免宝宝身陷其中。另外，如果居住在噪声过大的地区，要注意在家中做些必要的消音措施。

· 避免耳部疾病 不要给宝宝挖耳朵，不要让耳朵进水，以免引起耳部疾患。

· 防止麻疹、流脑、乙脑、中耳炎这些疾病的发生，可能会损伤宝宝的听觉器官，造成宝宝听力障碍。

## 给宝宝选择合适的枕头

宝宝长到 3 个月，开始学会抬头，趴着时能用双肘支起上半身，颈部脊柱开始向前弯曲，胸部脊柱渐向后弯曲，而且躯干生长加快，肩部增宽。而合理地选择和使用枕头，对维持宝宝睡眠时脊柱的生理弯曲，保证睡眠体位舒适都具有非常重要的作用。如何才能给宝宝选择到满意的枕头呢?

宝宝的枕头不要过大，以轻便、吸湿、透气最佳。高度以 2 厘米为宜，填充物可以是荞麦皮。不要让宝宝使用家长枕头，因为家长枕头往往过高，宝宝睡起来会不舒服，而且久而久之会出现驼背、斜肩等畸形。同时，家长枕头会让宝宝头部抬得过高，气管容易受到压迫，造成呼吸不畅、夜里惊醒。婴儿专用枕头则有利于宝宝的成长和发育。枕头高度计算是孩子枕上后的高度计算。虽然众说纷纭，但是有一个最基本的判断方式：这个标准就是要看颈椎是否悬空，或者说颈椎和身体是否在一条直线上。这时候家长可以自己观察，侧睡时只要宝宝出现头部偏低就说明枕头低了。

## 不要让宝宝穿得太厚

有些新妈妈由于是初次养育宝宝，没什么经验，总给宝宝穿着太多太厚，使宝宝适应环境的能力减弱，导致体质下降，抵抗力降低。到了第 3 个月，宝宝渐渐增加了饮食，运动量也逐渐增加，新陈代谢也旺盛了许多，体内所产生的热量也多了起来。对于这个时期的宝宝来说，运动是发育必不可少的，运动发育可以带动宝宝全身各方面的发育，尤其是脑的发育。因此，穿得不宜太厚，以利宝宝运动，而且活动起来不易出汗，运动停下来时不易着凉，也就减少了因着凉而造成的感冒、腹泻等疾病的概率。所以，从这个月起，就要养成给宝宝穿薄衣服的习惯。

由于衣服的布料不一样，不同的季节也有很大差别，所以到底什么是“不厚”也不能一概而论。在宝宝的日常护理中，最重要的是根据具体情况及时给宝宝增减衣服。比如，当傍晚气温急剧下降，或阴天下雨时，就应换上一件比白天和平时稍厚的衣服，如果宝宝热得出了汗，就应适当脱掉一些衣服。

## 学会观察宝宝的尿液

### 〔尿布上有粉红色的小颗粒〕

溶解在尿中的尿酸一旦结晶，便呈现粉红色或者较红的小颗粒，夏天宝宝的尿布上常常会出现这类情况。有的妈妈误认为这是血尿，一下子变得十分紧张。少量出现结晶，一般是不会有什么大问题的。

### 〔尿液发黄〕

如果宝宝有发烧、乏力、食欲明显减退，并伴有恶心、呕吐、尿液深黄等表现，最好到医院查一下肝功能，看看是否有异常。

如果宝宝同时在治疗某些疾病，比如服用B族维生素、黄连素等药物，可使宝宝的尿液颜色呈橘红色。饮食中的胡萝卜素，使宝宝的尿色呈棕黄色。一般宝宝的尿色变黄，往往与饮水量、出汗情况有关，妈妈不必过于紧张。爸爸妈妈注意在宝宝活动量大、出汗多的情况下，要及时给宝宝补充充足的水分。

### 〔尿液变白〕

绝大多数宝宝尿液变白，不会是病理现象。尤其是在寒冷的季节，宝宝的尿液变白可能是由于尿中磷酸钙、草酸钙、碳酸钙等含钙物在尿液的酸碱度偏碱性时发生沉淀所致。这是一种正常的生理现象。因为宝宝的肾脏还没有发育健全，才会出现这样的情况。

特别提醒：如果宝宝的尿液变白，同时伴有其他症状，如发热，爸爸妈妈要引起注意，必要时向医生咨询。如果宝宝的尿液呈乳白色，妈妈可要小心了。可能小便中含有大量的脓细胞，一定要到医院做进一步的检查。

### 〔尿液变红〕

宝宝尿液变红，首先要确定尿液变红是不是因血尿引起的。血尿是许多疾病的信号，有可能是由于泌尿系统疾病和全身性疾病所致。如果出生不久的宝宝出现血尿，多数是由于先天性的尿路畸形，有相当一部分宝宝在剧烈的活动后或在发烧时，可出现暂时性的血尿。

## 给宝宝理发需注意

给宝宝理发可不是一件容易的事，给 3 个月大的宝宝理发就越发不容易了。因为宝宝的颅骨较软，头皮柔嫩，理发时宝宝也不懂得配合，稍有不慎就可能弄伤宝宝的头皮。对于大人来说，理发弄伤头皮并不是什么严重的事，但对于宝宝来说可就不同了。由于宝宝对细菌或病毒的感染抵抗力低，宝宝的头皮受伤之后，常会导致头皮发炎或形成毛囊炎，甚至影响头发的生长。因此，宝宝最好在 3 个月以后再理发。但是，如果夏季宝宝的头发较长，为避免头上长痱子可适当提前理发。理发时，最好在睡眠时进行，以免宝宝乱动。理发工具最好用剪刀，理发前应先把梳子、剪子等理发工具用 75% 酒精消毒。

## 矫正宝宝吃手指的习惯

宝宝到了 2～3 个月时，一切都很正常，但就是喜欢吮吸手指，有时吃完奶还吃手指，然后就会干呕，甚至把奶也吐了出来，遇到这种问题又该怎么办呢?

宝宝吃手是很正常的现象，是宝宝发育成熟的标志。与刚出生时习惯用舔感知外界事物一样，这时的宝宝正在尝试用一种特殊的方式来认识自己身体的各个部位。这是因为随着大脑皮质的发育，宝宝渐渐开始学会吸吮手指的动作。宝宝吸吮手指也是一种心理安慰剂。当宝宝的某种需求达不到满足时，就会靠吸吮手指作为安慰剂来稳定自己的情绪。这往往是在自己饿了却等不到奶吃时，或是宝宝需要妈妈的爱抚却得不到满足时发生。一般来说，这一时期的吮指并不需要纠正。有的宝宝是在断奶后开始吮手指的，以此代替奶头。如果用恐吓、束缚等强制手段来纠正，效果不会十分明显。这一习惯对宝宝的生长发育有很大的影响。

不要用强硬的方法将宝宝的手从口中拉出来，也不要在宝宝手指上涂苦、辣等怪味道的东西，这对纠正宝宝吮手指习惯并没有积极作用，反而给宝宝带来痛苦。最好用宝宝喜欢的玩具逗引他用手去拿，增加手的活动，分散宝宝注意力。或经常带宝宝到室外活动，让宝宝的注意力集中到他感觉有趣的事物上，从而忘记将手指放入口中。另外要注意宝宝的个人卫生及周围环境的卫生，家长应常给宝宝洗手，宝宝的玩具及用品要经常清洗消毒，以防病从口入。

# 3个月宝宝常见病预防与治疗

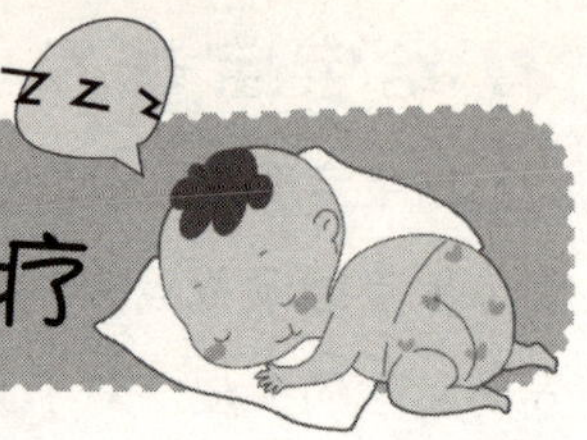

## 呕吐

呕吐是宝宝常见疾病症状之一，多由消化管的畸形、梗阻或功能紊乱引起。爸爸妈妈应仔细观察宝宝呕吐物的性状、颜色、气味，这对疾病诊断会有帮助。

### 〔清淡或灰白色呕吐物〕

这种呕吐物来自食管，稍带黏性的水状分泌物和咽下的奶水，因食管下端胃的入口（贲门）不畅而滞留，这种情况常见于贲门痉挛。如果呕吐物有奶块，并有酸味，说明它来自胃，提示胃的出口（幽门）有梗阻，常见于先天性幽门肥厚。

### 〔黄绿色呕吐物〕

黄绿色来源于胆汁。胆汁由肝脏分泌，经胆道流到胃远端的十二指肠。这种呕吐物表示十二指肠可能有梗阻。

### 〔粪便性呕吐物〕

这种呕吐物是由于食物在小肠内停滞时间较长，经细菌和消化液的作用而产生臭味引起的，说明小肠远端有梗阻。

### 〔带血的呕吐物〕

如果是鲜血，就是上消化道（食管和胃等）动脉出血；如果是紫褐色的血，则是静脉出血。咖啡样呕吐物说明胃内有陈旧性出血。宝宝对失血代偿能力较低，一旦发现有带血的呕吐物，应赶快就医，以免因失血过多，失去抢救机会。

## 腹泻

宝宝常见的腹泻原因有：进食量过多或次数过多，加重了胃肠道的负担；添加辅食过早或食物品种过多，以及食用过多油腻带渣的食物，使食物不能完全被消化；喂养不定时，胃肠道不能形成定时分泌消化液的条件反射，致使宝宝消化功能降低，等等。另外，由于食物或用具污染，使宝宝吃进带细菌的食物，引起胃肠道感染，宝宝患消化道以外的疾病，如：感冒、肺炎等；环境温度过低、过高，宝宝都可能出现腹泻。宝宝腹泻后应做好以下几件事：

### 〔千万不要禁食〕

宝宝虽然腹泻，但仍可消化吸收部分营养素。所以，吃母乳的宝宝妈妈要继续哺乳，只要宝宝想吃，就可以喂；吃代乳的宝宝每次奶量可以减少 1/3 左右，奶中稍加些水。如果减量后宝宝不够吃，可以添加含盐分的米汤，或喂胡萝卜水、新鲜蔬菜水，以补充无机盐和维生素。

### 〔早期发现脱水〕

当宝宝腹泻严重，伴有呕吐、发烧、口渴、口唇发干，尿少或无尿，眼窝下陷，前囟下陷，短期内“消瘦”，皮肤“发蔫”，哭而无泪，这说明宝宝已经开始脱水了，应及时将宝宝送到医院就诊。

### 〔做好家庭护理〕

妈妈应仔细观察宝宝大便的性质、颜色、次数和量，将异常部分留做标本以备化验，查找腹泻的原因。妈妈要注意宝宝腹部保暖，以减少肠蠕动，可以用毛巾裹腹部或热水袋敷腹部。注意让宝宝多休息，排便后用温水清洗臀部，防止红臀发生，把尿布清洗干净，煮沸消毒，晒干再用。

## 宝宝发热

2～3 个月的宝宝一般很少发热。但是如出现发热情况，要分清原因，不可惊慌。冬天室内温度过高或给宝宝加热过度，都有可能导致宝宝体温升高。这时只要调整室内温度，不把热源直接对准宝宝，就能降低宝宝体温。夏天有时候带着宝宝，宝宝也会有身体发热的情况。

这一般是因为夏天穿衣服少，爸爸妈妈把自己身体的体热传导给宝宝，导致宝宝身体暂时性发热。这时只要把宝宝放到阴凉的地方，给宝宝喝点稍微有凉的果汁，宝宝就能很快恢复正常。这个时期的宝宝一般不会染上有发热症状的传染病。当宝宝发热哭的厉害时，有可能是患上中耳炎。这种发热多发生在夜里，很多时候治疗会不及时，爸爸妈妈要警惕这种情况的出现。也有宝宝是因为肺炎而发热，不过现在的宝宝已经很少会得急性肺炎。

## 脓疱病

脓疱病属于高度传染性、细菌性的皮肤感染疾病。此病主要发作于宝宝的口、鼻部皮肤和尿布区，有时也可在全身其他部位出现。脓疱病的症状有：病初皮肤发红，形成一群群小水疱；水疱破溃，留下粗糙、湿润的溃疡，并逐渐变大；溃疡干燥后，留下草莓色结痂。

宝宝患脓疱病一般不会感到疼痛，只有轻度的发痒。应把患病宝宝的卧具、待洗的衣服和毛巾等与他人的分开处理。在宝宝痊愈前，不要让他与其他宝宝接触。经治疗，此病一般在 5 天之内痊愈。当宝宝患病皮肤表面结痂后，可以先用纱布蘸盐水，润湿痂皮，轻轻除去痂皮，再把患部擦干，然后即可涂擦药膏。

为了预防脓疱病的发生，爸爸妈妈应每天给宝宝洗澡，保持宝宝尿布区的清洁与干燥，这样可以防治尿布疹，从而减少感染的机会。宝宝的指甲不能过长，这样可以预防宝宝搔抓时可能造成的皮肤感染。

## 湿疹不愈

宝宝得了湿疹后一直不好，到了这个月有可能会在裂纹处渗出露珠状的透明分泌物，由于瘙痒，宝宝会难受得不停抓挠瘙痒部位。家长应带宝宝去医院皮肤科诊治，并且尽量不要让宝宝接触到传染性皮肤病的患者。如果宝宝在洗澡后病情恶化，就要适当控制洗澡次数，尽量使用不刺激皮肤的香皂。外出时，不要让日光直射到宝宝的皮肤，因为紫外线对皮肤产生强烈刺激。为宝宝选择棉质的内衣、新衣服，穿之前一定要清洗干净。

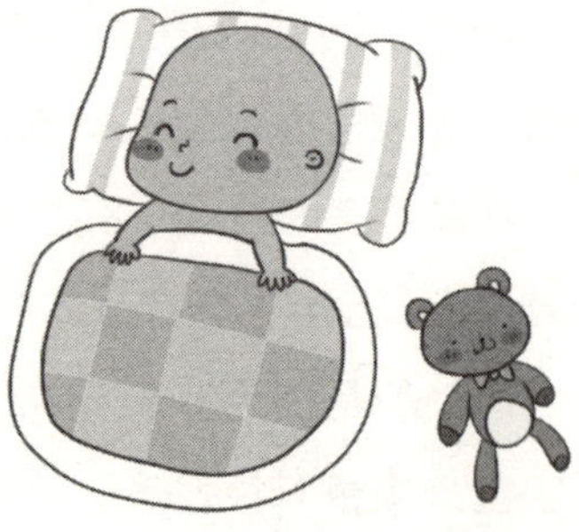

# 全面的能力培养与训练

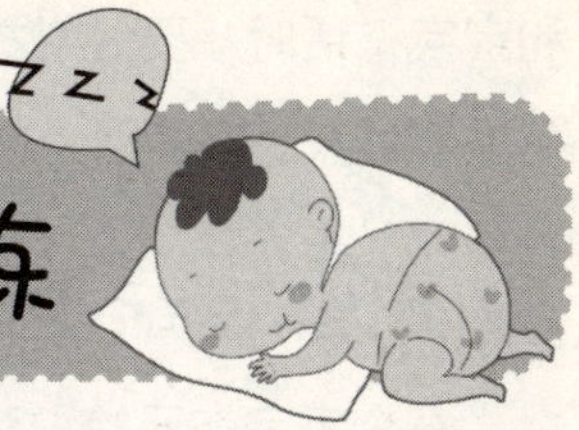

## 发展头部动作的灵活性

2个月的宝宝可以稍微抬起头和前胸部，到了第3个月时，宝宝的小脑袋就能抬得很稳当了。这个月龄的宝宝要继续锻炼俯卧抬头的动作，这样不仅锻炼了宝宝的颈部、背部的肌肉力量，还能增加他的肺活量，让宝宝较早地面对外面的世界，接受更多的外部刺激。扶肩抬头、直立抬头是练习抬头的理想方法。

（1）扶肩抬头 在宝宝吃完奶后，家长给宝宝拍嗝的时候让他趴在家长的肩上，并轻拍他的后背，练习哪只手臂就让宝宝趴在哪一边的肩上。同时，让宝宝的脸贴在家长的脸上，这个训练也可以锻炼宝宝颈椎的力量。

（2）直立抬头 家长一手抱宝宝，一手撑住他的颈部及背部，让宝宝的头部始终处于直立状态，边走边变换方向，促使宝宝自己把头竖直。当宝宝用双臂支撑前身，抬头时，家长把玩具举在他的头前，并左右摇动，让他向前、左、右三个方面看，如果家长用肘部支撑一下，宝宝会把头抬得更高些，颈椎和胸背肌肉都能得到很好的锻炼。

## 和宝宝说话时要面向着他

细心的妈妈会发现跟3个月龄的宝宝“啊啊”地说话时，他懂得看家长的口型了，有时还能感觉到他有一种想说出同样的话的欲望，当突然发现自己发出了和妈妈一样的声音时，小宝宝立刻会露出激动的表情。为此，家长跟宝宝说话一定要专注地看着他，哪怕是身边有什么事情也不要东张西望。

不过这里还有一个小细节，妈妈们一定不要忽视。宝宝在学说话的过程中除了会看家长的口型外，对说话人的语气、语调也很敏感。当妈妈说“宝宝怎么又尿湿了”，宝宝就开始撅着小嘴，而妈妈连忙改口说“妈妈不是在批评宝宝，只是在告诉奶奶，快帮宝宝换尿布啊”，结果小家伙很快就平静了。所以，家长和宝宝说话时，要经常提醒自己对宝宝说话的语气要尽量平和一些，和宝宝说话要充满爱意，不要因为自己的习惯和心情，传达给宝宝不好的信息。

## 宝宝说话要多引导

每个宝宝在开始说话前，都要有一个引导的过程，家长千万不要不理会他，而要多和宝宝交流。比如，给他换尿布时，先让宝宝光着屁股玩一会儿，等他身体完全放松、心情也很愉悦时，再给他换上尿布，这时的宝宝往往会很开心地配合家长做抬腿、放下的动作。家长不要错过这个绝好的早教机会，要配合着宝宝的举手投足，说些这样的话："嗨，我们的小宝宝，好棒啊，跳跳蹦蹦的，妈妈真喜欢！""妈妈给宝宝换上一个干净舒服的尿布，好不好啊！"

这些话对爸爸妈妈来说再简单不过了，可是对于生长发育期的宝宝来说，却是非常必要的。反复训练几次后，每当宝宝露出干净的小屁股时，妈妈只要一说"跳跳蹦蹦"，他就会欣喜地跟着妈妈做伸腿、踢脚的动作了。

## 宝宝上下肢肌肉的活动

经常锻炼宝宝的上下肢肌肉，不但能增强宝宝的体质与运动能力，还能促进宝宝听觉和视觉能力的发育。家长要备好色彩鲜艳的能够发出响声的玩具，固定在宝宝的床上，并用皮筋将玩具和宝宝的手脚连起来。在宝宝仰卧时，玩具会随着四肢不规则地运动，也在空中摇晃起来，并发出宝宝喜欢的响声。这种活动可以吸引宝宝的兴趣，促进全身运动。这种玩具要悬挂在宝宝小床上方1～1.5米处，并要经常变化它们的位置，以免造成小儿斜视或偏头等。玩具不要用硬铁丝固定，最好用皮筋或有弹性的细绳悬挂，这样动时才能发出悦耳的响声。

## 教宝宝学会翻身

宝宝出生后的第3个月，家长都会发现他们不喜欢安静地躺在床上，总要尝试着变换姿势。这是因为这个月龄的宝宝进入了体格发育最快的时期。爸爸妈妈可以在给宝宝做好保暖工作的情况下，让他们有一些自己的活动，而翻身训练就是最佳方式之一。刚开始时，家长会发现宝宝翻过身后却抽不出自己的小手了，这时就需要家长给予一定的帮助。可以站在不同的方位逗引宝宝，用亲切、温柔的话语鼓励他：“宝宝，加油，加油，我的宝宝真棒！”

慢慢地训练宝宝自己把手放好，久而久之宝宝就能灵巧地翻身，自由地选择姿势了，这种活动也为宝宝下一步的活动打下了良好的基础。

一般 3 个月内的宝宝能从仰卧翻到侧卧。家长让宝宝仰卧在床上，自己手拿宝宝喜欢的玩具分别在他身体两侧逗引，并温和地对宝宝说：“宝宝，看漂亮的玩具！”这样宝宝的注意力就会被家长手中的玩具吸引，训练几次后，就能从仰卧位翻到侧卧位了。如果宝宝有侧睡的习惯，学起翻身来会更容易。家长可以在宝宝身体左侧放一个有意思的玩具或是一面镜子，再把宝宝的右腿放在左腿上，轻轻在背后向左侧推，宝宝就会转向左侧。练习几次后，家长只要把腿放好，用玩具逗引宝宝，他就能自己翻过身去了。

## 让宝宝看、玩自己的小手

擦净宝宝双手，并剪去指甲。妈妈拉住宝宝的小手，吸引宝宝看自己的手、玩自己的手。还可以引导宝宝吸吮自己的手。爸爸妈妈还可以在宝宝的手上拴块红布或戴个能发出响声的手镯，激发宝宝看手和玩手。通过看、玩小手，可以让宝宝感知手与手指，促进手的精细动作发展。

## 刺激宝宝的手心和脚心

妈妈用食指当虫子，在宝宝的手心、脚心爬来爬去，同时可以念一些宝宝熟悉的儿歌。还可以跟着儿歌的节奏在宝宝的手心或脚心做一些摩擦运动。这样的训练可以刺激宝宝的手心、脚心，提高触觉反应能力，促进智力的发展。但妈妈要注意在做这些刺激运动的时候，动作要轻柔、缓慢。

## 对宝宝进行适当的视觉刺激

视觉刺激对宝宝大脑的发育具有极其重要的作用，训练宝宝视觉能力是这个月的重点。

这个月宝宝的颜色视觉功能已经接近成人了，这是宝宝辨别不同颜色的基础。研究表明，大多数宝宝更喜欢红色，其次是黄色、绿色、橙色和蓝色。在训练宝宝颜色辨别能力时，最好以这几种颜色为首选，依次训练宝宝的色觉能力。

在对宝宝进行视觉训练时，不要让阳光直接照射宝宝的眼睛，过强的阳光会伤害宝宝。最好不要使用闪光灯在室内给宝宝拍照，闪光灯对宝宝的视力也是不利的。

宝宝看到喜欢的玩具会很高兴并用手去抓，这是宝宝视觉与肢体运动的有机结合，这一点是非常重要的。如果“看”到了不能用大脑分析，并指导行动，“看”就没有意义了。爸爸妈妈要利用这个特点，训练宝宝认识事物，不断告诉宝宝这是什么，是什么颜色。随着宝宝头部运动自控能力的加强，他的视觉注意也会得到更大的发展。爸爸妈妈会发现宝宝能够有目的地看某些物象。宝宝更喜欢看妈妈，也喜欢看玩具和食物，尤其喜欢奶瓶。宝宝对新鲜物象能够保持更长时间的注视，注视后进行辨别差异的能力也会不断增强。

宝宝对看到的东西开始有比较清晰的记忆了，开始认识爸爸妈妈和周围亲人的脸，能够识别爸爸妈妈的表情好坏，能够认识玩具。如果爸爸妈妈从宝宝的视线中消失，宝宝会用眼睛去找，这就说明宝宝已经有了对看到物象的短时记忆能力。爸爸妈妈要抓住这个宝宝视觉能力发展阶段，对宝宝的视觉潜能进行开发。

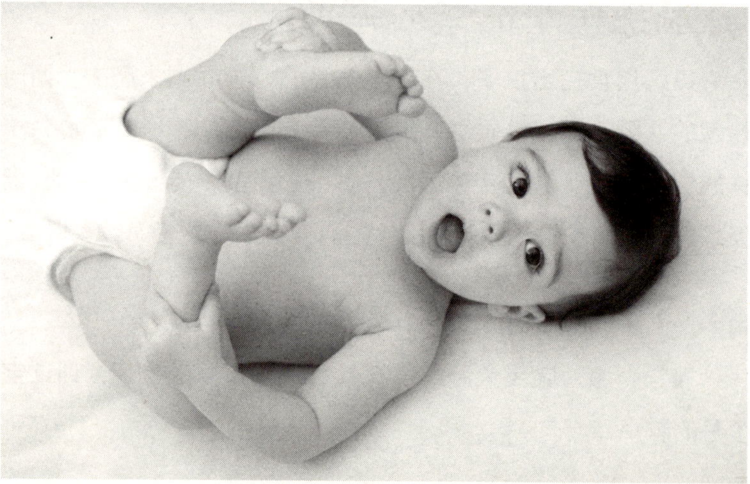

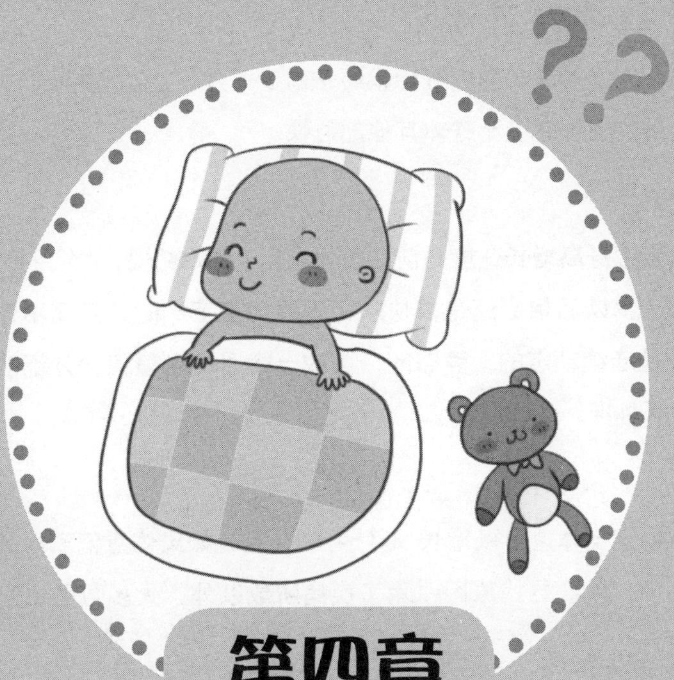

# 第四章

# 宝宝3～4个月

# 4个月宝宝的发育状况

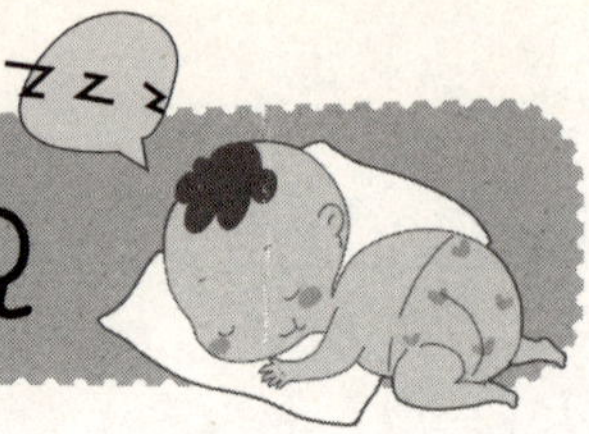

## 宝宝身体发育水平

这个时期宝宝的增长速度开始稍缓于前 3 个月。宝宝的头看起来仍然较大，这是因为头部的生长速度比身体其他部位快。

### 〔身高〕

这个月宝宝身高增长速度与前 3 个月相比，开始减慢，1 个月平均增长约 2.0 厘米。但与 1 岁以后相比还是很快的。不要为宝宝一时的身高不理想而担心。身高的增长是连续动态的，静态的一次或一个月的测量值，并不能说明是否偏离了正常生长标准。

### 〔体重〕

这个月的宝宝体重可以增长 900 ～ 1250 克。如果体重偏离同龄正常儿生长发育标准太多，就要寻找原因，除了疾病所致以外，大多数是由于喂养或护理不当造成的。

### 〔头围〕

这个月婴儿头围可增长 1.4 厘米，婴儿定期测量头围可以及时发现头围过大或过小。如果超过或低于正常标准太多，则需要请医生检查，看是正常的变化，还是疾病所致。

如果宝宝的头围增长过快，要考虑脑积水或佝偻病；头围增长过慢要注意婴儿智能发育，是否有小头畸形或狭颅症等。测量头围需要准确，方法要正确，不像体重身高，头围增长范围不大，如果测量误差比较大，就会造成不必要的担忧。所以测量头围最好请医生测量，或父母在医生那里学会正规的测量方法。测量头围应用软尺测量，宝宝采取立位或坐位，爸爸妈妈将软尺 0 点固定于宝宝头部一侧眉前上缘，紧贴头皮绕枕骨结节最高点及另一侧眉弓上缘回至 0 点，读数记录至小数点后 1 位数。

### 〔囟门〕

这个月龄的婴儿后囟早已闭合，前囟 1.0 ～ 2.5 厘米不等，如果前囟大于 3.0 厘米或小于 0.5 厘米，应该请医生检查是否有异常情况。前囟过大可见于脑积水、佝偻病，前囟过小可见于狭颅症、小头畸形、石骨症等。

囟门的检查多要靠医生。有的医生在测量囟门时，没有考虑到个别婴儿囟门呈假性闭合（膜性闭合），就是说从外观上看囟门像是闭合了，其实是头皮张力比较大，类似闭合，但颅骨缝仍然没有闭合。这些不解释清楚，会给父母带来不必要的担心。

父母不要因为宝宝囟门大就认为是佝偻病，从而盲目补充钙剂。婴儿发热时，囟门可能会膨隆、饱满，如果怀疑有颅脑疾病，要请医生鉴别。

## 宝宝感知觉及心智的发育特征

4 个月的宝宝的感知觉发展明显增强，爸爸妈妈要给予宝宝充分的关注。宝宝感知觉的发育特征表现在以下几个方面：

（1）视觉发育特征。4 个月的宝宝视觉功能已比较完善，能辨别不同的颜色，对鲜艳的颜色非常感兴趣，尤其喜欢红、橙、黄等暖色调的颜色，对红色的物品最感兴趣。这时的宝宝已经能够跟踪在他面前半周视野内运动的任何物体，而且眼睛的协调也能让他在跟踪靠近和远离他的物体时的视野加深。宝宝大概可以看到约 2 ～ 3 米远距离的物品。

（2）听觉发育特征。4 个月的宝宝听力明显增强，只要在耳朵边发出声音，宝宝就会跟着声音的来源转头。宝宝还能安静地倾听周围的声音，能辨别出声音的方向，更喜欢听爸爸妈妈的声音，听到轻快柔和的音乐也能表现出愉快的表情，也会听自己的声音。

（3）语言发育特征。这个月龄的宝宝依旧总是咿咿呀呀地自言自语，当爸爸妈妈听到宝宝发出这样的声音时，表明宝宝想同爸爸妈妈说话了。当有人跟他讲话时，他会发出“咯咯咕咕”的声音，好像在进行对话。4 个月的宝宝开始渐渐发辅音了，嘴中会喃喃作响。 家长还要格外注意此时宝宝的体态语言。如果宝宝只盯着一处看的时候就是他有些困了，这时家里不要有杂音，让宝宝在安静的环境中渐渐入睡。

（4）动作发育特征。宝宝 4 个月时，妈妈扶着宝宝的髋部，宝宝能够坐起来，可以在俯卧位时用两手支持抬起全身。宝宝经常把手放在眼前，喜欢从不同角度玩自己的小手，或有滋有味地看着自己的手。小手还能抓握玩具，喜欢用手摸了又摸，并且喜欢把玩具放在口里咀嚼试探。

（5）嗅觉发育特征。3 ～ 4 个月的宝宝已经能够准确区分不同的气味，会有目的地回避难闻的气味，嗅觉也会变得更加灵敏。

（6）味觉发育特征。此时宝宝的味觉与上个月变化不是很大，爸爸妈妈依然可继续对宝宝进行味觉的训练。对于喝奶粉的宝宝，爸爸妈妈此时可以有目的地调换一种奶粉，避免长期使用单一口味的奶粉，导致宝宝味觉迟钝。这些不断变换的食品可以给予宝宝充分的味觉刺激，对宝宝味觉能力的发展起到促进作用。

（7）触觉发育特征。触觉是宝宝认识世界的主要手段。3 ～ 4 个月的宝宝，视触觉协调能力开始发展，到快 4 个月的时候，宝宝已经可以有意识地去够物体，并学着去感受物体的形状、性质，开始了通过触觉来感知世界的过程。

## 宝宝动作发育水平

仰躺时，头保持正中。坐或卧时，头均可自由转动，头可稳稳抬起，维持短暂时间。俯卧时，双臂伸直或以前臂支撑，头可抬至与床面成直角。仰卧时，头可撑起，抬至看得见手和脚。俯卧时，双脚伸展，可故意弯曲腰以下的肌肉，臀部抬起；还可以摇动，四肢伸展，背挺起呈弓形。可由俯卧或侧躺姿势翻身。

拉宝宝站立，双腿会伸展，使肩膀到脚成一直线。若有人支撑，可坐上 10 ～ 15 分钟，头部稳定，背部坚实。

在精细动作上，双手活动较灵敏，也有较多变化了，两手手指会交互拉扯。抓握东西时，手掌与四指在一边，大拇指在另一边，但不熟练。挥击物体仍不准确。视线可由物体游移至手，再回到物体，想抓但常抓不准，不是抓得太低、太远就是太近。

## 宝宝语言发育水平

喉咙主动发出的“咕咕”声有声调的抑扬变化。开始牙牙学语，能发出一连串不同的语音。哭声坚定有力。有人对宝宝说话时，他会微笑、高兴地尖叫、咕咕发声。宝宝这个月已经学会用各种各样的笑来表达他内心的喜悦和对周围事物的好奇心，并模仿数种音调。

## 宝宝情绪反应水平

会发声，表示情绪起伏，喜悦、犹疑、抗议等。与人交谈时会笑，玩耍时会拍手掌或手指，玩耍被打断时会哭。会兴奋地期待事情发生，会试着安抚自己。

听到音乐时会安静，呼吸沉稳。对镜中自己的影像有兴趣，可能会分辨镜中的妈妈与自己。以假咳嗽或咋舌出声吸引别人的注意，希望和别人玩耍。喜欢被人抱起，坐起时会发声，躺下时不安分。对玩具表示兴趣，可能偏爱某一玩具。喜欢玩游戏。在日常生活中，由于与人情感交流的兴趣增加，对食物的兴趣有所降低。洗澡时会拍水作乐、踢腿、抬头。

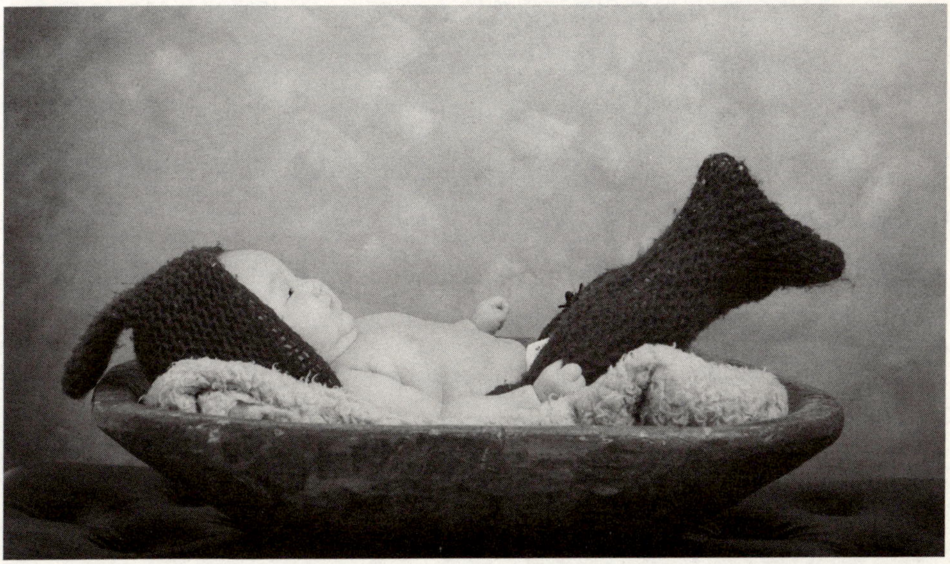

# 饮食营养全攻略

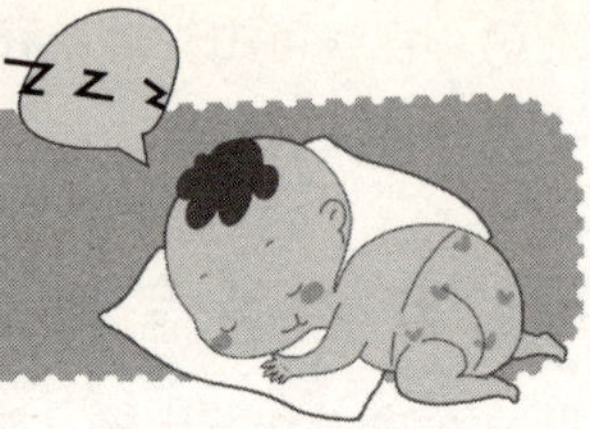

## 发现母乳不足的迹象

在这个月，母乳喂养次数仍然没有严格的限制，但如果母乳充足的话，这个月的宝宝往往是每 4 个小时吃一次，到了夜间可能仅吃一次，有的会一夜都不吃。如果夜间饿的话，宝宝会醒来要奶吃，因此，妈妈没有必要叫醒宝宝吃奶。

这个月的宝宝如果每日体重增长低于 20 克，一周体重增长低于 120 克，有潜在的母乳不足的可能。同时，如果宝宝开始出现闹夜，睡眠时间比原来缩短了，吃奶时间比原来延长了，体重低于正常同龄儿过多，就说明应该及时添加牛乳了。

## 人工喂养的宝宝要控制食量

3 个月以后，人工喂养的宝宝每次的食用量为 180 毫升，这一用量是在将喂奶次数由 6 次改为 5 次的基础上计算出来的。若每天喂宝宝 6 次奶，每次奶量则不要超过 150 毫升。

这个月的宝宝每天的食用量不得超过 1000 毫升，饮用量只要超过每天 1000 毫升，对宝宝的健康不利。食量过大宝宝常见以下异常表现：

厌食奶：宝宝厌食奶并不是突然发生的，而是前一两周里奶吃得过多所致。

过胖：过胖不仅使人体脂肪组织增加，而且可加重心脏负担。由于脂肪组织增加，宝宝动作会变得迟缓，站立也会较晚。

因此，宝宝每天食用牛奶的量不应超过 1000 毫升。但也有食量小的宝宝，每次喂 150 毫升的牛奶，总要剩下 40 ～ 50 毫升。只要宝宝精神饱满，精神愉快，总是露出笑脸，腿脚乱蹬，发育上就没有任何问题。

## 人工喂养的要点

牛奶喂养的宝宝在这个月龄每次的食用量大概在 200 毫升左右，一天喂 5 次。

如果每天喂 6 次，每次喂奶量不要超过 200 毫升，180 毫升较为宜。但是最好不要让宝宝每日的总奶量超过 1000 毫升，否则宝宝很容易发生肥胖，有的还会导致厌食牛奶。过胖的宝宝由于担负着多余的脂肪，动作发育迟缓，站立行走的时间都比同龄宝宝要晚。可是对于那些食量比较大的宝宝又该如何喂养呢？这时可以适当喂少许果汁、酸奶等食物，以减少牛奶的量。

厌食牛奶的宝宝尽管以前一直喜欢喝牛奶，可是从某一天起突然不爱吃了，千方百计让宝宝吃，他却只是看着奶瓶哭。出现这种情况往往是因为宝宝此前吃奶量过多，加重了肾脏、肝脏的负担，所以表现出厌食牛奶的现象。这时，妈妈不要着急，这不是病，而是宝宝自身的自我调节、自我防卫功能的体现。

可以试着换换其他奶粉，或是把牛奶冲淡一些，或把牛奶晾凉些再喂给宝宝，也可以另换一个奶嘴。还不见效的话，也可以在夜里临睡前偷偷把奶嘴放进宝宝嘴里，趁宝宝似睡非睡时喂。这样大约经过十几天的细心照料，宝宝就会再次喜欢喝牛奶。

## ? 需要添加辅食的信号

4～6 个月是给宝宝添加辅食的最佳时机，至于具体从什么时候开始，每个宝宝有所不同，妈妈要仔细观察宝宝传递给你的“开饭信号”。

信号一：宝宝对大人的食物表现出兴趣。大人吃饭的时候宝宝有很“想要”的表情。

信号二：能够控制自己头颈部，接受妈妈喂的流质或半固体食物。

信号三：宝宝吃饱后也能用转动头部、闭嘴、推开食物表示“不要”。

## ? 添加辅食的方法

宝宝 4 个月后，母乳已不能完全满足他们对营养的需求了。这时，爸爸妈妈可以考虑给宝宝添加辅食，但添加辅食也要注意方法。

（1）添加的量应由少到多。一天只能喂一次，喂哺量不宜过大。以宝宝营养米粉为例，对于 4 个月的宝宝来说，刚开始时喂 1～2 汤匙即可，2 周后再增加至 4～5 汤匙。若是给宝宝加蛋黄，先喂 1/4 个，如果宝宝没有出现任何异常反应，而且在两餐之间也没有饥饿感，大小便都很正常，睡眠状态也不错的话，可以增加到 1/2 个蛋黄，以后再逐渐增加到整个蛋黄。

（2）辅食要从稀到稠。给宝宝添加辅食，要根据宝宝消化道的发育情况及牙齿的生长情况逐渐过渡，先喂流质食品，然后再逐渐添加半流质食品，最后过渡到固体食物。这样宝宝才能吸收好，不会发生消化不良。如果直接添加固体或半固体食物，宝宝肯定会难以消化，导致腹泻发生。

（3）辅食要从细小到粗大。在宝宝快要长牙或正在长牙的过程中，食物颗粒一定要细小，口感要嫩滑，这样才能促进宝宝牙齿的生长，锻炼他们的吞咽、咀嚼能力，并为以后过渡到吞咽固体食物打下基础。为此，妈妈一定要把食物做得烂烂的、嫩嫩的，像菜泥、果泥、蛋羹、鸡肉泥、猪肝泥等泥糊状食物都是宝宝的最爱。

（4）辅食应从一种到多种。辅食种类的添加要按照宝宝的营养需求和消化能力逐渐增加。刚开始添加辅食时，只能给宝宝吃一种与月龄相宜的辅食。尝试 3～4 天或一周后，宝宝消化情况良好，排便也正常，可以再尝试另一种，不过不能在短时间内一下子增加好几种辅食。

（5）宝宝不适要立刻停止添加。有的宝宝吃了新添的辅食后，会出现腹泻、便里有较多黏液等情况，此时要立即暂停添加这种食物，待宝宝恢复正常后再重新添加少量。

（6）喂流质或泥状食品的时间不要过长。时间太长会错过宝宝咀嚼能力的发展关键期，可能导致宝宝在咀嚼食物方面产生障碍。

（7）不可很快让辅食替代乳类。只要母乳充足健康，就要尽量坚持妈妈亲自哺乳，同时也不要急于用辅食代替配方奶粉，其他食品只能作为一种营养补充。

（8）辅食一定要鲜嫩、卫生、口味好。为了不影响宝宝的味觉发育，避免日后养成挑食的坏习惯，给宝宝制作食物时，不仅要注重营养，还不能忽视口味，以清淡的食物味道为主，这样宝宝才会吃得开心、长得健康。

（9）培养宝宝愉快的进食习惯。给宝宝喂辅食时，营造一个快乐和谐的进食环境，对宝宝摄取营养、健康成长大有益处。尽量在宝宝心情愉快和清醒的时候给他喂食，而宝宝表示不愿吃时，千万不可强迫宝宝进食。

## 怎样喂宝宝吃蛋黄

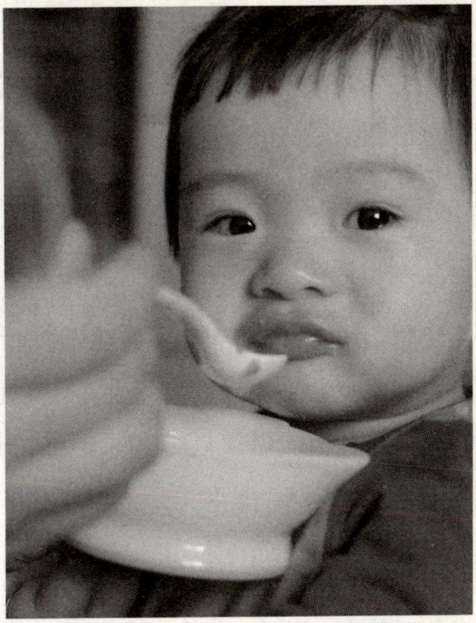

鸡蛋蛋黄能补充宝宝生长发育所需的铁质，还容易被宝宝消化吸收。但是在给宝宝喂蛋黄时，切不可连同蛋白一起喂。因为此时的宝宝肠胃功能还不健全，吃了蛋白不容易消化，会导致腹泻，而且有的宝宝还可能会对蛋白中的异种蛋白产生过敏反应，严重时还会引起湿疹或是荨麻疹。一般最好在8个月前都不要给宝宝喂蛋白。那么，怎么给宝宝喂蛋黄才更有营养呢？

先把生鸡蛋洗净外壳，放在清水锅中煮熟后，取出冷却，剥去蛋壳。取一个干净的小勺，把蛋白弄破，取出蛋黄后，再在宝宝专用碗里用小勺切成几个小份。之后，取出其中一小份蛋黄用沸水或是米汤调成黏糊糊状，用小勺挖取宝宝可以食用的量喂给他就可以了。如果宝宝吃过后，没有出现腹泻或是其他不适反应，可以逐渐增加蛋黄的分量。

## 妈妈学做菜泥

宝宝从4个月开始，妈妈除了喂养母乳或者牛奶以外，还要逐步给宝宝添加一些蔬菜泥、苹果泥、香蕉泥等。尤其是白萝卜、菜花、圆白菜、白菜等单色蔬菜，这些蔬菜没有特殊苦涩味，而且也容易煮成黏糊状，可谓是宝宝最佳的营养辅食。菜泥制作要注意下面几个问题：

（1）一定要选取应季且新鲜的蔬菜，主要用蔬菜的菜心部分，就是最嫩的部分，因为蔬菜最嫩的部分没有较多的纤维，宝宝食用后容易消化。

（2）买回的蔬菜一定要用专业清洗剂认真清洗，以去除残留在上面的农药，条件允许的情况下，尽量选购大型超市的有机蔬菜，这样会更加安全。

（3）接下来把蔬菜处理成便于操作的形状，可以是块状、片状或是碎状，然后放在加有少许凉水的锅中，炖煮至蔬菜柔软为宜。

（4）用漏勺取出蔬菜，仔细拧去水分后，放在研钵内，用杵棒将蔬菜捣烂。把捣烂的蔬菜泥及煮沸的汁液搅拌均匀，再在里面加入事先调稀的玉米粉，边搅边煮，调成黏糊状就可以了，放温后喂给宝宝。另外，菜泥也可以掺在奶粉、蒸蛋、米粉等宝宝爱吃的食物中一起食用。

（5）有的家长怕宝宝营养摄取不够，就把几种蔬菜混合在一起做成菜泥让宝宝吃。其实，在宝宝刚刚开始添加辅食的几个月中，这种做法会让菜泥的成分变得比较复杂，味道也会发生变化，不利于让宝宝发现每种食物的特有味道。最好可以让宝宝每次只吃一种食物，让他自己去发现这种食物的味道。如果宝宝出现过敏反应，这种吃法还能很容易地找到致敏食物。

## 添加辅食的禁忌

宝宝从准备断乳到添加辅食不是一个容易的过程，稍一疏忽就可能会把宝宝的肠胃搞坏，又或是引起消化不良、过敏等情况。为此，家长给宝宝添加辅食时一定要注意一些必要的细节问题，比如：

（1）不宜过晚添加辅食。有些爸爸妈妈对添加辅食过于谨慎。孩子早已过了 4 个月，还只是吃母乳或牛奶、奶粉。殊不知母乳或牛奶、奶粉已不能满足这个时期孩子对营养、能量的需求了。而且孩子的消化器官功能已逐渐健全，味觉器官也具备添加辅食的条件。

（2）辅食不宜过滥。有的家长从小对孩子娇生惯养，要吃什么就给什么，想要多少就给多少。其实，这个月龄的宝宝虽能添加辅食了，但消化器官还不是很完善，如果任意添加，很容易造成消化功能紊乱，营养不平衡，养成宝宝偏食、挑食等不良习惯。可见，添加辅食应视宝宝的消化功能的发育情况一点一点地逐渐添加，过滥是不合适的。

（3）辅食不宜做得过细。宝宝的辅食做得过于精细的话，宝宝的咀嚼功能得不到应有的锻炼，而且进食的食物未经咀嚼也不会勾起宝宝的食欲，也不利于味觉的发育。长此以往，还会影响宝宝大脑智力的发育，宝宝的生长当然不会理想。

# 无微不至的生活护理

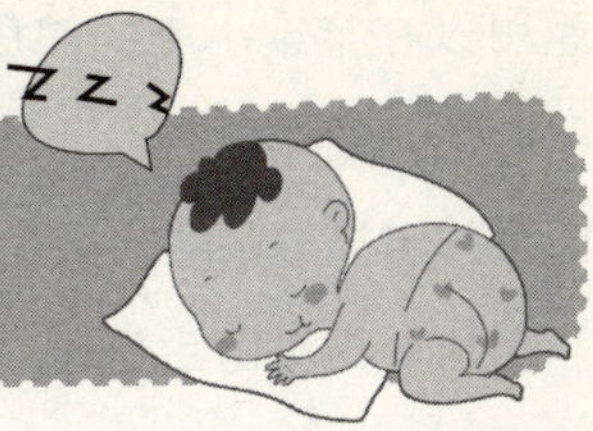

## 给宝宝选择合适的睡袋

让宝宝睡在睡袋中，可以防止宝宝踢被子，以免宝宝在睡眠中着凉。那么，要怎么挑一个好的睡袋呢?

款式：无论什么样的睡袋，只要宝宝舒适，妈妈顺手就好。

薄厚：选择睡袋的时候，一定要考虑自己所在地的气候，再考虑自己的宝宝属于什么体质，之后再决定所要买的睡袋的薄厚。

花色：考虑到现在布料印染中的不安全因素，所以要尽量选择白色或浅色内衬的睡袋，尽可能减少一些不必要的污染。

气味：闻闻睡袋的气味，如果觉得刺鼻、有怪味，请放弃购买。这类睡袋不是在印染上有问题就是填充物有问题。

做工：选择睡袋的时候除了看睡袋的成分材料外，最好还要亲手摸一摸，感受一下睡袋的质地、薄厚、柔软度。特别要注意一些细小部位的设计，比如：拉链的两头是否有保护，要确保不会划伤宝宝的肌肤；睡袋上的扣子及装饰物是否牢固；睡袋内层是否有线头等。

尺寸：加长型的睡袋可以根据宝宝的个头做适当的调整，非常经济实用。

不管选择了什么样的睡袋，为了宝宝的健康，买回家后应先将睡袋洗一遍，充分晒干后再给宝宝用。

## 天气闷热要注意护理宝宝皮肤

闷热的夏季，人们出汗较多，对于肌肤柔软娇嫩、防御功能差的宝宝来说，极易受细菌感染及蚊虫的叮咬。为此，家长一定要护理好宝宝的皮肤。 除了尽量避免阳光暴晒，还需注意哪些问题呢?

（1）密封好屋子的纱窗，避免宝宝被蚊虫叮咬，将有缝隙的地方用封条封好。

也可以在宝宝小床的四周挡上一层高度约 30～50 厘米的薄布。宝宝一旦被蚊子叮后，要涂抹一些婴幼儿专用的驱蚊花露水。同时，平时要勤给宝宝剪指甲，避免宝宝抓破被叮咬处后继发感染。

（2）勤给宝宝洗澡。可以在洗澡水里滴少许花露水，洗完后要用毛巾轻轻擦干宝宝的皮肤，然后给宝宝抹上适合他用的爽身粉。

（3）给宝宝穿柔软宽松的衣服，一定要全棉材质，而不要穿尼龙化纤制品。

（4）保持室内空气流通，适当开启空调、电扇以降温。

（5）饮食要清淡，多给宝宝喂食清暑解毒的食物，如西瓜汁、绿豆汤，增强宝宝在夏季的暑热天气自我调节的能力。

## 不要频繁给宝宝洗澡

和家长相比，刚出生的宝宝肌肤非常娇嫩，也需要保湿防晒，频繁洗澡或过度晒太阳是宝宝皮肤护理的大忌。

炎炎夏日，给宝宝洗澡是件最令他开心、舒服的事情，但家长不要频繁给宝宝洗澡。因为宝宝的皮肤尚未发育完全，皮脂分泌很少，洗澡洗得过勤，会洗去宝宝身上的油脂保护层，娇嫩的皮肤就容易受到外界环境的刺激而产生过敏，给细菌和真菌以可乘之机，更容易出现痱子和尿布疹。即使洗澡，也要等汗干了再洗，而且尽量不要用沐浴液反复给宝宝洗澡，清水洗澡就可以。

## 清新宝宝房间的空气

很多人都认为宝宝的居室就要像温室一样，密不透风，何须再为宝宝营造清新的居室环境呢?

其实，在很多家庭中，宝宝生活的居室存在着许多易致宝宝生病的隐患问题。比如，大部分家庭都使用空调，如果宝宝长时间待在空调房中，很容易处在缺乏负离子的空气环境中，长此以往就会紊乱神经功能的健康发育。再加上房间内的空气被反复使用，会导致空气中氧气缺乏而使空气变得污浊，这就很容易滋生霉菌、病毒及细菌，宝宝就可能会出现头痛、高烧、全身肌肉酸痛、呕吐、腹泻、精神恍惚的反应。

解决这些问题除了注意勤开窗通风外，摆些可以洁净空气、增加含氧量的植物也是不错的选择。比如吊兰、芦荟、常春藤、石榴、金橘、万年青等植物都具有吸收有害气体的作用；薄荷、香草、迷迭香的杀菌作用很明显。这些植物白天可以摆在室内，到了夜晚最好搬到室外的阳台上去。

不过也有些植物不适合放在宝宝的房间。例如，兰花的香气会让宝宝过度兴奋而导致失眠；月季花所散发的浓郁香味，会让宝宝产生胸闷不适、憋气与呼吸困难；松柏类花木的芳香气味会影响宝宝的食欲；洋绣球散发的微粒，一旦与宝宝接触，会使宝宝的皮肤发生过敏反应，引起瘙痒症等。

## 学会给宝宝剪指甲

宝宝的双手喜欢随意地乱动，如果宝宝手指甲长了会把自己的脸抓伤。另外，4 个多月的宝宝喜欢吃手。如果宝宝指甲里藏有污垢，宝宝吃手时会把细菌带入体内，引起疾病。宝宝的指甲一般都有些往里凹，妈妈可以选择那种钝头的、前端呈圆弧形的宝宝专用指甲剪，这样可以更安全地为宝宝剪指甲。如果妈妈怕宝宝乱动，可以等宝宝睡着了再行动，这样就不用太紧张了。

妈妈给宝宝剪指甲的时候可以让宝宝平躺，妈妈靠在床边，抓稳宝宝的小手，将要剪的指头和另外的手指分开，沿着手指甲的弧度剪下来。动作要轻快，不要剪得太深，最好一次成功，反复地修剪会让宝宝的指甲边有棱角，不圆滑。剪完之后，要在宝宝的指甲上轻轻摸一圈，如果不够圆滑，可用指甲剪上的小锉刀打磨一下。

给宝宝剪完指甲后，要及时给宝宝清洗双手，把藏在指甲里的脏东西彻底洗干净。在保证卫生的同时，还要保证宝宝的指甲舒适度。当不小心把宝宝剪伤时，妈妈也不要惊慌，只要用干净的纸巾在伤口上轻轻一压，很快就能止血。千万不要用绷带包扎，因为绷带很容易被宝宝吞进嘴里去，发生危险。宝宝的指甲一周要修剪一次，妈妈要随时查看一下，避免劈裂、长肉刺等状况的出现。

宝宝的脚趾甲相对来说长得要慢一些，但也需要定期察看，一般来说两周剪一次即可。相对于手指甲剪成圆弧形，脚趾甲要剪成“一”字形，这样能防止宝宝的趾甲嵌到肉里去。

## 给宝宝穿易于活动和穿脱的衣服

4个月后的宝宝生长发育非常迅速，由于学会了翻身，活动量要比以前大，所以要注意给宝宝穿一些宽松式样的衣服，以免影响宝宝的活动和呼吸。但衣袖也不能太长，这样也会妨碍宝宝手的活动。宝宝衣服样式要简单，以穿脱方便为原则。如夏天穿小背心或短衣短裤；不要穿用松紧带束腰的衣服，以免影响宝宝的胸部发育；宝宝的脖子短，以穿小圆领的内衣为好，不容易磨脖子；春、秋、冬季的外衣最好是圆领、背后开口系带的小罩衫，以便于给宝宝穿脱及清洗等；为了方便换尿布，给宝宝穿棉织开裆裤，最好是背带裤。

宝宝的内衣应选择质地柔软、通透性能好、吸湿性强的棉织布料。如果用化纤布料做宝宝的内衣，布料中的化学成分就会刺激宝宝的皮肤，甚至引发皮炎、瘙痒等过敏症状。宝宝的外衣可适当地选化纤布料，因为化纤布料易洗、易干。

爸爸妈妈不仅应该注意衣服的质地要柔软、透气、吸水性强，而且要根据天气变化给宝宝穿得薄厚适度，以手脚暖和、不出汗为宜。天冷时外出一定要注意保暖，尤其是头、颈和手脚的保暖很重要，以免宝宝受冷生病。

在款式的设计上，要在保证舒适的基础上消除一切不安全的隐患。不宜有大纽扣、拉链、扣环、别针之类的东西，以防损伤婴儿皮肤或吞到胃中。

## 看便辨健康

这个月龄的宝宝，应密切观察他的大小便情况，以摸清宝宝大小便的规律，这样才能为日后养成良好的大小便习惯打下基础。一般来说，纯母乳喂养的宝宝正常的大便呈金黄色，是稀糊糊的软便；而人工喂养的宝宝大便呈浅黄色。尽管有的时候宝宝放屁会带出点大便弄脏了肛门周围，也有大便中夹杂少量奶瓣，颜色发绿的情况，不过这些都是偶然现象。只要宝宝精神状态很好，吃奶也很香，家长就不必多虑，生活多加护理，密切观察即可。用牛奶喂养的宝宝如果出现大便过硬、臭味较大时，表明牛奶喂量过多，糖分少，应在奶中加些糖。

不过家长还需了解宝宝不正常的排便情况，如果大便就像水一样，或是呈蛋花样便、脓血便、白色便、柏油便等情况，都预示着宝宝身体可能存在某些不适，要及时去医院诊治。

# 4个月宝宝常见病预防与治疗

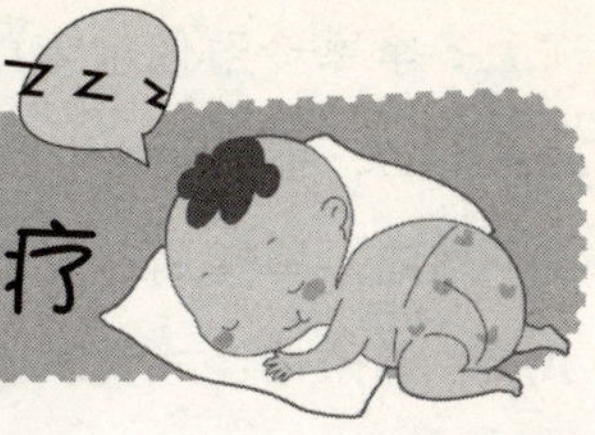

## 便秘

如果宝宝两次排便间隔时间超过 48 小时，粪便内所含水分被过度吸收，粪便过于干燥、坚硬、量多，排便非常困难，或排出羊屎或兔屎样粪便时，就意味着宝宝患便秘了。便秘会使宝宝的消化吸收功能减弱，对正在快速生长发育宝宝的身高、体重及组织器官的发育影响很大。那么，该如何防止宝宝便秘呢？

要让宝宝每天按时排便，以养成良好的排便习惯。要让宝宝养成良好的饮食习惯，饮食要多样化，少吃生冷食物，食量不能过少，食物不能过于精细，应富含纤维素。人工喂养的宝宝，可在饮食中添加西红柿汁、菜汁等，或每天给宝宝喝宝宝蜂蜜，促进肠道蠕动。

当宝宝出现便秘时，可酌情减少牛奶的量，增加离乳食品，如：米粉、麦粉等。已经添加离乳食品的宝宝如果出现便秘，可增加纤维素含量较高的食物，如菜泥、菜末、水果及菜粥等。较大一些的宝宝发生便秘时，可给他吃一些粗谷类的食物或红薯，同时还要让他多吃芹菜、韭菜等粗纤维蔬菜。多喝白开水也有助于缓解便秘，尤其在过多摄取高蛋白、高热量食物后，更要及时喝水及吃果蔬。

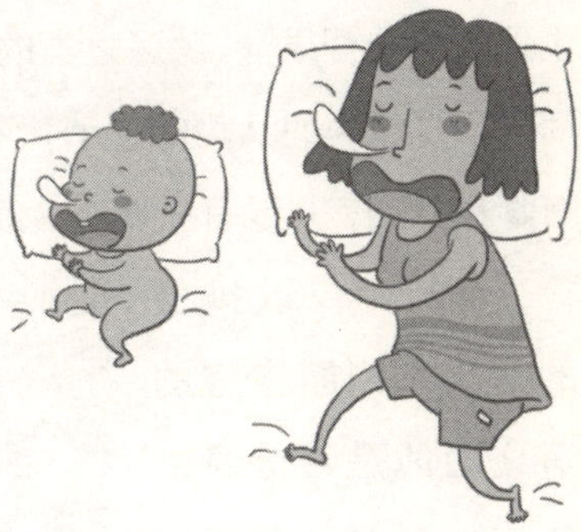

## 佝偻病

维生素 D 缺乏性佝偻病简称为佝偻病，是由于维生素 D 缺乏引起体内钙磷代谢紊乱，而使骨骼钙化不良的一种疾病，在婴儿期较为常见。佝偻病可使宝宝抵抗力降低，容易导致肺炎及腹泻等疾病，影响生长发育，因此必须积极防治。

佝偻病的发病原因之一是宝宝日光照射不足，尤其在冬春季紫外线不足，加上冬季寒冷致使宝宝户外活动减少，易发生佝偻病；另一个发病原因是喂养宝宝不当，宝宝食物中钙磷含量较少，或比例不当影响钙磷的吸收。

另外，单纯用谷类食物喂养宝宝时，因谷类食物中含有大量植酸，容易与小肠中钙磷结合成为不溶解的植酸钙，而影响钙磷吸收。此外，早产双胞胎也易发生佝偻病。宝宝患慢性腹泻、肝胆系统疾病、慢性肾脏病等也会影响其维生素 D 的吸收及代谢。

长期应用苯妥英钠鲁米那等药物，可加速维生素 D 的分解和代谢，也可引起佝偻病。佝偻病因缺乏维生素 D 所致，故应给予维生素 D 治疗，一般只要注射 1 ～ 2 次即可，具体的剂量应由医生决定。除药物治疗外，合理营养对治疗佝偻病也十分重要。爸爸妈妈应为宝宝补充足够的蛋白质及富含维生素 D 的食物，每天带宝宝到户外活动对治疗佝偻病也很有帮助。另外，爸爸妈妈在护理患佝偻病的宝宝时应注意让他衣服宽松，不要让他过早过久地坐与立，但可训练其俯卧抬头与爬行等动作。

## 消化不良

这个月龄的宝宝大多依赖母乳喂养、人工喂养，开始练习用勺吃饭的宝宝，也只是吃一些果汁、菜泥之类的食物，即便出现“消化不良”也只是指排便的异常，而并不是像妈妈认为的“消化不良”。不过宝宝与以往不同的是，往往大便里带有颗粒状物，并混有黏液，由黄色变为绿色，而且便多数是水样的，次数也增多。

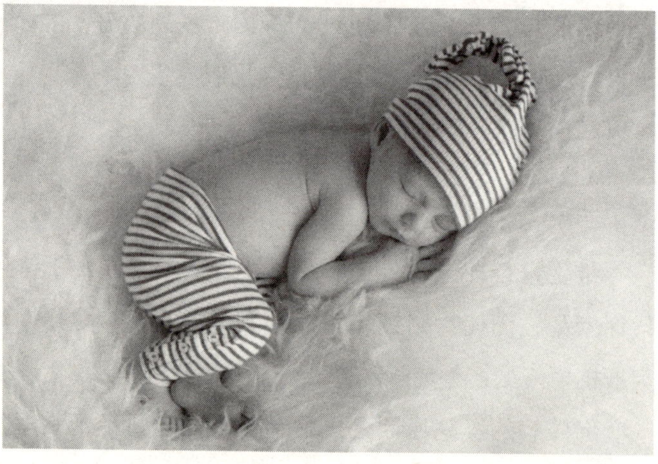

不过，仅以排便的形态来判断宝宝的消化功能是否健康未免有失科学。只要宝宝的情绪与平时完全一样，爱吃奶不发热，体重也正常增长，都说明这种“稀便”对宝宝是没有负面影响

的。实际上，母乳分泌量突然增多、牛奶过量、果汁种类的改变等变化都经常会导致大便的异常，如果考虑到这些原因，并能及时排除异常情况的干扰，宝宝就能很快恢复正常了。

## 夜啼

宝宝在各个月龄都会发生夜啼。宝宝一旦开始夜啼，便会面部胀得发红，大声嚎哭，而且哭个没完没了，让人感到好像哪里有疼痛。实际上，宝宝一哭，只要抱起来,轻轻晃两下,往往就不哭了。不过也有的宝宝即便抱着,也哭个不停。解决夜啼的办法有很多，爸爸妈妈应该学会以下几招来哄哄宝宝：首先爸爸妈妈要坚信夜啼是可以消除的。白天多带宝宝出去散步，喝牛奶时不要吸进气，冬天避免过热，这些都能在一定程度上改变夜啼。如宝宝在 3 个多月时突然晚上哭个不停，只要孩子没发烧，就可排除患有中耳炎或淋巴结炎之类炎症性疾病的可能性，妈妈只要将宝宝抱在怀中，让他感受到温暖、舒适、安全即可。

## 肛裂

肛裂就是肛门内或周围的一道小裂缝。宝宝出现肛裂时，宝宝的粪便内或尿布上有一点血，肛门周围可能出现红疹，引起瘙痒等不适，宝宝可能会在排便时哭泣或有便秘症状。

发现宝宝肛裂后，要增加宝宝的水分摄取。如果宝宝没有吃固体食物，就不要给他喝水。如果他在吃固体食物，就给他吃一些会软化粪便的食物，这可以咨询儿科医生。如果宝宝正在吃含有铁质的维生素或婴儿配方奶，就先暂停。做任何改变前要先向医生咨询。

## 心脏杂音

心脏杂音是心脏成长形状不规则的结果。这种杂音可由医生用听诊器测出，没有必要做进一步的测验或治疗。通常当宝宝心脏发育完成后，杂音也就自然消失了。如果宝宝已经到了心脏发育完全期仍然有心杂音，这就需要去医院做进一步的检查、追踪、治疗。

# 全面能力培养与训练

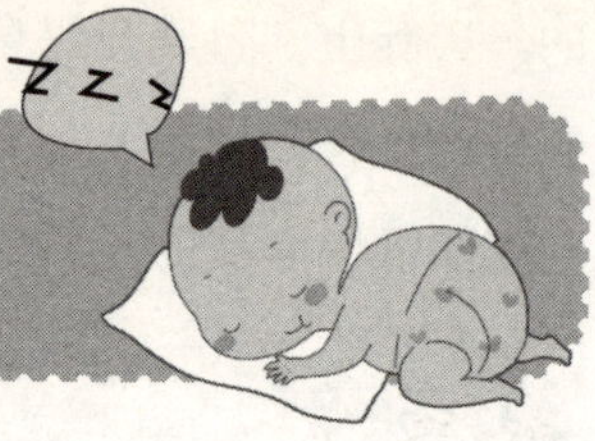


## 让宝宝学会抬头、侧翻、抓握

到了第 4 个月，宝宝的体能有了进一步的发展，爸爸妈妈要及时对宝宝进行抬头、侧翻、抓握训练。

### 〔抬头练习〕

让宝宝采用俯卧位，将他的两臂屈肘于胸前。爸爸妈妈在宝宝头侧引逗宝宝抬头，开始训练每次 30 秒钟，以后可根据宝宝训练情况逐渐延长至 3 分钟左右。

### 〔侧翻训练〕

训练时不要给宝宝穿太厚的衣服，翻身要循序渐进，让宝宝有个适应的过程。先从仰卧翻到侧卧，再翻至俯卧，爸爸妈妈不要着急，要让宝宝感到翻身过程快乐有趣。用玩具逗引宝宝翻身是很好的办法，先用一个发声的玩具，吸引宝宝转头注视，然后妈妈一手握住宝宝一只手，另一只手将宝宝同侧腿搭在另一条腿上，辅助宝宝向对侧侧翻注视，然后左右轮流进行侧翻练习，以帮助宝宝感觉体位的变化，学习侧翻动作。这种侧翻训练可每日进行 2 次，每次 2 ～ 3 次。

### 〔抓握训练〕

先拿一个宝宝的手能抓住而且能发出声响的玩具，在宝宝的上方或两侧摇动，先使宝宝听到声音并看到玩具，然后再让宝宝去抓握。每日训练数次，每次数分钟。在宝宝能持续抓握 5 秒钟以上后，再进行够取玩具训练。妈妈和爸爸可用一条小绳系上一个宝宝能够够得着、抓得住而且对宝宝具有吸引力的玩具，先在宝宝面前晃动几次，引逗宝宝伸手去够取或把着他的手让他够取玩具，左右两手都要练习，以训练宝宝手部肌肉紧张和放松能力。

对于第 4 个月的宝宝来讲，让宝宝把看、听、触、嗅、味、运动等感觉联系起来，利用身边的玩具或其他东西，给他看，给他听，让他触摸，让他摇动，进行全方位的综合感官训练，以此锻炼宝宝的认知能力。

### 〔视觉训练〕

让宝宝采取仰卧位，在宝宝胸部上方 20 ～ 30 厘米处用玩具（最好是红色或对比鲜明的玩具）吸引宝宝注意，并训练宝宝视线随物体做上下左右等方向的运动，来刺激宝宝视觉发育，发展其眼球运动的灵活性及协调性。让宝宝多看周围的人和物，让他的视线在物与物间转移。也可用活动的物体让宝宝追视。

### 〔听觉训练〕

爸爸妈妈可在宝宝周围，用说话声或玩具声训练宝宝转头寻找声源。可选择不同乐器奏出的音乐或发声玩具，也可利用家中不同物体的敲击声，或改变对宝宝说话的声调来训练宝宝分辨各种声音。

宝宝天生对节奏就很敏感，大人们说话的时候宝宝会跟着做动作，宝宝对悦耳的音调或语调也同样敏感。到了 4 个月的时候，宝宝分辨高音的能力也更强了，这样宝宝就能从周围环境的声音中分辨出他人的声音，尤其是妈妈对宝宝说话时自然用到的像唱歌一样的高音，这种语调有时被称为“妈妈语调”，常听这个语调能让宝宝听得更清楚，更容易辨清音节。

### 〔触觉训练〕

宝宝面颊、口唇、眉弓、手指或脚趾等处对触压觉很敏感。爸妈可用手或各种形状、质地的物体对宝宝进行触觉练习。光滑的丝绸围巾，粗糙的麻布，柔软的羽毛，棉花，粗细不同的毛巾或海绵，各种形状的玩具等，均可让宝宝产生不同的触觉感。让宝宝多感觉不同的材质，有助于发展宝宝的触觉识别能力。

### 〔味、嗅、温度等感知觉训练〕

利用日常生活，发展宝宝各种感觉，如在吃饭时，用筷子蘸一点儿菜汁给宝宝尝尝；吃苹果时让宝宝闻闻苹果的香味、尝尝苹果的味道；洗澡时，让宝宝闻闻肥皂的香味；用奶瓶喂奶时，让宝宝用手感受一下奶瓶的温度等，均有助于宝宝感知觉的发展。

## 训练宝宝的听力

3～4个月的宝宝听觉能力继续提高。家长可以继续给宝宝听优美的歌曲，还可以放自然界中各种声音的录音给宝宝听，也可以有意识地对宝宝进行一些特别的听力训练，比如：

（1）平时抱宝宝时最好采用左手抱的姿势，让宝宝尽量靠近妈妈的心脏，清晰地听到妈妈的心跳声。

（2）多和宝宝轻声说话，哼唱或播放节奏舒缓、旋律优美的经典音乐。

（3）在阳台上挂个风铃，随风摆动时会发出宝宝喜欢的悦耳的声音。

（4）听某些动物的叫声，让宝宝分辨是什么动物。

（5）在瓶子里灌上一些水，轻轻敲击瓶子，让宝宝听瓶子发出的不同声音。

（6）给宝宝选择玩具的时候，不要选那些音量过大的，强烈的声音刺激容易震坏宝宝的鼓膜。

（7）拿着一个“滴答滴答”响的钟表靠近宝宝的耳朵，不久会发现宝宝对着这个发音的小物品看了又看，好奇心强的小宝宝还会对着它拍了又拍。这个游戏，相信是很多小宝宝都喜欢的。

总之，训练宝宝听力的方法有很多，家长只要有心，很多小游戏都可以用来对宝宝进行听力训练。

## 训练宝宝看动态景物

这个月龄的宝宝视觉开始集中，能注意到较远的人和物，而且看到物品会有伸手去要的意识，说明宝宝的视觉条件反射开始形成。同时，宝宝的视觉功能已经比较完善，听到声音后能马上转过头来，开始注意听声音。

因此，爸爸妈妈要多带孩子到户外看升起的太阳、妩媚的月亮、奔跑的小狗、游动的金鱼、飞翔的小鸟、飞舞的蝴蝶、奔驰的汽车，这些动态的景物都能吸引宝宝的注意力，锻炼他的视觉追踪能力。当宝宝的小眼睛追随着物体看来看去的时候，爸爸妈妈还要耐心认真地跟宝宝说，眼前出现的这个事物叫什么名字，这样能达到视觉和听觉共同训练的目的。

## 教宝宝观察周围环境

观察力是在综合了视觉能力、听觉能力、触觉和嗅觉能力、方位和距离知觉能力、图形辨别能力、认识时间能力等多种能力基础之上发展起来的，它也是形成智力的重要因素和智力发展的基础。

这个月龄的宝宝，头已竖得很稳。当宝宝的头已经竖得很稳的时候，视野会变得更大，对周围环境中的事物开始产生浓厚的兴趣。这时爸爸妈妈要利用宝宝对某些事物感兴趣的特点，教他认识这些事物。爸爸妈妈要留心观察宝宝最爱盯住什么看，往往他的注意力最能说明他对周围事物的兴趣程度。而找出宝宝最爱看的东西让他学习，这样才会容易得多。如果宝宝喜欢看灯，爸爸妈妈可以把台灯拧亮再拧灭，这样反反复复后，宝宝的注意力自然会转移到台灯上。做这个动作的时候，爸爸妈妈也要时刻对着宝宝说“灯、灯”。

不过有的宝宝会盯着家长的脸或是手看而不去看灯，这时家长可以把灯熄灭，握着宝宝的小手摸摸灯罩或是灯罩上的装饰物，再突然把灯拧亮并对宝宝说“灯、灯”。通过这个小训练，可让宝宝把声音和发亮的物件联系起来，以后爸爸妈妈再说灯时，宝宝就会自己抬头看灯了。

爸爸妈妈还可以和宝宝玩照镜子游戏。家长拿着镜子让宝宝一边看自己身体的对应部位，一边对他说“看看，这是宝宝，这是宝宝的眼睛，这是宝宝的嘴巴……”这些游戏通过利用宝宝各种感官的发展和动作的形成，让宝宝观察周围环境，从而能更好地发展宝宝的认知能力。

## 训练宝宝的嗅觉

嗅觉是宝宝感知觉体系中十分重要的组成部分，也是宝宝认识外界事物、探索其中奥秘的重要途径。为了刺激宝宝的嗅觉发育，增强他的嗅觉判断能力，家人要常带宝宝到户外，呼吸一下大自然新鲜的空气，而且鸟语花香的季节更是锻炼宝宝嗅觉的大好时机。可以带宝宝到公园闻一闻花的香味，边闻边说“花香”。宝宝的生活用品也可以促进嗅觉能力的发展，像香皂、爽身粉、香水也可以适度给宝宝闻一闻。给宝宝喝果汁或蔬菜汤时，可以用勺子盛上一小勺，喂之前让宝宝熟悉一下果汁或是菜汤的味道，相信宝宝吃的时候会更有食欲。

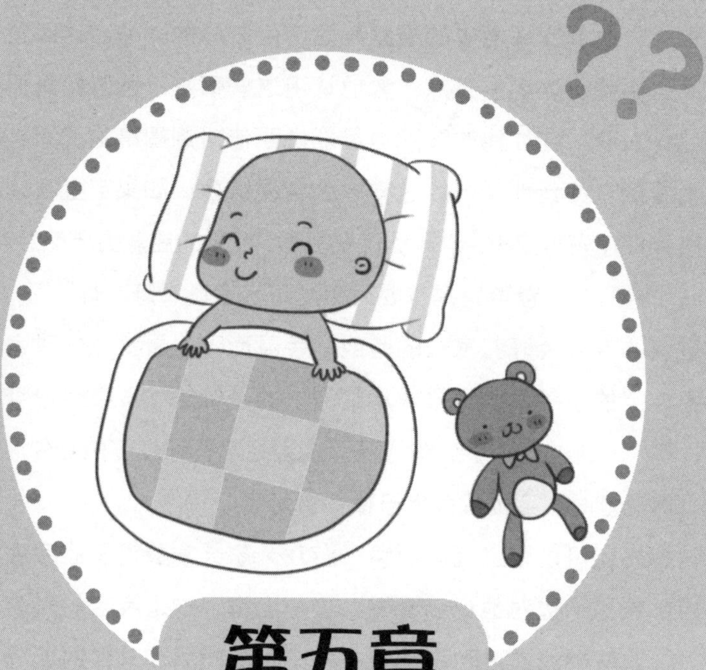

# 第五章

# 宝宝4～5个月

# 5个月宝宝发育状况

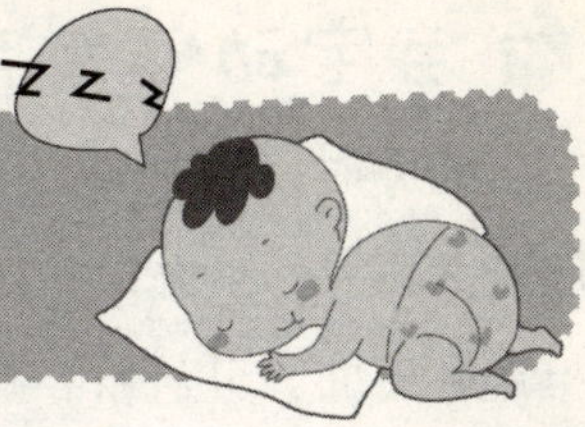


## 宝宝身体发育水平

宝宝这个时期的体重增加不如以前，生长速度也不如以前快，出现了平缓增长的趋势。

### 〔身高〕

这个月宝宝身高平均可增长 2.0 厘米，如果宝宝身高与平均值有一些小的差异，父母不必不安。身高是个连续的动态过程，要定期进行测量，了解身高的增长速度。

### 〔体重〕

体重增长速度开始下降，4 个月以前，婴儿每月平均体重增加 900 ～ 1250 克，从第 4 个月开始，平均每月增加 450 ～ 750 克。

### 〔头围〕

头围的增长速度也开始放缓，平均每个月可增长 1.0 厘米。头围的增长也存在着个体差异，婴儿头围增长是呈规律性逐渐上升的趋势，有正常增长值，也有差异的正常范围。

爸爸妈妈要定期测量头围，可及时发现头围异常，如果头围过小，要观察婴儿是否有智能发育迟缓的症状；如果头围过大，应排除是否有脑积水、佝偻病等。

### 〔囟门〕

这个月宝宝的囟门可能会有所减小了，也可能没有什么变化。如果宝宝发热，囟门会膨隆，或跳动比较明显，这也很正常。但如果宝宝高热，囟门异常隆起，宝宝精神也不好，或出现呕吐等症状，要及时看医生。

## 宝宝动作发育水平

俯卧时，头与胸抬得很高。仰卧时，可抬起头部与肩膀，可拉脚至嘴边，吸吮大脚趾。仰卧时，四肢伸展。俯卧时，会如飞机状摇摆、四肢伸展、背部挺起和弯曲。可从俯卧翻转成仰卧。俯卧时，双手用力推，膝盖向前缩起。可能以摇摆、翻滚、扭动身躯来移动身子；很容易就可让人拉着站起来。被人从腋窝抱住时，会站，而且身体上下动，两脚轮流踏。有人支持时，可坐很久，背脊坚挺。坐着或被扛着坐起来时，头部保持挺直。被拉起时，头和躯干可向前弯，脚可缩至肚子。坐着时手可抓握物品。在精细动作上，常以大拇指与食指抓物，手掌稍微翻转。若将摇铃放在宝宝的手上，宝宝会握住玩耍。

## 宝宝感知觉发育的特点

家长会发现宝宝越来越懂事了，那么在此阶段，宝宝的语言和感知觉的发展又有哪些变化呢？

（1）视觉发育特征。5个月的宝宝见到爸爸妈妈会流露出亲密的神情。眼睛会追随活动玩具而移动，看见东西就有伸手抓的欲望，还能注意到远距离的物体，如街上飞驰的汽车和行走的路人，而且眼睛与手的动作越来越协调了。跟他讲话，他不但会高兴得笑出声，还会等待家长的下一个动作。

（2）听觉发育特征。这个月龄的宝宝听觉更加敏锐。能区分熟人和陌生人的声音，能区别亲人的声音，尤其听到妈妈的轻声话语，会显得格外高兴。很喜欢听节奏感很强的歌曲，而歌曲的声音和节奏最能吸引他的注意力。

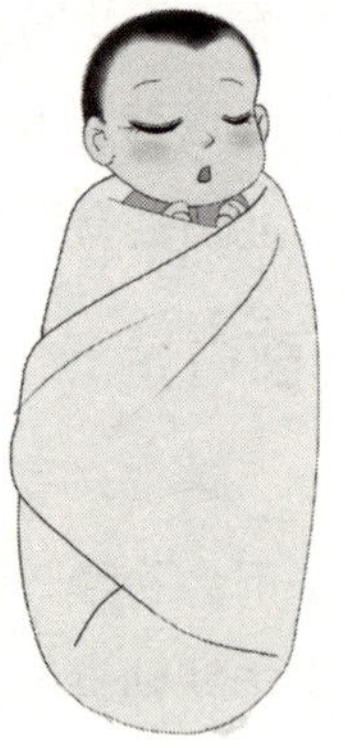

（3）语言发育特征。5个月的宝宝在语言发育上会进步得非常快。 在宝宝高兴的时候，他会大声笑，声音清脆悦耳；有人跟他讲话时，他会发出咿呀的咕咕声，好像在跟对方对话。

（4）动作发育特征。5 个月的宝宝会抓住悬挂的玩具；能够用手摸、摇晃、敲打物品；会抱住奶瓶；能熟练地从仰卧位翻到侧卧位，再翻到俯卧位；能背靠着坐立片刻；拉起双手能从座位上站起来。

## 宝宝的情感和社交发展

宝宝不会对每个人都非常友好，他最喜欢父母，到第 4 个月时会喜欢其他小朋友。如果他有哥哥姐姐，当他们与他说话时，你会看到他非常高兴。听到街上或电视中有儿童的声音会扭头寻找。随着宝宝长大，他对儿童的喜欢也会增加。相比之下，对陌生人他只会好奇地看一眼或微笑一下。

宝宝可能已经学会用手舞足蹈和其他的动作表示愉快的心情；开始出现恐惧或不愉快的情绪。有时会出现这种情形：宝宝躺在床上自己玩，突然，宝宝的动作停下来了，眼珠也不再四处乱看，而是只盯着一个地方，过了一会儿又恢复了正常。宝宝这样想表达的意思是：我正开心说呀，笑呀，可我玩着玩着突然想起一件事，我愣住想一会儿，可想不太清楚，就接着玩吧。

也可以抱着宝宝坐在镜子对面，让宝宝面向镜子，然后轻敲玻璃，吸引宝宝注意镜子中自己的影像，他能明确地注视自己的身影，对着镜中的自己微笑并与他“说话”。

## 宝宝心智发育水平

5 个月的宝宝会转头四望，头可自由转动寻找声音来源或追踪物体。眼睛会配合手的抓握并操弄物品。在物体附近举起手来，视线在手与物体间来回移动，手慢慢伸近物体后抓握。想抓一物品时，两手从身体两侧合向中间，有时仍握拳。双手可能在物品的下方、上方或前方重合。想要摸触、拿握、转动、摇晃、品尝物品。视线喜欢搜寻快速移动的物体以及视线移开后所看到的物品。手能挥动移开挡住视线的小型障碍物。认得平日熟悉的物品。

## 宝宝听觉及发声特点

这个时期的宝宝在语言发育和感情交流上进步较快。高兴时，会大声笑，笑声清脆悦耳。当有人与他讲话时，他会发出“咯咯咕咕”的声音，好像在跟你对话。对自己的声音感兴趣，可发出一些单音节，而且不停地重复。能发出高声调的喊叫或发出好听的声音。咿呀作语的声调变长。

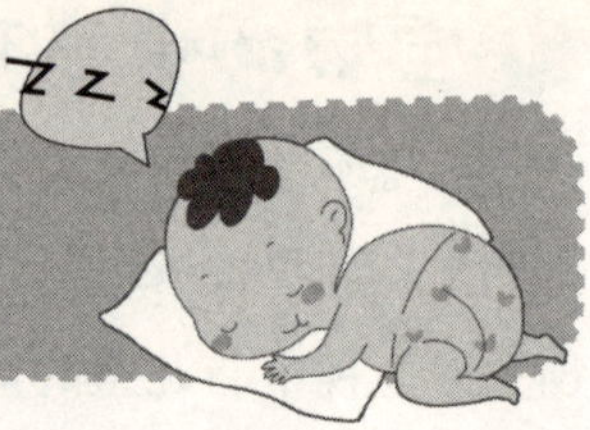


# 饮食营养全攻略

## 添加辅食应符合宝宝的实际需要

宝宝是否需要吃辅食？关键是要从宝宝的实际需要，而不是只根据月龄来做决定。如宝宝出现以下情况，就可考虑添加辅食：

### 〔看体重〕

体重已达到出生时体重的 2 倍，通常为 6 千克。如果宝宝出生时体重为 3.5 千克，则要到 7 千克再添加辅食。出生体重 2.5 千克以下的低体重儿，添加辅助食品时，体重也应达到 6 千克。

### 〔看吃奶量和喂奶后的表现〕

即使每天喂奶多达 8 ～ 10 次，或一天吃配方奶达 1000 毫升，宝宝仍有饥饿感或有很强的求食欲，这表明宝宝营养需要在增加，可以给他适当添加辅食。

### 〔看动作发育〕

宝宝能扶着坐，俯卧时抬头挺胸，能用双肘支持其重量。在感觉方面，宝宝开始有目的地或喜欢将手和玩具放在口内。

### 〔看宝宝对食物的反应〕

别人吃东西时宝宝会饶有兴趣地观看，眼睛盯着食物从盘子到嘴里的过程。当小匙碰到宝宝口唇时，宝宝表现出吸吮动作，能将食物向后送，并吞咽下去。当宝宝的嘴触及食物或喂食者的手时，表示出笑容并张口，说明宝宝有进食愿望。相反，如试喂

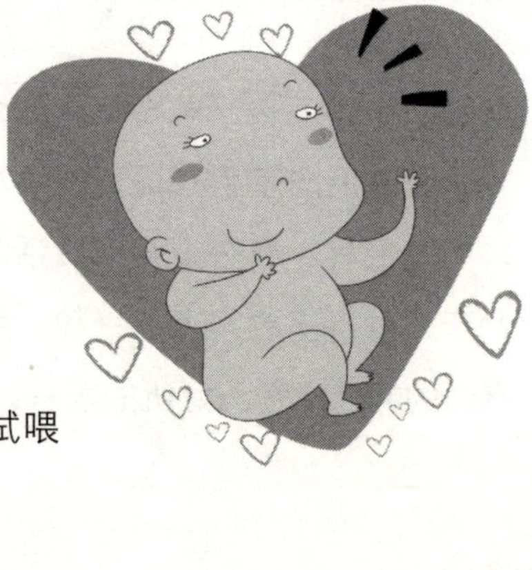

食时，宝宝头或躯体转向另侧，或闭口拒食，则提示可能添加辅食还为时过早。

## 宝宝辅食的营养标准

在给宝宝添加辅食的同时也要注意辅食的营养，以保证宝宝的饮食营养均衡，宝宝辅食的营养必须达到以下标准：

含有维生素和矿物质，特别是保持正常身体功能所需的维生素类及铁和钙等。这类辅助食材主要包括蔬菜、水果、菇类等。必须含有碳水化合物群，这是为身体提供热量的主要来源。这类辅助食材主要包括米、面包、面类等淀粉类及芋类等。必须含有蛋白质群，特别是要含有身体成长所需的必要蛋白质。这类辅助食材主要包括肉、鱼、蛋、乳制品、大豆制品等。

## 宝宝辅食的种类

这个月的宝宝消化酶分泌逐渐完善，已经能够消化除乳类以外的一些食物了。为补充宝宝乳类营养成分的不足，满足其生长发育的需要，并锻炼宝宝的咀嚼功能，为日后的断奶做准备，5 个月的宝宝可以添加以下辅食了。其辅食种类有：

半流质食物：如米糊或蛋奶羹等，可促进宝宝消化酶的分泌，锻炼宝宝咀嚼、吞咽能力。

蛋黄：蛋黄含铁高，可以补充铁剂，预防宝宝发生缺铁性贫血。开始时先喂 1/4 个为宜，可用米汤或牛奶调成糊状，用小勺喂食 1 ～ 2 周后增加到半个。

水果泥：将苹果、桃或香蕉等水果，用匙刮成泥喂宝宝，先由一小勺，逐渐增至一大勺。

蔬菜泥：可将土豆、南瓜或胡萝卜等蔬菜，经蒸煮熟透后刮泥给宝宝喂服，由小勺，逐渐增至一大勺。

鱼类：如平鱼、黄鱼、马鱼等，此类鱼肉多、刺少，便于制作成肉末。鱼肉含磷脂、蛋白质很高，并且细嫩易消化，适合宝宝发育的营养需要。但一定要选购新鲜的鱼。

## 辅食的喂养方法

给 5 个月的宝宝喂辅助食品，爸爸妈妈一定要耐心、细致，要根据宝宝的具体情况加以调剂和喂养。除了要按照由少到多、由稀到稠、由细到粗、由软到硬、由淡到浓的原则外，还要根据季节和宝宝的身体状态添加。

如发现宝宝大便不正常，要暂停增加，待恢复正常后再增加。另外，在炎热的夏季和身体不好的情况下，不要添加辅食，以免宝宝产生不适。要想让宝宝能够顺利地吃辅食，也有一个技巧，就是在宝宝吃奶前、饥饿时添加，这样宝宝就比较容易接受。另外，还要特别注意卫生，宝宝的餐具要固定专用，除注意认真洗刷外，还要每日消毒。喂饭时，爸爸妈妈不要用嘴边吹边喂，更不要先在自己嘴里咀嚼后再吐喂给宝宝，这很容易把疾病传染给宝宝。喂辅食时，要锻炼宝宝逐步适应使用餐具，为以后独立用餐具做准备。不要怕宝宝把衣服等弄脏，让宝宝手里拿着小勺，妈妈比画着教宝宝用，慢慢地宝宝就会自己使用小勺了。

## 喂养5个月宝宝的注意事项

父母在养育宝宝的过程中，有些喂养知识需要了解，特别必要的是，一定要知道宝宝饮食方面的禁区，否则会给宝宝的身体带来不必要的伤害。

### 〔不宜给宝宝吃的辅食〕

在这个月，下面这些辅食不宜给宝宝吃：不宜给宝宝吃颗粒状食品，如花生米、爆米花、大豆等，避免宝宝吸入气管，造成危险；不宜给宝宝吃带骨的肉、带刺的鱼，以防骨刺卡住宝宝的嗓子；不宜给宝宝吃不容易消化吸收的食物，如竹笋、生萝卜等。

### 〔不要用水果代替蔬菜〕

水果维生素含量不少，其功用是相当大的。但从矿物质含量来说就不如蔬菜多。矿物质包含许多元素，它们对人体各部分的构成和机能，具有重要作用，像钙和磷是构成骨骼和牙齿的关键物质；铁是构成血红蛋白、肌红蛋白和细胞色素的主要成分，是负责将氧气输送到人体各部位去的血红蛋白的必要成分；

铜有催化血红蛋白合成的功能；碘则在甲状腺功能中发挥着必不可少的作用。

因此，爸爸妈妈不要认为，已经给宝宝喂了水果了，就用水果代替蔬菜好了，这是不科学和不可取的。因为两者不能相互代替。

### 〔慎重对待市场上的婴儿辅食〕

市场上有很多婴儿吃的小罐头、鸡肉松、鱼肉松等半成品销售。给这个月的宝宝喂食这些半成品，并不是最好的选择，妈妈自己做辅食，才是最佳选择。

### 〔添加的辅食要鲜嫩、卫生、口味好〕

妈妈在给宝宝制作食物时，不要只注重营养，而忽视了口味，这样不仅会影响宝宝的味觉发育，也为日后宝宝挑食埋下隐患，还可能使宝宝对辅食产生厌恶，从而影响营养的摄取。辅食应该以天然清淡为原则，制作的原料一定要鲜嫩，可稍添加一点儿盐或糖，但不可添加味素和人工色素等，以免增加宝宝肾脏的负担。

## 补充铁元素

出生时从母体带来的铁，一般用到 4 ～ 5 个月已基本耗尽，5 个月的孩子容易出现贫血，如果饮食搭配不够均衡，就不能满足宝宝生长发育的需求。而增加富含铁元素的食物可以让宝宝健康地成长。例如蛋黄中铁的含量就较多，可以在牛奶中加上蛋黄搅拌均匀，煮沸后喂给宝宝。如果宝宝贫血较重，要由医生指导，口服宝宝补血蜜，但是家长千万不要自作主张给宝宝服用铁剂药物，以免产生不良反应。

妈妈需要确保宝宝是否已经吸收了足够的铁元素。因为，宝宝体内缺少铁元素无论是在身体的发展上还是精神的发展上都会引发很多问题。但是，在给宝宝补铁的过程中，家长也有可能给宝宝补了过量的铁。给宝宝补铁，一天最多可以补40毫克。

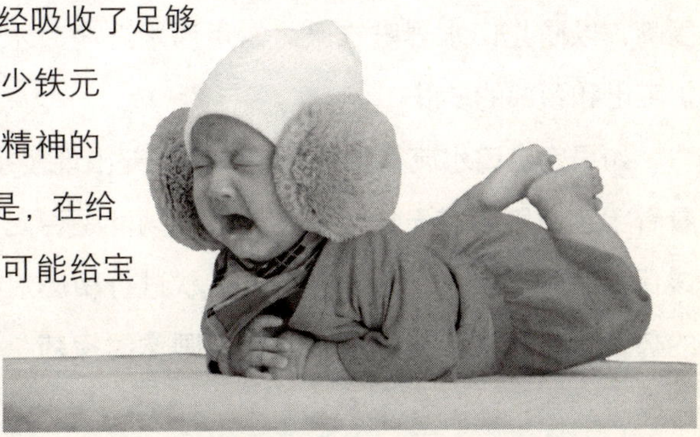

# 无微不至的生活护理

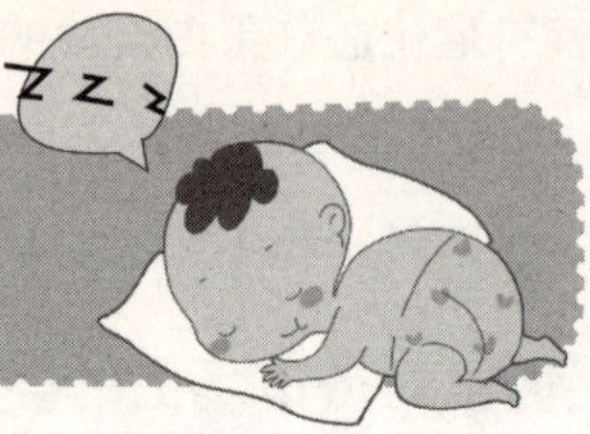

## 正确应对宝宝的口水

这个阶段的宝宝特别容易流口水，稍稍忘记擦拭，衣服就湿了。其实，口水多原本不是大问题，但如果清洁不当，就容易感染其他疾病。所以，父母需要加强宝宝平日的清洁卫生。

### 〔口水多的原因〕

在新生儿时期唾液腺不发达，宝宝口水仅足够湿润口腔黏膜，所以口水量并不多。直到宝宝长到 4～5 个月大时，饮食中逐渐补充了含淀粉等营养成分的食物，唾液腺受到这些食物的刺激后，唾液分泌明显增加。再加上宝宝的口腔小而浅，吞咽反射功能还不健全，不会用吞咽动作来调节口水，于是形成了所谓的“口水流不停”的现象。

### 〔日常护理〕

父母应该经常帮宝宝擦拭不小心流出来的口水，让宝宝的脸部、颈部保持干爽，以避免湿疹的发生。擦拭时不可用力，轻轻将口水拭干即可，以免损伤局部皮肤。尽量避免用含香精的湿纸巾帮宝宝擦拭脸部，以免刺激肌肤。给宝宝擦口水的手帕，要求质地柔软，以棉布质地为宜，要经常洗烫。给宝宝围上围嘴，以防止口水弄脏衣服。常用温水洗净口水流到处，然后涂上油脂，以保护下巴和颈部的皮肤。

如果宝宝口水流得特别严重或者局部出现了疹子或糜烂，就要去医院检查，看看宝宝口腔内有无异常病症、吞咽功能是否正常等。在皮肤发炎期间，更应该保持肌肤清洁、干爽，并可依症状进行相应治疗，如局部涂抹抗生素或止痒的药膏，最好在宝宝睡前或趁宝宝睡觉时擦药，以免宝宝不慎吃入口中，影响健康。

〔预防口水多的方法〕

坚持喂辅食的原则，是训练宝宝吞咽能力的最好方法。既可让宝宝适应成人的饮食，还可训练咀嚼、吞咽的能力，对宝宝口腔肌肉的运用有绝对的帮助。

## 清洗宝宝衣服有讲究

衣服对于宝宝来说，除了色泽、干净、整洁外，还要特别注重清洗的质量。衣服上有残留的洗涤剂，或是清洗方法不合理都会刺激宝宝的皮肤。洗衣皂属肥皂的一种，主要成分是脂肪酸钠，是由天然油脂经皂化反应制成，不仅去污能力强，而且对人体无毒副作用。

首先要注意的是，买回来的衣服一定要先清洗，再给宝宝穿。清洗衣物前，应仔细阅读衣服上的标志，注意水温、能否用洗衣机清洗、是否需要熨烫等洗衣指导。至于该不该用洗衣机洗，宝宝的衣服最好是手洗。因为洗衣机里藏着许多细菌，宝宝的衣物经洗衣机一洗，会沾上这些细菌，可能引起一些不必要的小麻烦，如皮肤过敏或其他皮肤问题。如果条件允许，不妨买个具有杀菌作用的儿童专用洗衣机，同时尽量使用45℃以上的热水，并且增加洗衣机的漂洗时间和次数，以有效清除洗衣液的残留，避免损伤宝宝的皮肤。

另外，家长也不要图省事将宝宝的衣物与家长的衣服混在一起洗，这样容易造成交叉感染。宝宝的浅色衣物不要和深色衣物混洗。 如果用手洗，用温水加适量的适用于宝宝的洗衣剂，浸泡 10 ～ 20 分钟后再放入清水中清洗，然后再在流动水中彻底冲洗干净。无论用什么方法清洗，洗后一定要在阳光下晾晒，虽然阳光可能会缩短衣服的寿命，但消毒作用是很强的。

## 爱护宝宝的口腔与牙齿

这个月龄的宝宝还没有长出牙来，但是细心的家人一定会发现宝宝身上的某些异常，比如食欲下降、轻微腹泻、喜欢流口水、爱吐泡泡、牙根发痒、爱咬妈妈的奶头或是硬物，这些都是宝宝开始出牙的征兆。为了保证宝宝的牙齿生长健康，家长要做好此阶段宝宝口腔卫生的护理工作，防止由于口腔不卫生而引起其他疾病或日后龋齿的发生。

宝宝出牙前，往往因为牙床的不适而喜欢啃手指，为此，妈妈要细心检查宝宝的口腔，保护好宝宝的口腔黏膜。因为不洁的手指或任何一点点的口腔外伤都可能会引起口腔的局部感染。

宝宝喝完奶后，妈妈可以用干净无菌的纱布蘸点清水清洁一下宝宝的口腔，也可以让宝宝喝些温开水,这些做法基本可以清除宝宝口腔里的乳渣或辅食残渣。

不能让宝宝养成含着乳头或是奶嘴睡觉的习惯，因为口腔中的细菌非常容易借助奶汁中残留的糖分，制造出大量的酸性物质，长期这样势必会腐蚀宝宝的牙床。

定期做牙科检查。很多宝宝的乳牙疾病在早期症状并不是特别明显，如牙齿错位、龋齿等，但是后来才发现，往往会错过预防和治疗的最佳时机。

保证宝宝身体健康，这是宝宝牙齿正常发育的基础。不少急慢性疾病可能会影响宝宝的面颌部及口腔的正常发育。如水痘、麻疹不利于牙齿组织的正常发育，影响牙齿的形状。消化不良、胃肠炎等疾病会破坏宝宝的营养状况，不利上下颌骨的正常发育，有的还会造成牙齿错位和畸形等。为了保证宝宝的牙齿健康发育，一定要做好这些疾病的防治工作。

## 注意出牙时的饮食

在宝宝出牙的开始，爸爸妈妈千万不可忽视饮食方面对牙齿的保健。

（1）坚持母乳喂养有利于保护乳牙。母乳喂养的宝宝要经常锻炼吮吸动作，这样可以使下颌调整到最佳状态，有利于宝宝颌骨及口腔牙齿的正常发育。如果是人工喂养的宝宝，妈妈也要尽量选用模仿母乳喂养状态的仿真奶嘴，并采取正确的哺乳姿势。同时，喂养时要注意奶瓶的倾斜角度，让宝宝吮吸时下颌可以做前伸运动。

（2）及时正确地添加辅食是宝宝牙齿和口腔健康发育的保障。辅食不仅能满足生长发育的宝宝的营养需求，而且像苹果条、磨牙饼干等食物还能有效锻炼宝宝乳牙的咀嚼能力，有助于牙齿的健康发育。

（3）出牙时适量补充含钙、磷等矿物质及多种维生素的食物。钙、磷等矿物质是宝宝牙骨质的重要组成成分，B 族维生素和维生素 C 又能满足牙釉质和骨质的形成，而且牙龈的健康还离不开维生素 A 和维生素 C 的供给。因此，要给宝宝提供富含这些营养素的食物，如蛋、乳、豆浆、鱼汤、蔬菜、水果等。

（4）出牙后要控制含糖食物的摄取。宝宝开始长出牙齿后，家长要适量控制宝宝进食那些含糖量较高的食物，即便是果汁也要适度，睡前最好不要给宝宝吃东西或是喝奶，尤其要避免喝着牛奶入睡。如果宝宝有这种习惯，最好是喝点水漱漱口再睡。

## 训练宝宝大小便

有的宝宝到了这个月龄大小便已很有规律了，宝宝可能已经学会自己使劲，特别是每次大便时小脸会胀得红彤彤的，紧皱着眉头，一副难受的表情，家长护理起来也特别省事。不过也有的宝宝尚未形成大便的规律，需要爸爸妈妈给予更多的关注和照料。如果宝宝不肯配合，或是超过 5 分钟还不肯排便，就不要再勉强他了。

有时宝宝有尿意也不愿意被家长把着尿，这时家长可以采用条件反射法进行训练。让其他人用杯子往宝宝的便盆里倒水，边倒边发出“嘘嘘”的声音，宝宝听到这种水声，看到流水的情景，就会很自然的尿出来了。这种办法试用一段时间后，宝宝就能掌握小便的规律了。

## 外出时的安全措施

有的家庭经常带着宝宝外出游玩或是自驾车游玩，无论身处何处，带宝宝外出可一定要注意安全。自己驾车出门，一定要让妈妈抱着宝宝坐在驾驶员的后面，并系好安全带。乘坐汽车时尽量避开人多的高峰时期，因为人多拥挤，车辆在道路上走走停停，可能会伤到宝宝，而且车厢空气不好、环境嘈杂，会让宝宝不安，容易哭闹。行走在户外时，如果是妈妈抱着，不要在宝宝的头上捂厚厚的单子，宝宝需要新鲜的空气，也喜欢看外面的世界。尽量避免带宝宝去人群复杂、嘈杂的地方，以免感染疾病。要尽量去空气清新的公园或是安静、绿化好的场所，要知道接触阳光和清新的空气是宝宝接受大自然馈赠的最好“养料”，有助于宝宝的健康成长。

# 5个月宝宝常见病预防与治疗

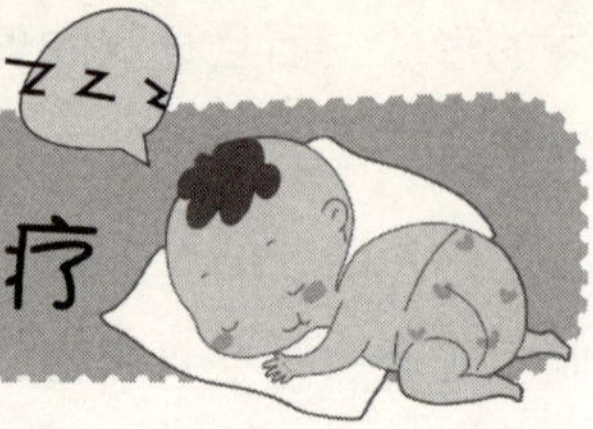


## 发烧

宝宝如果发烧，可能会有很多不舒服的症状，如：脸红、咳嗽、全身倦怠无力、酸痛、头晕、头痛、呕吐、腹痛、嗜睡、食欲不振、吵闹、不安、哭泣等，让爸爸妈妈感到很心疼。通常来说，如果宝宝体温在 38℃～ 38.5℃左右，且没有特别不舒服，精神状态良好，也就是说照样吃、照样睡及照样玩，就不必着急地送宝宝就医。宝宝发热体温在 39℃以上，应尽快带宝宝到医院就医。

### 〔宝宝发烧的可能原因〕

宝宝体温高，很有可能是穿得太多，或被子太厚，这时候，可给宝宝脱去一些衣服；也有可能是感染的症状体征。

### 〔宝宝发烧后的措施〕

如果宝宝夜晚突发高烧，爸爸妈妈可采取以下降温措施：保持室内温度在 21℃～ 23℃；让宝宝卧床休息。不断给宝宝喂冷开水，一晚大约喂 250 毫升。如果测量宝宝体温高于 39℃，则需用冷湿毛巾或冰袋为宝宝进行额部冷敷，并反复更换，以利于散热。使用温水擦浴，将宝宝置于比体温低 4℃～ 6℃的温水中浸浴 5 ～ 10 分钟，然后用大毛巾将宝宝全身擦干并轻轻按摩皮肤至发红为止。

可用 32℃～ 34℃的温水给宝宝洗澡，重点擦洗宝宝的前额、颈部、腋窝、腹股沟和四肢，整个擦浴时间为 10 ～ 15 分钟。

### 〔给宝宝量体温〕

当爸爸妈妈怀疑宝宝发烧时，就应该替宝宝量量体温。此外，当宝宝出现下列情况时，也应考虑是否该给宝宝测量体温了：过度流汗；皮肤干热；脸色非常苍白，或不寻常潮红；呼吸异常过快、过慢或暂停；有感冒症状，如流鼻涕、鼻塞、咳嗽、声音沙哑、喉咙痛等；情绪改变：焦躁不安或注意力不集中、无精打采；呕吐或拉肚子。

## 脂溢性皮炎

脂溢性皮炎是一种常见的皮肤发炎现象，该病可发生在几个月的宝宝身上。

脂溢性皮炎的症状有：鳞状、水疱样皮疹，大都在接触尿布的皮肤皱褶处；偶尔发炎的部位略有发痒。头皮有厚的略带黄色的鳞片（乳痂），其他部位，如额头、耳后和眉间等部位也出现乳痂；有时搔抓皮炎患处会引起细菌感染，如脓疱病等，使皮疹变得红肿、渗出。

爸爸妈妈可以在宝宝的皮炎患处使用乳化膏剂，清洁皮肤。最好不要给宝宝使用肥皂，以防刺激宝宝的皮肤。清洁皮肤后，可再涂擦类固醇激素软膏。

宝宝头皮上的乳痂一般在数周到数月后会自行消失，但我们还可以在宝宝的头皮上涂擦宝宝油或橄榄油，一夜后便可去掉难看的乳痂，第二天，可以用梳子梳下头皮屑，然后用水洗去。经常使用特制洗发膏或每天给宝宝梳头，可以防止鳞状屑的形成。

## 中耳炎

所谓中耳炎就是中耳发炎，它经常由普通感冒或咽喉感染等上呼吸道感染所引发。耳痛是中耳炎的主要症状，还伴有发烧和呕吐。中耳炎的其他症状还包括：宝宝因夜间痛醒出现啼哭，牵拉或摩擦单侧耳朵，部分听力丧失，耳朵出现排出物（此时往往疼痛会减轻，但这也表示鼓膜已经破裂）。

如果出现上述症状，妈妈应带宝宝去医院就诊。经过治疗，宝宝的中耳炎可以好转。如 2 ～ 3 个月仍不愈，转为慢性，虽疼痛可减轻，但宝宝会有体温升高，并伴有呕吐、哭闹等症状，严重时听力减退。如细菌侵入内耳或颅内，不仅听力大受影响，还可能引起一些严重的疾病，是很危险的。耳咽管会随着宝宝的长大而逐渐加宽，这样汁液更容易排出，中耳也就更不容易发生感染了。

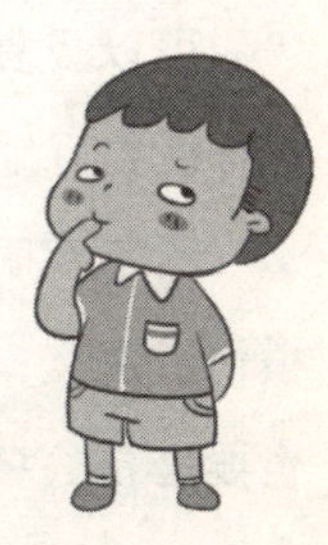

# 全面的能力培养与训练

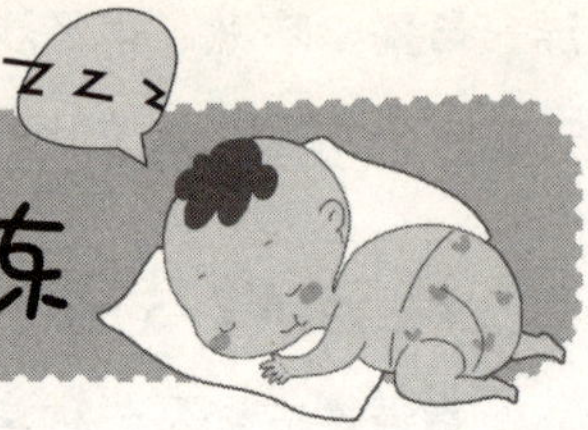

## 训练宝宝的五官能力

**5个月的宝宝五官能力已接近家长水平，此时期的五官训练如下：**

（1）追看蝴蝶。竹竿上系一只纸做的蝴蝶，家长手拿竹竿在宝宝上方速度平稳地挥动，让宝宝追着飘动的蝴蝶看。竹竿上也可以系其他物品，如气球、风筝等，当家长挥动的时候，宝宝的视线也会随着做前后、左右的转移。

（2）滚落玩具。把一个能滚动且发声的玩具，从桌子的一边慢慢地滚动到另一边，并让玩具自然落地，这时宝宝就会随着声音的方向去寻找玩具。

（3）寻找声音。宝宝坐在床上，家长把一个他熟悉的发声玩具藏在他身上的衣服内，或是藏在枕头下或被子里，让宝宝听到玩具的声音，去寻找它。

（4）用布抚摸。找一块光滑和一块粗糙一点的布，分别轻轻擦摸宝宝的皮肤，让宝宝体会不同的触觉感觉。

（5）闻婴儿护肤品。洗完澡给宝宝涂抹婴儿护肤品前，先让宝宝闻一闻，还可以是婴儿沐浴露等日常生活用品，让他感受各种香味。

## 给宝宝听音乐

5个月的宝宝对音乐表现出特殊喜好，有的还能随着音乐的节拍而扭动胳膊、腿。事实上，此时的宝宝已具有初步的音乐记忆力，对音乐有了初步的感受能力。从这个月龄开始，家长要有目的、有计划地让宝宝欣赏音乐。

可以反复听某一乐曲。宝宝在听音乐的过程中，能够加强对音乐的记忆，这样能更好地增强宝宝的音乐记忆能力，使宝宝从小培养对音乐的兴趣。

给宝宝听模仿动物叫声的音乐。如果爸爸妈妈能身体力行地为宝宝表演、模仿，那么，这更会增强宝宝“听”的效果，还能增进亲子感情。另外，家里也要准备好各种动物的彩色图片，配合着音乐，给宝宝展示这些精美漂亮的小图片上的各种动物，宝宝会更感兴趣，听音训练会更有意义，还能使宝宝心情舒畅，快乐健康!

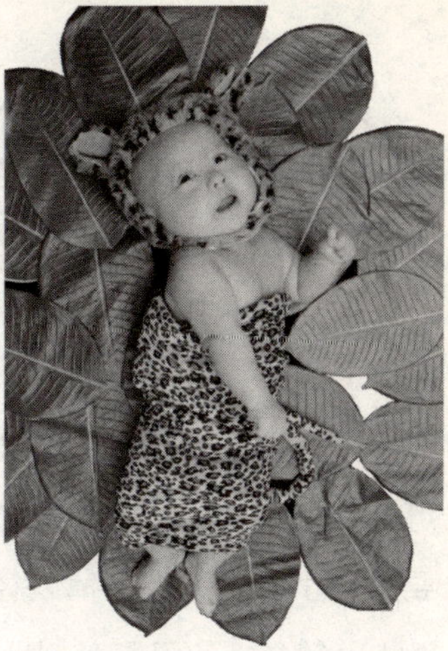

## 宝宝精细动作的训练

此期的宝宝，大动作和精细动作的发展都很不错。为了让宝宝的精细动作更好地发展起来，家长可以有意识地对宝宝进行一些精细动作的训练：

（1）自己抓东西。在桌子或是床上摆放大小不同的玩具或物品，鼓励宝宝自己用手去抓握。可以在宝宝洗澡后做这个训练，摆放的玩具不要太多，家长要注意好宝宝的安全工作。

（2）一手抓一个。在床上摆放两个小玩具或其他小物品，让宝宝先抓一个，家长再帮他抓另一个，然后把物品从宝宝手中拿回原处，让他自己去抓拿。

（3）捡玩具。把一些零散的、体积不大的玩具放在大盒子的外面，让宝宝把玩具一件一件捡到盒子里。训练的时候一定要有家长的看护，不能让宝宝把玩具放到嘴里，避免发生意外事故。选择的玩具也要尽量清洁，注意训练完毕后给宝宝洗手。

## 教宝宝看远处的物体

在教宝宝认识日常生活用品的同时，还要更多地指着远处的物体说给宝宝听。不管宝宝能不能听懂，都要多重复几次，让宝宝反复感知。比如远处的行人、车辆、升起的太阳等。带宝宝外出就是一个绝好的锻炼机会，不过不要去过于吵闹的地方，也不要在天气不好时出门。很多家长会问，为什么宝宝看远处会感觉目光呆滞？其实宝宝都会有一个时期发呆，宝宝这个时期是在想事情，有自己的心理和思想了，作为妈妈应该高兴。不过长时间的这样不是很好，毕竟宝宝小，应该是活泼好动的，所以，家长可以买望远镜类的玩具给宝宝玩，教给宝宝如何远望，如何看远处的风景等，这样既丰富了宝宝的知识，又有乐趣，相信宝宝会改变的。

# 全方位预防意外发生

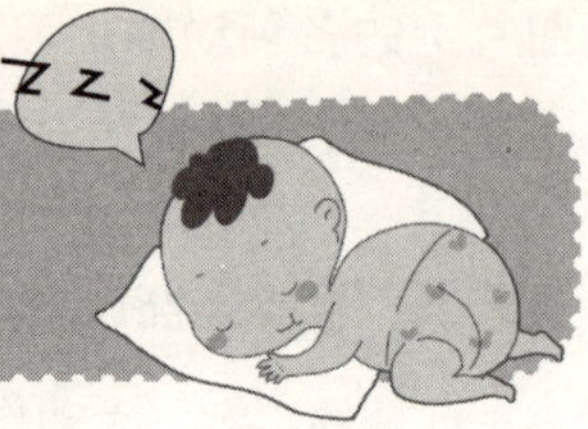

## 防止宝宝摔伤

俗话说“宝宝三抬四翻六坐，七滚八爬周走。”4～6个月宝宝会翻身了，可以从仰卧位到俯卧位或者从俯卧位翻到仰卧位。从这时起，爸爸妈妈对宝宝要加倍小心，绝不可掉以轻心，因为说不定宝宝什么时候不小心就从床上、沙发上、简易摇篮里翻落到地上。

为防止发生意外，爸爸妈妈应注意：

要选用有栏杆的宝宝床，只要孩子在床上，注意随时拉起栏杆，拴好挂钩，不可因离开时间短心存侥幸。因为事故往往就出现在一瞬间。

选宝宝床要注意栏杆间的距离，不要卡住宝宝的头和肢体。

不要把玩具用绳子拴在宝宝床上，因为一不小心绳子就会绕在孩子脖子上，十分危险。

宝宝床上不要放空塑料袋以免罩住宝宝头部，也不要放爽身粉、别针、易破碎的玩具等。

枕头、被子让孩子靠坐时，要牢靠，不可选过于松软的枕头和被子，以免宝宝坐不稳头埋在里面引起窒息。

宝宝的床不可过软，过于柔软的床不利于宝宝抬头、翻身、坐、爬、站等活动的开展；不利于宝宝脊柱弯曲的发育；软床加上柔软的枕头、被褥是造成窒息的潜在危险因素，应尽量避免。

## 防止宝宝吞食异物

宝宝在吃饭、饮水或吃药时逗笑或哭闹，很容易出现气管异物，严重者可导致窒息，危及生命；生活环境中的小虫等也可进入宝宝的鼻道或外耳道，成为异物，引起局部损伤。另外，宝宝周围的小物品，如：玩具上掉下来的小部件或某些很小的生活用品，都可能被宝宝放进嘴里，塞进外耳道或鼻孔，从而出现食管异物、外耳道异物或鼻道异物。爸爸妈妈要格外小心。

## 注意宝宝服装的安全

宝宝长到第 5 个月时，已经能自己动手往嘴里喂东西，他会抓住衣服上的扣子，本能地放进嘴里。因此，给这个月龄的宝宝准备衣服时，最好不要钉扣子，以免被宝宝误食。此外，还有一点要格外引起妈妈或爸爸的注意，那就是还要经常检查宝宝的内衣裤上是否有脱下的线头。在众多的宝宝护理实践中，曾经出现过不少典型的例子，不是宝宝的小手被内衣的线头缠伤，就是宝宝的小脚丫被勒伤，更有甚者，男宝宝的阴茎有时会被内裤里的线头勒破、勒伤甚至引发感染。

## 避免宝宝洗澡时出现意外

为了避免在给宝宝洗澡时出现意外，你最好把防滑垫放在浴盆里。洗澡时，注意别把水和洗发精弄进宝宝的眼睛里，哪怕是最柔和的洗发精也会对宝宝的眼睛产生刺激，再加上此时的宝宝还不懂得自我防护，当水流或洗发精从头上流下来的时候，也不会自动闭上眼或低下头。洗完之后就在原地给宝宝换衣服，千万不要把湿漉漉、滑溜溜的宝宝抱到椅子或什么光滑的物体上，以免摔着宝宝。在整个洗澡过程中，都不要让宝宝一个人待在浴盆里，即便宝宝已经会坐了。

## 日常护理谨防事故

由于宝宝的抓握能力增强，妈妈爸爸一定要特别注意安全。千万不要把药品、洗涤用品等物品放在宝宝能抓到、摸到的地方，以防误食中毒；盛好的热粥、米糊、菜汤等也不要放在宝宝能摸到的地方，以免烫伤宝宝。这个月宝宝的腿脚力量逐渐增大，应在床下铺上毛毯或地毯，以免宝宝直接摔到地上。这样，宝宝即使从小床摔到地上时，就是碰着脑袋也不会有什么大的危险，但如果不慎碰到金属器具等，就会造成不必要的伤害，还有可能终生留下瘢痕，所以，宝宝的床边或床下都不要放置铁制的玩具、电熨斗或暖水瓶等物品，以免发生意外。

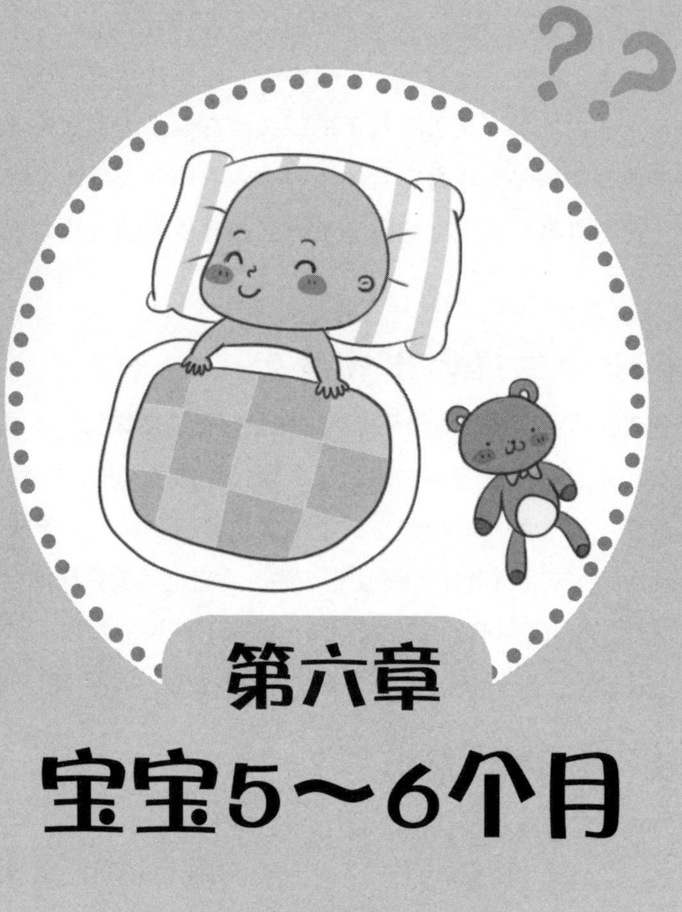

# 第六章

# 宝宝5～6个月

# 6个月宝宝发育状况

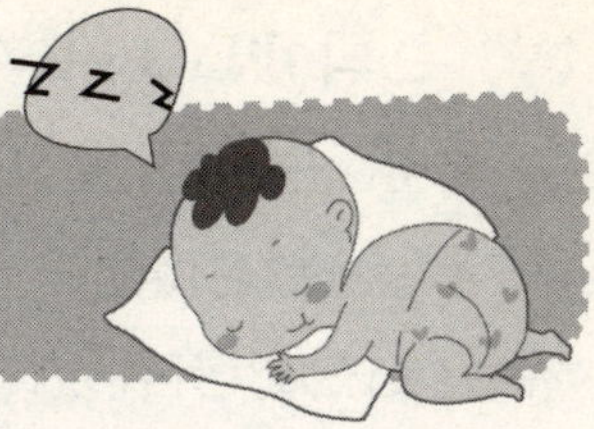


## 宝宝身体发育水平

宝宝此时身体发育呈减缓趋势，但总体还是稳步增长。

### 〔身高〕

身高平均增长 2.0 厘米左右。户外运动对宝宝身高的增长有很大促进作用，同时，还能让宝宝沐浴阳光，促进钙质吸收，使骨骼强壮促进宝宝的智能发育。

### 〔体重〕

体重可以增长 450 ～ 750 克。食量大、食欲好的宝宝，体重增长可能比上个月还大。如果每日体重增长超过 30 克，或 10 天体重增长超过了 300 克，就应该适当减少牛乳量。

### 〔头围〕

头围可增长 1.0 厘米。头围的增长从外观难以看出，增长的数值也不大，头围的大小也不是所有的宝宝都一样的，存在着个体差异。

### 〔囟门〕

前囟尚未闭合，大约是 0.5 ～ 1.5 厘米。新手父母会担心，前囟闭合过早会不会影响大脑发育。妈妈的这种担心也是有一定道理的，但大多数情况是宝宝前囟小所造成的一种假象。前囟小，并不等于闭合；前囟小，也不能证明就会提前闭合。有的宝宝生下来前囟就不大，在整个发育过程中，前囟的变化也不大，大多数是在 1 岁以后才开始逐渐闭合的。如果是小头畸形、狭颅症或石骨症等疾病，除了囟门小、闭合早外，还会有头围小、骨缝闭合、重叠、智能发育落后等表现。

## 全身肌肉能力逐渐增强

宝宝刚出生时，全身上下都是“软”的，所有的肌肉包括骨头都尚未结实起来，不能支撑他做动作。在宝宝长到 6 个月的时候，他的肌肉就步入了比较旺盛的发育阶段，外在表现就是宝宝做出的不同动作。

宝宝在出生后的第 4 或第 5 个月时，就能把身体从平躺改变为侧躺。慢慢的，他就可以翻身了，让自己从仰卧变为俯卧的姿势。大部分宝宝都会在 5 个半月之前学会翻身。宝宝学会了翻身，说明他的背部肌肉已经开始正常“工作”，能够支撑他做一些简单的动作。

这时宝宝还学会了踢腿。如果家长发现宝宝在脚部受到重压的时候用力蹬踹，或者宝宝自己仰卧在床上时常常把脚抬起来，就说明他的腿部肌肉开始发育了。时常踢腿是宝宝变得强壮的表现之一。

此时的宝宝除了翻身、踢腿，还会用手去够想要的东西。这就要用到他手臂上的肌肉。因此，当家长用他喜欢的玩具和他玩耍时，他就会伸着胳膊去要，或是在自己玩耍时不停晃动着自己的胳膊。这些都是肌肉能力逐渐增强的表现，家长也可以利用这段时间锻炼宝宝的肌肉力量。

## 宝宝会翻身、会坐了

此时宝宝全身的肌肉功能开始逐渐加强，有了能动性，小宝宝就开始变得不老实了，总想到处“转转”。6 个月的宝宝大部分都可以翻身了，他们可以从仰卧位翻成侧卧位，再从侧卧位翻成俯卧位，之后就可以由俯卧位翻至仰卧位。这简单的 360 度翻滚，在家长看来是再微不足道的一件小事，但对于小宝宝来说意义却非同一般。会翻身的孩子，活动的范围就会增大，他能接触到、看到的东西就多了。这可以拓宽孩子的认知，加快他探索外界的速度。5 个多月的宝宝在俯卧时，可以用臂肘支撑着身体将胸微微抬起，虽然腹部还是贴着床面，但这不仅可以提高他的视野角度，还能锻炼肘部的肌肉。在仰卧时，小家伙会喜欢把两腿伸直举高，“审视”自己的腿到底有多美。当宝宝长到 6 个月时，就可以相当灵活地控制翻身动作了。

## 宝宝语言发育水平

这个月的宝宝，仍然不会说话，但对语音的感知更加清晰，发音变得主动，会不自觉地发出一些不很清晰的语音，会无意识地叫“mama”“baba”“dada”。

现在的宝宝，只要不是在睡觉，嘴里就一刻不停地“说着”，尽管爸爸妈妈听不懂宝宝在说什么，但还是能够感觉出宝宝所表达的意思。如宝宝会一边摆弄着手里的玩具，一边嘴里发出“喀…哒…妈”等声音，好像自己跟自己在说着什么。如爸爸妈妈拿着小布熊逗宝宝玩，宝宝会拍着小手，嘴里还“哦”“哦”地叫着，对小布熊表现出极大的兴趣。如妈妈拍着手叫宝宝的名字，宝宝也会张着自己的小手，嘴里“啊”“喔”地叫着，似乎在应和着妈妈。当爸爸问宝宝“妈妈在哪里时？”宝宝就会朝妈妈看，脸上露出欣喜的样子。有时宝宝还把自己的小嘴嘟起，嘴里吐出泡泡来。这一切都说明，宝宝的语言能力有了很大的提高。

## 宝宝情绪反应水平

现在的宝宝高兴时会笑，受惊或心情不好时会哭，而且情绪变化特别快，刚才还哭得极其投入，转眼间又笑得忘乎所以。当妈妈离开时，宝宝的小嘴一扁一扁地似乎想哭，或者哭起来。如果宝宝手里的玩具被夺走，就会惊恐地大哭。当宝宝听到妈妈温柔亲切的话语时，就会张开小嘴咯咯地笑着，并把小手聚拢到胸前一张一合地像是拍手。如果妈妈躲在宝宝看不见的地方喊宝宝的名字，宝宝就会东张西望地寻找声音的来源，发现后就笑得很开心。

## 宝宝心智发育水平

宝宝6个月大时，对周围的事物有了自己的观察和理解。宝宝对外人亲切的微笑和话语也能报以微笑，看到严肃的表情时，就会不安地扎在妈妈的怀里不敢看。听到别人在谈话中提到他的名字，就会把头转向谈话者。当妈妈两手一拍，伸向宝宝时，宝宝就知道妈妈是想抱他，也就欢快地张开自己的胳膊。当妈妈拿起奶瓶朝宝宝晃晃，宝宝就知道妈妈要喂奶，于是就迫不及待地张开小嘴。有时妈妈假装板起脸呵斥，宝宝的神情也会大变甚至不安或哭闹。对一些反复使用的词语，如“妈妈”“爸爸”“吃奶”和“睡觉”等，宝宝也能理解。

# 饮食营养全攻略

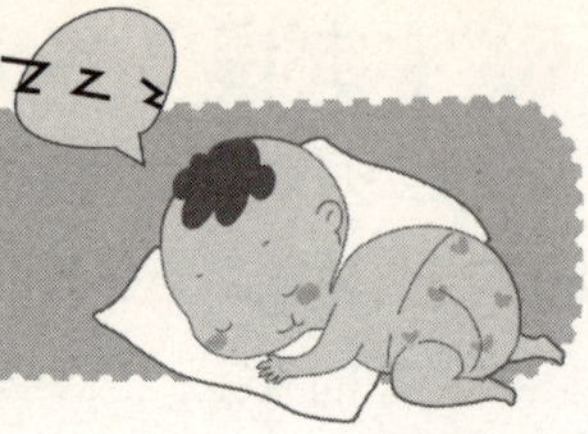

## 宝宝的饮食每天要有五大类

宝宝辅食添加品种有：

添加固体食物。如粥、烂面、小馄饨、烤馒头片、饼干、瓜果片等，以促进牙齿的生长并锻炼咀嚼吞咽能力，还可让宝宝自己拿着吃，以锻炼手的技能。

添加杂粮。可让宝宝吃一些玉米面、小米等杂粮做的粥。杂粮的某些营养素高，有益于宝宝的健康生长。

增加动物性食物的量和品种。可给宝宝吃整个鸡蛋了，还可增添肉松、肉末等。

为使宝宝的营养均衡，每天的饮食要有五大类，即母乳、牛乳或配方奶等乳类，粮食类，肉、蛋、豆制品类，蔬菜、水果类及油脂类。

## 添加辅食不要影响母乳喂养

母乳仍然是这个月婴儿最佳的食品，不要急于用辅食把母乳替换下来。上个月不爱吃辅食的宝宝，这个月有可能仍然不太爱吃辅食。但大多数母乳喂养儿到了这个月，就开始爱吃辅食了。不管宝宝是否爱吃辅食，都不要因为辅食添加而影响母乳喂养。

## 鱼肝油是宝宝健康好帮手

众所周知，鱼肝油具有预防、治疗佝偻病和补钙的功效。鱼肝油已经成为宝宝在成长时期强壮骨骼所必需的营养品。鱼肝油中含有维生素 A 和维生素 D。维生素 A 对宝宝夜间的视觉和上皮细胞的完整性有重要的促进作用，它可以防止缺乏维生素 A 而引起的夜盲症。而维生素 D 可以帮助钙质充分吸收，促进宝宝骨骼钙化。由于鱼肝油具有如此多的好处，所以颇受家长欢迎。但是有些家长认为，越是好的东西就越要多吃，只有这样才能让宝宝的身体得到更多的营养。

这其实是一种极为错误的理解，物极必反就是这个道理。如果给宝宝过量地服用鱼肝油，就会造成宝宝发生慢性中毒，给宝宝的身体健康造成伤害。

## 锻炼宝宝的咀嚼能力

此时小宝宝的牙齿还没有完全长出来，或者有的宝宝还没有牙齿，不能咀嚼食物。所以有时家长就喜欢用自己的嘴巴把食物嚼碎，再喂给宝宝吃。这样虽然能让宝宝吃到更多的食物，但是这种方式也很容易传播疾病。而且食物经过咀嚼，营养也被咀嚼的人吸收了，宝宝吃到的只是一些食物残渣而已，没有任何营养。

除此之外，宝宝的咀嚼能力是一种孩子需要锻炼的技能，通过自己的嘴咀嚼食物还能刺激牙龈，促使宝宝的乳牙快点长出来。因为宝宝的牙已经长出来一些，可以自己吃比较稀软的食物。所以家长从这个时候就要练习用勺子给宝宝喂辅食，让他自己用乳牙或牙龈咀嚼。家长可以在吃饭的时候试着用勺子喂宝宝，如果宝宝开始的时候表现得比较抗拒，家长可以多尝试几次，时间久了宝宝自然能够学会如何吃勺子里面的食物。

## 给宝宝吃肉类食品

动物性食品，也就是肉类食品，是优质蛋白的重要来源。肉类蛋白中的赖氨酸含量很高，解决了植物性蛋白中赖氨酸不足的问题，而且肉类中所含的丰富胆固醇和脂肪酸是宝宝发育所必需的。

肉类中的脂溶性维生素 A、维生素 E、维生素 K 等较为丰富，还含有叶酸、泛酸等水溶性维生素，这些都是婴幼儿健康成长发育不可缺少的营养素。肉类中的铁、锌等矿物质和微量元素在人体中的吸收率和利用率很高。由此可见，肉类食品应当成为婴幼儿食物组成中重要的一味。肉类作为高脂肪、高蛋白食品，

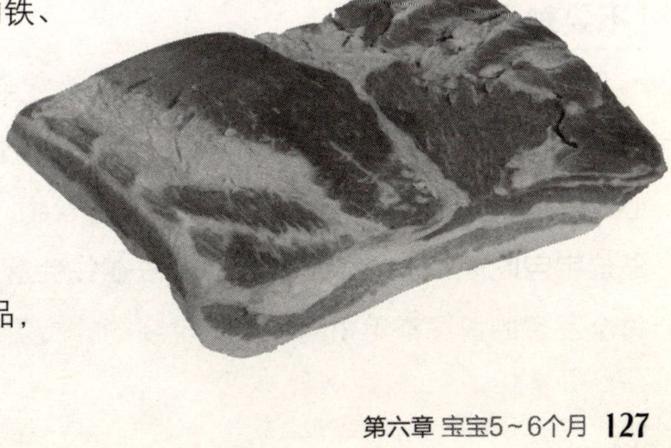

过量食用或偏食对中国人的体质有负面影响，常会引发肥胖、高血压、脂肪肝等慢性疾病。这些疾病在肥胖儿童中也有发生。所以给宝宝添加和制作肉类食品需要科学而合理。

### 〔什么时候开始吃〕

从宝宝 5 ～ 6 个月起，在他机体状况良好的情况下可开始添加鱼肉、虾肉少许。鱼肉、虾肉的纤维成分较少，肉质鲜嫩，易于消化吸收，特别适合婴幼儿食用。而且鱼虾类脂肪酸中，EPA、DHA 含量较高，对婴幼儿神经系统发育有良好的作用。

### 〔怎么样给宝宝吃〕

刚开始时应从单个品种开始，少量添加。要为宝宝选择新鲜、无污染的鱼虾，剔除鱼刺和虾壳后烹调。烹调方法尽量简单，以清蒸为好，不要添加任何调味品。宝宝的味觉处在早期形成阶段，要让他体验食物的原有风味，不要增加其他味道，以免掩盖食物的真实滋味。此外，宝宝的肾脏功能尚不健全，过量吃盐不利于宝宝健康。宝宝的牙齿刚刚萌出，要将蒸熟的鱼、虾碾碎，用小勺喂宝宝吃。

### 〔一边喂一边观察〕

观察宝宝有无过敏或其他不适。如果宝宝表现正常，可继续添加其他种类。同时注意观察宝宝的表情和反应，一般情况下健康的宝宝都喜欢吃鱼虾。爸爸妈妈要注意的是，即使宝宝食欲再好也不要过量喂食，以免宝宝消化不良或“伤胃”。观察宝宝的皮肤反应和排便情况，如果一切正常，可逐渐增加摄入量。如果宝宝拒绝食用，不要硬塞，应先分析拒食的原因，再对症下药。

### 〔不要勉强宝宝〕

注意宝宝进食量要由少到多，不要勉强宝宝。如果宝宝拒食，一定有理由，年轻妈妈应尽量找出原因。对体质较弱、有挑食习惯、“难喂养”的宝宝要有耐心。妈妈不能看到其他宝宝已经能吃很多食物，而且长得很壮，就加大宝宝饭量，逼迫宝宝吃肉。这种急于求成的做法往往会造成宝宝的逆反和抵触情绪。其实每个宝宝的情况都不相同，而且宝宝的饮食爱好受父母遗传等因素影响，具体应用时要掌握个体化原则。

〔寻找宝宝拒食原因〕

纤维过粗过长。肉类应挑选肉质细嫩的部位，做的时候可以先整块炖烂，然后切碎连肉汤一起拌在主食里喂宝宝。

过于油腻。肉类可以留少许肥腻部分，但是一定不能多，否则宝宝容易倒胃口。

口味偏好。给宝宝的食品应该清淡一些，应挑选新鲜肉类，避免腥味，而且要少放调味品。但宝宝也有他的口味特点，妈妈不要用自己的喜好代替宝宝的口味，要多收集儿童菜谱，变换花样，调节食欲，吸引宝宝就餐。

家庭排斥。父母应避免在宝宝面前谈论食物的偏好，以免宝宝在心理上拒绝某一种肉类。

用餐环境。要让宝宝在愉快、安详的就餐环境下用餐，让宝宝细嚼慢咽，慢慢享用，这样有利于消化吸收。

## 辅食不要太咸

宝宝辅食中适当加点盐，可使其味道鲜美，并能刺激味觉，促进食欲。但由于宝宝肾功能尚未发育成熟，不能像成人那样浓缩尿液以排出大量溶质，若吃的辅食太咸。会使血液中溶质含量增加，肾脏为排出过多的溶质，需汇集体内大量水分来增加尿量。这样，不仅会加重肾脏负担，还会导致身体缺水。另外，宝宝长期吃过咸的辅食，体内钠的含量增加。会影响钾在体内的分布，致使机体内钠、钾比例失调，发生新陈代谢紊乱。因此，宝宝的辅食应以清淡为宜，稍稍有些咸味即可。

## 警惕宝宝食物过敏

未满周岁的宝宝比较容易出现食物过敏，因此妈妈在给宝宝增加新的辅食品种时，一定要把每种食物都分开添加，以免分辨不清导致宝宝过敏的原因。在添加每种新食物时，要注意观察宝宝有没有过敏反应，如腹泻、呕吐、皮疹等，一旦出现以上这些症状，要马上停止喂这种食物。

# 无微不至的生活护理

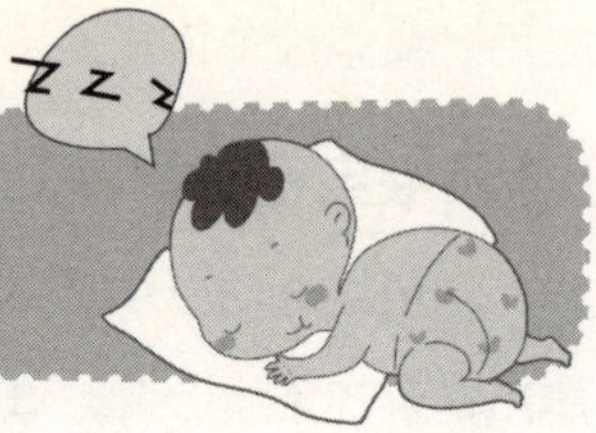

## 防止宝宝踢被子

宝宝踢被子的原因有很多。一是因为睡前盖得太厚，宝宝感觉热了就会踢被子。或睡前喝水多、有尿，或是睡前特别兴奋，都容易导致宝宝翻来覆去睡不踏实，乱踢被子。所以，爸爸妈妈要分析宝宝踢被子的真正原因，比如：及时为宝宝检查身体，避免缺钙的情况发生；可在宝宝睡前读读书、讲讲故事，进行一些安静的活动；睡前少饮水、少吃含水分多的水果，才能对症下药。

有些宝宝睡觉就是不老实，为了避免他们踢被受凉，也可以采用一些小方法：

把宝宝放在睡袋中。睡袋两边有拉链，这样即使宝宝踢被子也不会掉。

不要让宝宝脱光了睡，而要穿件小睡衣，或是在宝宝腹部围上柔软的单子，以保证踢被后宝宝的腹部也不会受凉。把一个荞麦皮的小枕头压在宝宝脚下面的被子上，这样可以使宝宝的被子不掉。

用比较大的晾衣服的夹子将被子固定在宝宝的床上，这样被子就不会掉下。

把被子底下的两个角缝个布带子（或宽的松紧带），睡前把带子固定在宝宝床的栅栏上，这样宝宝怎么踢也不会掉了。

天气热的时候，只盖宝宝的肚子，膝盖下不盖，给宝宝穿一双纯棉的袜子就可以了。

## 做好宝宝牙齿和口腔的清洁工作

宝宝已经开始出牙了，爸爸妈妈要做好宝宝的牙齿和口腔周围的清洁工作。

### 〔学会帮宝宝刷牙〕

6 个月的时候，呵护宝宝牙齿的行动进入关键时期。这时，爸爸妈妈不仅需要仔细观察宝宝牙齿萌出是否异常，更需要耐心细致地为宝宝清洁牙齿。将干净的手帕弄湿，把手帕裹在食指上，涂一粒绿豆大小的儿童牙膏。用食指擦宝宝的牙齿及牙龈。对于小宝宝而言，可以换用清水湿润的手帕将牙膏擦干净，对于大一些的宝宝，则可以让他们跟妈妈学习将嘴里的牙膏泡沫吐掉并漱口。

### 〔注意口腔周围的卫生〕

由于宝宝牙齿萌出时对三叉神经的刺激，会引起唾液分泌量的增加，但这时宝宝还没有吞咽大量唾液的习惯，口腔又浅，唾液就流出来了，妈妈可以给他们的脖子下面垫一块纱布或围嘴，免得把衣服弄湿了。每天用清水清洗脸部，并涂抹上宝宝专用护肤霜。

同时，宝宝开始长牙后，使用奶瓶会使奶水渗透到牙齿根部，容易引起发炎或病变。因此，要开始训练宝宝正确使用杯子。训练时，可首先给宝宝一个空塑料杯，让宝宝先熟悉一下，再往杯中加入些清水或牛奶。妈妈和爸爸在训练时应当耐心细致，持之以恒。

## 给宝宝衣物做全面“体检”

5～6个月的宝宝总是很喜欢动来动去，漂亮、干净的衣服不一会儿就会沾满了污渍，因此常需要换干净衣服，洗脏衣就成了妈妈经常要做的事情。家长要知道，宝宝衣物从挑选到洗涤、晾晒，都是有学问的，稍有差错就有可能使宝宝遭受不必要的苦楚。所以，爸爸妈妈在为宝宝添置新衣服时，一定要对宝宝的衣物做个全面的“体检”。

· 挑选。衣服的质地一定要柔软，纯棉面料的衣服具有吸水、透气、保暖性良好、穿着舒适的优点。妈妈在选材料时要记得查看成分说明，以免不良的材料给宝宝带来不利影响。衣服的颜色最好是浅色，因为宝宝都有把东西放进嘴里的习惯，如果衣服的颜色较深，颜料就有可能被吃进肚子里。衣服的款式不要过于复杂，拉链、纽扣、绳带都有可能损伤宝宝的皮肤，越简单的款式对宝宝越有利。如果宝宝在穿上新衣服后有起疹、咳嗽、皮肤红痒等症状的时候，就要立刻停止穿着。

· 洗涤。增白剂确实能让宝宝的衣物变得洁白，但是过多的增白剂会刺激宝宝的皮肤。当它们进入宝宝的身体后，会和蛋白质结合，增加宝宝肝脏的负担。

·晾晒。太阳光中的紫外线是最有效且最安全的“消毒剂”。家长只需要把宝宝穿的衣服或盖的被子放在阳光充足的地方晾晒，就能够消除残留在宝宝衣物上的细菌，让宝宝安全、健康地成长。

·除污。可把胡萝卜研碎后拌上盐，涂在污渍处，用手反复揉搓，再用水漂洗干净。在血渍、奶渍处用生姜擦洗，效果也很好。陈旧的尿渍，可用温热的洗衣粉（肥皂）溶液或淡氨水或硼砂溶液搓洗，再用清水漂净。

## 不要让宝宝的肚脐受凉

家长要在日常生活中时刻注意防止宝宝的肚脐受凉，以免他着凉难受。防止肚脐受凉的方法有很多，比如：

妈妈可以给小宝宝做一个肚兜，盖住他鼓鼓的小肚皮。这样即使裤子往下褪，仍然能保证肚脐在肚兜的覆盖下。为了防止肚兜向上掀起，可以在肚兜后面用松紧带连上，系在腰部。如果家里没有人会做，也可以购买专用的护脐带。

此外，夏季开空调也要得当。空调温度设置得过低、夜里开空调睡觉都会对宝宝产生一定的影响。过冷的温度会让宝宝患上感冒，到时就不只是腹泻那么简单了。家长可以将空调的温度设定得稍高一些，26℃～28℃的气温就很适合宝宝睡眠，只需给宝宝盖层毯子就能让他安然入睡。

除此之外，空调或电风扇都不能对着宝宝直吹，即使他再热，也不能采用这种方法降温，家长可以用扇子轻轻地给宝宝扇风，逐渐降温。防止宝宝肚脐着凉还要减少穿开裆裤的次数，连身衣能够很好地保护宝宝的肚脐。小肚皮和肚脐在衣服的包裹下会格外温暖。或者将宝宝的上衣塞到裤子里，也能起到防风的作用，双层保护更不会让宝宝着凉。

## 给宝宝准备合适的鞋

这个月的宝宝还不会走路，但由于此时的宝宝活动能力逐步加强，特别是脚部的活动，如蹬腿、踢腿等动作比以前明显增多，为了避免宝宝脚部皮肤的摩擦，保护娇嫩的脚趾甲，给宝宝准备一双合适的鞋还是很必要的。

所谓合适的鞋，首先应根据宝宝不会走路的特点出发，选择那些用可透气的真皮或布等材质制成的，鞋要轻便，鞋底要柔软富有弹性，最好是你的手隔着鞋底都摸得到宝宝的脚趾。那些用塑胶材料制成的，或者有坚硬外壳的皮鞋都是不适合的。宝宝的鞋也要适当宽松一些。买鞋时可以用拇指压压，鞋的长度要以宝宝最长的脚趾和鞋尖保留拇指的宽度为宜。鞋的宽度应以脚部最宽的部分能够稍加挤压为宜，如果尚能挤压，宽度就足够了。为了给宝宝的小脚丫留下发育的空间，千万不要给宝宝穿太小、太紧的鞋子。

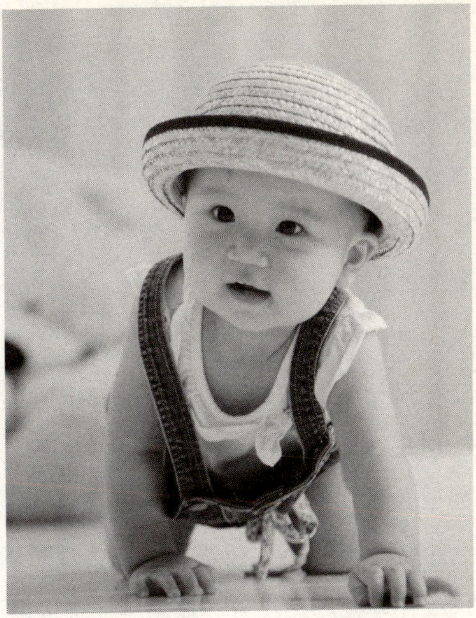

## 宝宝不要过早用学步车

很多家长在宝宝 6 个月大时，认为既然宝宝已经能坐、能站了，就可以学走路了，于是开始给他们买学步车，而且许多家长为了防止宝宝摔倒或怕孩子乱抓东西不安全也主张让孩子用学步车。其实，医学研究证实，学步车不仅不能促进宝宝运动发育，而且还会影响宝宝的身心发育。调查资料也说明，在学步车里长大的孩子，肢体能力和语言发展明显不如自然学会行走的孩子。

要知道行走是负重运动，当关节肌肉还未达到负重要求时，过早行走会影响宝宝下肢发育。而且这个月龄的宝宝骨骼中含钙较少，骨骼很软，过早过多使用学步车，容易出现“X”或“O”型腿，如果长时间坐在学步车中，还可能限制孩子许多自主的手、眼、脚的配合动作。如果宝宝看到通过自己的努力能够自由行走，或是拿到身边物品的话，对他心智方面的成长也会非常有利。为此，家长不能为了安全、为了省事而忽略宝宝的心智成长，应尽量不用学步车或是尽量减少使用学步车。月龄在 11 个月以上的宝宝才可以坐学步车，但每次时间也不宜过长。

# 6个月宝宝常见病预防与治疗

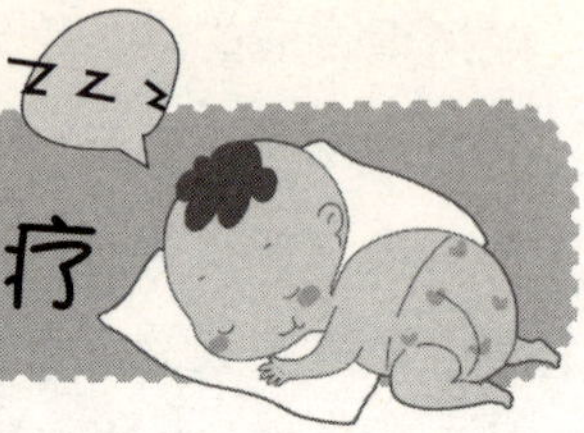

## 哮喘

哮喘一般在宝宝出生6个月左右以后出现，开始时是咳嗽和打喷嚏等感冒症状，逐渐会出现呼吸困难，每次呼气时，喉咙就会出现呼呼作响等哮喘的症状。特别是在宝宝夜间发作时表现更为严重，宝宝常常不能入睡，脸色变差，有时甚至变紫。在宝宝难受得不能睡觉时，爸爸妈妈应扶起宝宝的上身，帮宝宝摆一个舒适的姿势。爸爸妈妈还要使室内保持适度的湿度，注意换气，并注意给宝宝补充充足的水分。如果这样宝宝仍然持续发作，就要带宝宝去看医生。

## 咳嗽

宝宝在这个月龄的时候，有时在夜里睡觉或是早上醒来时都会咳嗽一阵子，如果是夜里咳嗽的话，会把晚上喝的奶也一起吐出来，家长如果把耳朵贴到宝宝后背上，还能听到“呼噜呼噜”的积痰声和“咝咝”的喘息声。不过也有的小宝宝从1个月开始就会一直出现这种反应。

如果宝宝虽然表面上有点咳嗽，但是情绪还很好，吃奶吃得很香，也非常爱笑，并且没有发热症状，就不用把这种症状视为很严重的疾病。如果宝宝经常咳嗽，并且会显得无精打采的，家长就一定要带宝宝去医院接受诊治，如果被诊断为“哮喘性支气管炎”或是“小儿哮喘”，家人就要格外认真地护理宝宝，但也不能偏执地认为单纯依靠药物才能把痰去掉。

## 夏季宝宝头疮

有的宝宝在夏季头上会长出脓疮，有的宝宝只长三四个，可是，有的宝宝严重时满头都是脓疮，密密麻麻的，而且还可能出现38℃左右的发热症状。每当宝宝睡觉碰到脓疮，就会哇哇大哭。宝宝疼痛难忍，爸爸妈妈更是心疼不已。

这种情况主要是因为挠破了痱子后引起化脓菌感染所造成的，为了避免宝宝出现这种问题，最好是在开始起痱子时，就经常给他剪指甲、勤换枕巾，以保持清洁。对于早期的脓疮，一定要尽早治疗，青霉素是非常有效的。如果脓疮有部分已经化脓，而且也变软，则必须到外科将其切开。待脓疮痊愈以后，耳后、脑后部会留有两三个淋巴结肿块，这些肿块极少会化脓，如果摸着不痛，就不要去管它，用不了多久就会慢慢变小。

## 枕部扁平

枕部扁平的情况一般从 3 个月左右开始显现出来，5 ～ 6 个月时最为明显。为了防止宝宝脑袋后部扁平，不少家人平时经常抱着宝宝，睡觉时也尽量避免让宝宝朝向一侧，不过无论怎么努力都还是难免有宝宝会变成扁平头。

其实，宝宝头部发育形状不管是凸出还是凹陷，与大脑内部的功能是没有关系的。为了解决这个问题，可以将宝宝睡觉的床掉换一下方向。一般来说，枕部扁平的宝宝在 3 ～ 4 岁后就不明显了，到了上小学的年龄就更看不出来了。爸爸妈妈应根据宝宝的长相来决定宝宝的睡姿，例如有的宝宝颧骨较高，如果再让他趴着睡的话，以后颧骨会更高，这样的宝宝采取左右侧睡的方式比较合适。采取俯卧睡姿有一定风险，必须有专人看护，随时注意宝宝的呼吸是否通畅。

## 宝宝感冒了

最明显的是宝宝气色不好，变得爱哭、爱闹，不肯吃奶或吃饭。宝宝一旦出现这些现象，家长应考虑他是否患感冒了。应该及时给宝宝测体温，看看是否发烧。体温超过 37.5℃为发热，超过 38.5℃为发烧。观察宝宝是否有鼻塞、流涕、咳嗽等现象。有些病重的宝宝还可能出现恶心、呕吐、肚子痛等症状。但需要当心出现高热惊厥，或其他一些严重的现象，一旦发现及早就医。有些传染病的早期症状和感冒相似，容易混淆。密切观察孩子的身体情况，若有红肿、牙龈渗血、鼻出血等症状，及时送医院。发热期间，宝宝应该卧床休息。发热时消化功能减弱，需要适当减少奶量，一般掌握在 1/3 左右。已经吃辅食的宝宝，应该进食清淡食物，如米粥、面条和鸡蛋羹等。多饮水。当宝宝体温超过 38.5℃时，应用物理方法给他降温。如用冷水毛巾敷前额，头枕冰袋等。

# 全面能力培养与训练

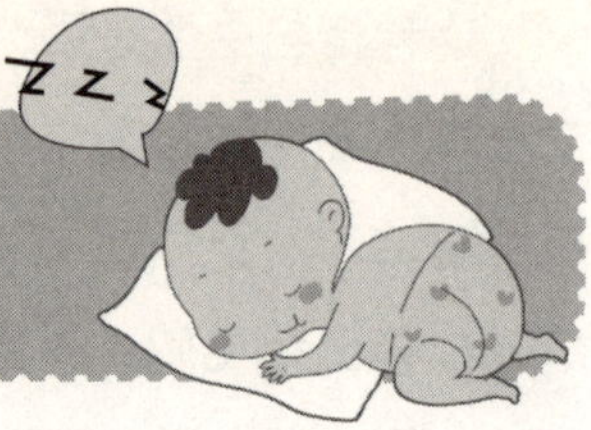

## 坐姿训练

这个时期的宝宝，脊部、背部、腰部已渐渐成熟，所以从翻身到坐起是连贯动作的自然发展。此时宝宝会先靠着呈现半躺坐的姿势，接下来身体会微微向前倾，并以双手在两侧辅助支撑。但是如果倾倒了，就无法自己恢复坐姿，一直要到 8 个月大时才能无须任何扶助自己坐直。

**〔训练方法〕**

宝宝 4 个月左右时，妈妈就可用手支撑宝宝的腰背部，让他维持短暂的坐姿。到了 6 个月开始学习坐立时，妈妈可在宝宝面前摆放一些玩具，引诱他前去抓握，可以渐渐锻炼宝宝的坐立能力。

**〔安全提醒〕**

妈妈不要让宝宝坐得太久。宝宝的脊椎骨骼未发育完全，如果长时间坐着，对脊柱的发育不利。不要让宝宝跪坐。宝宝两腿形成“w”状或将两腿压在屁股下，容易影响腿部发展。最好是采用双腿交叉向前盘坐的姿势。不可让宝宝单独坐在床上。如果将宝宝置于床上，床面最好有与其身体呈垂直角度的靠垫围在宝宝的侧面和后面，以防有外力或宝宝动作过大而摔下床。此外，爸爸妈妈可将宝宝坐的空间用护栏围起来，并在里面放些玩具，可让宝宝有兴趣地坐起来。

## 模仿发音

口语表达最关键的是辅音发音的训练，如果家长忽视了对宝宝发音的关注，宝宝可能就会很少发音，甚至影响宝宝发音的积极性。

平时家长可以在宝宝高兴时与他面对面、慢慢清晰地发出一些简单的辅音，发音时还得让宝宝看着家长的口形模仿，经常反复做这样的练习，宝宝就会慢慢地发出“爸”“妈”的音来。细心的家长可以记录下宝宝能发的辅音的数目，6个月的宝宝一般能发出4～5个辅音。经常重复，反复练习，不但可以提高宝宝听声模仿的能力，提高宝宝对各种声音的注意力，还可以提高宝宝对声音的好奇心和敏感性，提高宝宝听觉与动作的协调能力。

## 教宝宝辨认人物

从宝宝诞生那天起，家长就要开始教宝宝辨认人物了。不要认为小家伙听不懂家长的话，看不懂家长的手势，就是这种有意无意地行为却在无形中培养着宝宝的认知能力。

与前几个月不同的是，本月宝宝的躯体活动能够逐渐从自由仰卧位变为俯卧位，视野变得更开阔了，进入了一个认识世界的全新阶段。日常生活中的各种物品、玩具，身边经常出现的面孔都是训练宝宝认识能力的最佳“道具”。以日常用品为例，训练前家长先把它们放在自己可以够得到的固定位置上，每次给宝宝使用时，都要反复强调这些物品是他经常要用的，并要说明它们是用来做什么的。每天训练多次，日久天长，宝宝就会指认妈妈常用的物品了。

当爸爸回家时，妈妈可以指着爸爸对宝宝说：“宝宝，爸爸回来了！”这时妈妈会发现宝宝的小脑袋立刻转向朝门的方向，两只大眼睛忽闪忽闪地盯着爸爸。而宝宝在爸爸怀抱中听到有人说“妈妈”时，也会马上朝向妈妈看，并且要妈妈抱。无论是在哪里训练，家人一定不能忘了及时对宝宝给予肯定与赞扬。

## 训练宝宝的精细动作

（1）够取小物体。宝宝现在会主动够放在面前的玩具，为了更好地锻炼一下宝宝的手指灵活性，家长要尽量在宝宝面前放些小物品，反复练习后可以逐渐换稍大点的物品，而且离的距离也要由近及远，同时，也要尽量培养小宝宝从满手抓再到拇、食指抓取的能力。

（2）扔掉再拿。这个训练需要在宝宝坐着的时候进行，家长事先准备好宝宝能够抓得住的小玩具，如小积木、小塑料玩具等，先让宝宝两只小手都抓住玩具，然后再递给他其他玩具，这时家长会发现小宝宝会扔下其中一只手的玩具，再拿起家长递给他的这个，这种“狗熊掰棒子”的画面对锻炼他的小手指的灵活性很有帮助哟。

（3）“纸”上谈兵。家长取薄厚不同、材质不同的纸若干张，先在宝宝面前撕纸，几次之后，利用宝宝的好奇心理，开始正确指导宝宝自己撕纸。对宝宝来说，撕纸是一种新的尝试，因为在撕纸的过程中，会体会到撕不同厚薄的纸，用力程度也会不同，而且只有两手动作密切配合，才能把纸撕破，单手是不能完成的。这样可以锻炼宝宝手部肌肉的运动能力，培养手指动作的协调性。不过千万不要选太薄、太硬的纸张，以免划伤宝宝娇嫩的小手。

## 培养宝宝的睡眠和饮食习惯

睡眠习惯：将宝宝白天的睡眠时间逐渐减少1次，即白天2～3次，每次2～2.5小时。夜间如宝宝不醒，尽量不要惊动他。如果宝宝醒了，尿布湿了，可给宝宝更换尿布，或给他把尿。宝宝若需要吮奶、喝水可喂喂他，但尽量不要和他说话，不要逗引他，让他尽快入眠。

饮食习惯：让宝宝有规律地进食，可使他的神经系统、内分泌系统、消化系统等协调工作，并建立起他对进食时间的条件反射。每日喂养次数可为6次，白天哺喂4～5次，间隔3～4个小时；夜间视宝宝需要情况进行哺喂，一般1次即可，若宝宝夜间不醒或不愿进食，可不哺喂。可开始逐渐训练让宝宝学会用勺吞咽食物，为以后断奶用勺进食做准备。开始可先用勺喂开水，若不呛水，可逐渐开始喂果汁、菜汁、蛋黄糊等。

## 选择有利于发展宝宝能力的玩具

（1）有利于发展宝宝感知能力的玩具。用松紧带拴在床沿的玩具。宝宝清醒时，就会伸手抓取这些玩具小动物玩，甚至会放到嘴里啃，通过玩、啃，获得感知经验。

（2）有利于锻炼宝宝手的抓握能力的玩具。发展抓握能力的玩具有容易清洗、消毒，宝宝又能捏响的塑料玩具、橡胶玩具，如：塑料动物、橡胶娃娃等。

（3）有利于发展宝宝身体动作的玩具。能在宝宝俯卧的前方悬挂或摆放的有趣、好看的动物玩具、娃娃玩具等。

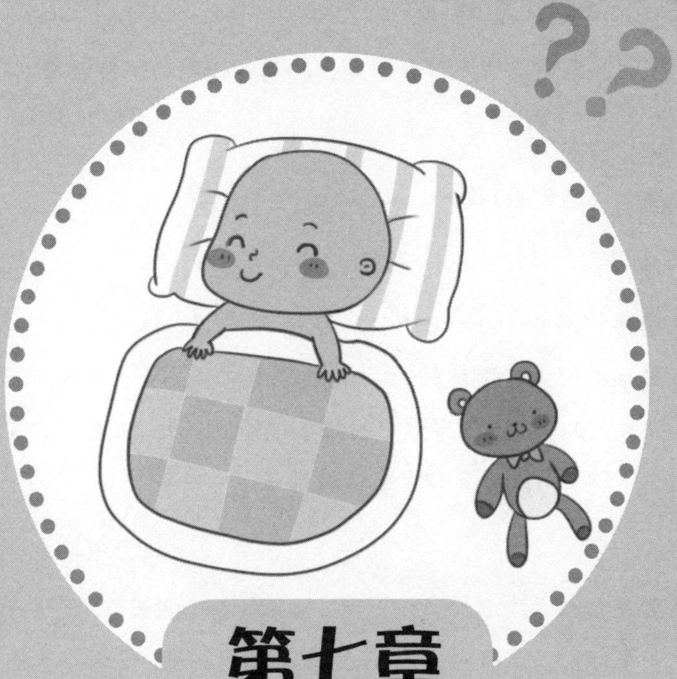

# 第七章

# 宝宝6～7个月

# 7个月宝宝发育状况

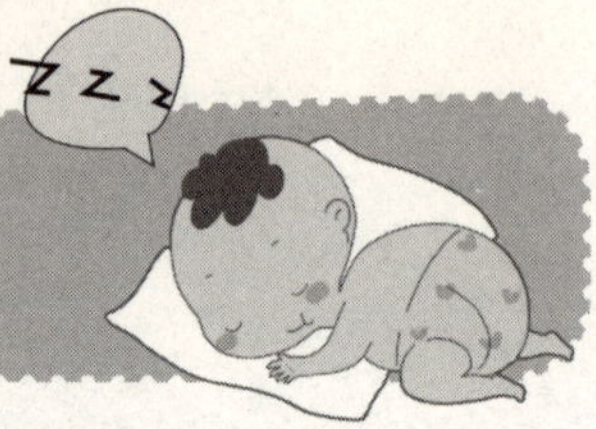


## 宝宝身体发育水平

宝宝这个时期虽然身体发育呈现减缓趋势，但总体还是稳步增长。

### 〔身高〕

宝宝身高平均增长 2.0 厘米。实际可能会有差异。

### 〔体重〕

宝宝体重平均增长 450 ～ 750 克，这是平均值。体重与身高相比，有更大的波动性，受喂养因素影响比较大。如果这个月孩子不太爱吃东西或有病了，体重都会受到较大的影响。如果这个月孩子很爱吃东西，对添加的辅食很喜欢吃，奶量也不减少，孩子可能会有较大的体重增长。

### 〔头围〕

这个月婴儿头围平均增长 1.0 厘米。1.0 厘米的增长，对于头围来说，测量起来可能比较不出太大的差别，必须是比较精确的测量。父母不要简单测量一下，就对其结果进行判断，这会带来无谓的烦恼。

### 〔囟门〕

一般情况下，6 ～ 7 个月的婴儿前囟不会闭合的，而且前囟也不会很大了。一般是在 0.5 ～ 1.5 厘米之间。极个别的已经出现膜性闭合，就是外观检查似乎闭合了，但实际上经 X 线检查并没有真正闭合。遇到这种情况的父母会很着急，怕囟门过早闭合影响孩子大脑发育。但为此给婴儿照射 X 线也是不好的。如果婴儿头围发育是正常的，也没有其他异常体征和症状，可动态观察，监测头围增长情况。如果头围正常增长，就不必着急，这可能仅仅是膜性闭合，不是真正的囟门闭合。

## 可以用表情表达感情

6～7月的宝宝，妈妈可以和他进行语言与表情的交流了。妈妈的一个满意的微笑就可能会给宝宝以鼓励和赞扬。这个月妈妈可以先从训练把宝宝尿开始。例如，妈妈把尿时宝宝服从了把尿的动作，顺利地解完小便，妈妈就应该高兴地对宝宝说“宝宝真乖”，并面带微笑地亲亲宝宝的小脸蛋，宝宝看到妈妈愉快的表情，听到亲切的赞扬，享受到一个甜甜的亲吻后，会知道妈妈喜欢他这样做，以后反复的把尿动作，就会使他形成条件反射，养成把尿的习惯。

还有，如果宝宝哭闹不停时，妈妈可以用和蔼的表情、温和的话语对宝宝说“宝宝听话，快睡吧，不要再哭了，妈妈就在这里”，说完再对他微微一笑。小宝宝似乎听懂了妈妈的话，看懂了妈妈的表情，慢慢地就停止了哭声，不知不觉睡着了。如果以后宝宝再哭闹时，妈妈反复用这种方式，宝宝就会心领神会了。

## 宝宝的视觉特征

本月的宝宝已经能够分辨人物的细微差别了，他已经能将爸爸和妈妈，生人和熟人分得很清楚。宝宝的视野在逐渐扩大，发育好的可以达到正常人的视野范围。他可以辨认比以前更多的颜色，也能够辨认一些玩具和日用品了，如奶瓶、小勺、玩具狗等。常用的训练宝宝视觉的方法如下表：

（1）在婴儿床上吊一些鲜艳的、带响声的玩具，来吸引宝宝的眼球。

（2）为了避免宝宝斜视，摆放的玩具或物品要多变换位置。

（3）妈妈还可以用蒙红布的手电筒吸引宝宝的注意，手电筒要时远时近，时左时右，同时要不停地跟宝宝说话。

（4）假如是晚上，则可以用开灯、关灯交替进行。

（5）记住变换灯的位置，宝宝的姿势也要经常变换。

（6）我们常用的一种训练宝宝视觉的方法是，将手绢放在宝宝的脸上，不断掀起，又蒙在宝宝的眼睛上。每天练习一两分钟即可。这种看光和明暗的刺激对于宝宝是很重要的。

## 宝宝动作发育水平

这个月，宝宝能够稳稳当当地坐着，而且头部平衡得很好。他能在摆出“俯卧撑”姿势的同时，可以一只手离开地面把体重全放在另一只手臂上。已能双手双膝撑起身体、前后摇动。一手或双手握物，同时一面向前蠕动，可能会爬了，也可能仰躺，以抬高、放落臀部来移动身体，或侧坐在弯曲的腿上，以左手右脚、右手左脚的方式前进。被拉着站起来时，能够用肌肉的力量让双腿伸直，不再打晃，所以如果你让他站在你的腿上，他能够稳定地负担起自己的体重。可以由仰着的姿势翻成趴着的姿势。

通过不停地弯曲、伸直脚踝、膝盖和臀部来上下跳跃。这时宝宝很喜欢独坐的感觉且能保持平衡。坐时你双手放开不需扶他。可以侧身用双臂撑着坐起来，或以爬行的姿势将两腿前伸而独立坐起。

在精细动作方面，手的操作能力更加灵活。有时两只手可以同时运用，比如妈妈在宝宝面前放两块小积木，宝宝会伸出两只小手，同时抓起了小积木，甚至还会双手配合，一张一合地拍打起小积木来。如果妈妈端来一碗菜粥，宝宝也会抓过小勺，“笨拙”地往自己嘴里送，尽管弄得到处都是，妈妈也不要制止，因为这样做可以使宝宝得到锻炼，等过一段时间，就可以自己用小勺吃东西了。

## 宝宝语言发育水平

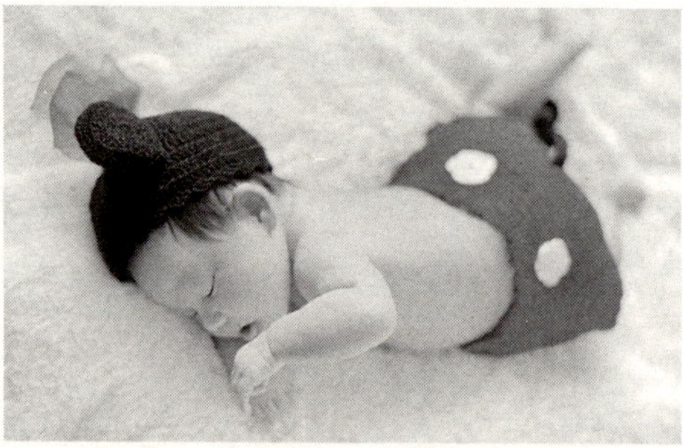

宝宝已经开始真正试验性地自言自语或者和你说话了。他们对自己发出的一堆音调高低不同的声音很感兴趣。同时对你在和他接触时所发出的一些简单声音会有反应动作。宝宝会试图模仿你发出的声音。此时有一半以上的宝宝已经能发出“爸爸”“妈妈”等音节。开始时他并不知道是什么意思，但当他意识到家长听到叫“爸爸、妈妈”就会很高兴时，宝宝就渐渐开始了有意识地叫，这标志着宝宝已经步入了学习语音的敏感期。家长们要敏锐地捕捉住这一教育契机，每天在宝宝愉快的时候，给他念故事书、儿歌、绕口令等。

# 饮食营养全攻略

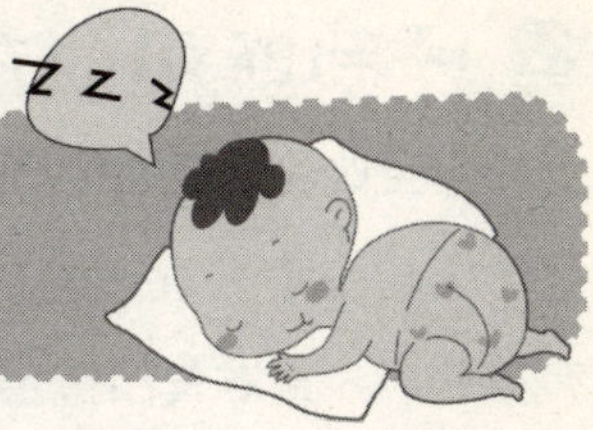

## 给宝宝断奶要逐步过渡

父母要为宝宝断奶做好充分的准备：3个月前，先学会用奶瓶喝水或果汁、菜汁；4～5个月时学会从小勺中吃半流质的辅食，譬如奶糕、菜泥等；7～8个月时可逐步添加一些固体食物，如：蛋糕、碎菜、肝泥、肉末等；可以根据宝宝吃辅食的情况及身体情况来决定断奶的时间。

只有采取有计划，按月添加辅食，从少到多，逐步减少吃奶次数，增加辅食次数和量的办法，才能使宝宝乐于接受。这样既符合宝宝的心理，又能使宝宝的胃肠消化功能逐渐适应，保证他的正常生长发育。

在断奶的过程中，如果宝宝不愿吃其他食物，也不要硬喂。多让宝宝尝试几次，食物种类也可以多一些，要耐心等着宝宝习惯吃其他食物后再断奶。断奶后，宝宝的饮食应以碎、软、烂为原则，喂以营养丰富、细软、易消化的食物。切忌给宝宝吃辛辣食物。另外，有些宝宝在不需断奶时毫无理由地突然拒绝母乳，妈妈便以为是宝宝自动断奶，其实并非如此。一般，“自动断奶”的宝宝都在1岁以上。

4～5个月的宝宝如果排斥母乳，则可能是因为此时宝宝的生长速度减缓下来，对营养物质的需求也相应减少。通常持续一周左右，食欲又会逐渐好转，奶量恢复正常。因此，真正会自动断奶的宝宝应该在1岁以上，这时候宝宝可以吃许多固体食物了，摄取的营养充分，而且每天的配方奶量也多大于400毫升，断奶不会影响到宝宝的发育。妈妈一定不要轻易作出“断奶”的决定。

吃惯母乳的宝宝，不仅把母乳作为食物充饥，而且对母乳有种特殊的感情，因为它给宝宝带来信任和安全感。所以，断奶不是说断就能断掉的，更不可采用仓促及生硬的方法。

## 顺利断奶的方法

宝宝晚上会对妈妈非常依恋，需要从吃奶中获得慰藉，对于习惯于晚上必吃母乳的宝宝来说，妈妈避开不与宝宝同睡，改由爸爸哄宝宝睡觉，对断奶会有帮助。如果准备给宝宝断奶，可以先将白天的奶断掉。再慢慢停止夜间喂奶，循序渐进，直至过渡到完全断奶。如果妈妈不上班，那么可以选择逐渐减少每天喂奶的次数，同时增加宝宝每天喝奶粉的次数和量，慢慢断掉宝宝临睡前和夜里的母乳。

断奶应选择让人感觉舒适的时节，如春季或秋季。这时，生活方式和习惯的改变对宝宝的冲击较小。如果天气太热，宝宝本来就很难受，断奶会让他大哭大闹，还可能会因肠胃对食物的不适发生呕吐或腹泻；天太冷时，则会使宝宝睡眠不安，容易引起上呼吸道感染。若是宝宝的断奶月龄正逢此时，最好延迟一下。

断奶期间一定要注意宝宝营养的均衡。宝宝生长发育很快，对营养的需求量也大，如果不注意喂养方法而突然断奶，宝宝会不习惯。若宝宝营养摄入不足，就很容易引起营养不良以及消化功能紊乱。应逐渐减少母乳喂量，同时培养宝宝用勺和小碗吃食物，并注意所吃食物的种类和软硬程度。

## 断奶后的辅食添加

### 〔注意添加新食品〕

刚开始断奶的时候，先喂给宝宝一种食品比较好。从 1 勺开始，经过 3 ～ 4 天增加至 3 ～ 4 大勺。在 2 ～ 7 天期间主要观察有无发疹、呕吐、腹泻的情况，如果没有可改加下一种食品。

### 〔让宝宝坐好再喂〕

要从小训练宝宝养成良好的饮食习惯。喂饭的时候，可以让宝宝坐在宝宝车或者椅子上。因为如果妈妈抱着宝宝的话，妈妈只有一只手能自由活动，宝宝不老实的话就很容易把碗或勺子打翻。也可以找个系带子的座位把宝宝放在上边固定好，选择固定的位置固定好喂食，这样可以让宝宝吃饭时不散漫。

### 〔根据食量现吃现做〕

一次做很多然后分几天喂不是一个好的方法。烹饪的食品在冰箱放两天以上就不能吃了，而且冷冻后的食品味道也会发生变化，蔬菜粥比水果更容易变质，只可以存放一天，水果可以存放 3 天。

### 〔食品都要煮熟了再喂〕

用小火慢慢煮的食品，很多时候看上去熟了，但事实上却不能吃。若想让食品真正熟透，至少要在超过 72℃的温度下烹饪。6 ～ 8 个月的宝宝吃煮后的水果（香蕉除外）比较安全。

### 〔注意宝宝的口味〕

有很多断奶食品是可在家庭内自制的，如菜汁、米汤、烂粥、干果沙、肉粥、蛋羹等。应注意的是婴幼儿食品不宜过咸、过甜，应为温和单纯的味道。不宜用成人的口味和喜好来判别，要从食品的质量和宝宝的营养需要出发，在家自己做的“妈妈牌”断奶食品是最好的。

### 〔注意宝宝的大便变化〕

宝宝开始吃断奶食品的时候，大便会发生变化。变得干硬或者是发生腹泻，而且粪便会发出怪怪的味道。吃的东西不同，粪便自然有变化，但刚开始时却会让很多妈妈手足失措。看见宝宝腹泻或者粪便中混杂着吃过的东西时，是不是要缓一缓再喂断奶食品？很多妈妈都为此苦恼。其实，这是宝宝对母乳和奶粉以外的食品不能适应的表现。只要宝宝没有呕吐或发烧等异常，状态良好，就可以继续喂下去。

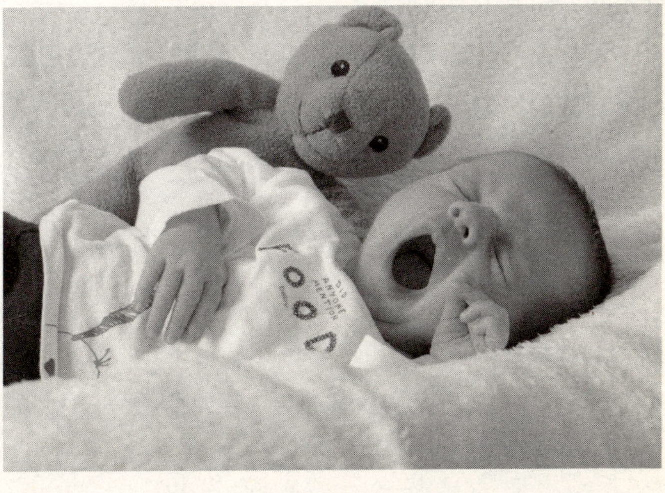

## 喂养不当易使宝宝出现营养性贫血

中国城市 5 岁以下儿童贫血率为 12.3%，而贫血高峰发生于 6 个月的宝宝。众所周知，这时的宝宝还在喝营养丰富的母乳，为什么还会发生营养性贫血呢？这主要是父母喂养不当造成的。

### 〔纯母乳喂养易贫血〕

母乳含铁量很低，100 克母乳含铁量一般不超过 0.5 毫克，纯母乳喂养时间越长，宝宝发生缺铁性贫血的可能性就越大。据统计，实行纯母乳喂养的宝宝贫血发生率为 43.93%。因此，爸爸妈妈要关注宝宝的血铁是否正常。

### 〔牛奶鸡蛋不能补充铁质〕

1000 毫升牛奶中仅含 0.5 ～ 2.0 毫克铁，而 1 岁的宝宝每天需要从食物中摄取 6 毫克铁。此外，牛奶中铁的吸收率也很低，仅为 10%。鸡蛋蛋白质含量丰富，蛋黄中的铁质含量也不低，但蛋黄中的铁处于与磷酸盐结合的状态，吸收率不高，而且蛋里的铁与蛋白结合稳定，加热也不游离，肠道吸收不了，满足不了宝宝对铁的需求。6 个月的宝宝正处于生长发育的旺盛期，贫血发生后不仅会出现食欲减退、爱哭爱闹等表现，还容易反复感冒，智力发育也会受损。因此，爸爸妈妈一定要从预防入手：

母乳喂养的宝宝应在适当时机（一般最好在 4 个月后）为宝宝添加铁质强化食物，如强化米粉等。

不能进行母乳喂养或是断了母乳的宝宝，建议用配方奶粉喂养。

哺乳的妈妈要注意添加含铁质多的食物，如肉末、肝泥等。同时，还要及时补充蔬菜水果，因为蔬菜水果中的维生素 C 能促进机体对铁的吸收。

## 贪吃影响宝宝智商的三大原因

贪吃加大胃部负担，影响大脑正常发育。当宝宝胃中食物过多时，身体会自动动员大量的血液到胃肠道进行超常工作，帮助消化。此时宝宝脑部的血液供应就会相对减少，思维运转也会较平常缓慢，长时间如此会使大脑的功能减弱，造成智力发育迟缓。

贪吃导致宝宝脑肥胖，智力水平下降。如果宝宝每次吃的食物都不能及时吸收，食物慢慢就会在体内堆积形成脂肪，使宝宝表面看起来胖胖的，但大脑却受到了脂肪的威胁。宝宝出生时，脂肪组织仅占体重的16%。按照正常发育比例，脂肪组织的增长量应该很小。而随着宝宝体内脂肪的增加，大脑也同样会增加脂肪含量。科学研究证实，人的智力与大脑的脂肪多少有很大关联：脂肪越少，脑部沟回皱褶越多，人的智力水平就越高。因此，如果大脑肥胖，自然会导致智力下降。

贪吃抑制大脑智能区域的正常发育。人的大脑由许多神经中枢组成，它们分管着身体的各种不同机能，如语言、思维、记忆、想象、行动等。当主管胃肠道消化的神经由于宝宝贪吃变得异常兴奋时，其他神经中枢就将处于抑制状态。它的兴奋度越强，对其他中枢神经的抑制也就越大。如果宝宝大脑智能区域的神经经常处于抑制状态，智力就会越来越低。

## 断奶时怎样给妈妈回奶

妈妈因各种原因不能再给宝宝喂奶，或者准备给宝宝断奶时，如果妈妈奶水仍然较多，就需要回奶。在回奶时，妈妈可以采取胀回法：任乳房胀满，忍受疼痛，经一周左右，便可胀回。在回乳期，必须忍受，切忌断续让宝宝吮吸，或因胀痛而挤奶，这样做必然将延长回乳时间。为减少痛苦可加服回乳药物。根据具体情况可采取不同措施，首先应停止饮用大量汤水，减少营养，禁吃炖鸡、炖肉，或营养性药膳。然后可用药物方法阻止乳汁分泌。具体方法有：

服用维生素 $B_6$，每次 200 毫克，每日 3 次，连服 3 天（适用于哺乳开始后和断奶前）。

炒麦芽 50 ～ 100 克，加水煎服，每日 1 剂，连服 3 天（适用于产后早期和断奶前）。

有些妈妈在给宝宝断奶前奶水已经不是很多了，这时可以不必服用任何药物，让奶水自然停止分泌即可。但这样做有可能会在妈妈的乳房中留下一些奶块，用手触摸时可以感觉得到。妈妈不必担心，一般情况下，这些奶块过一段时间会被自然吸收掉。

# 无微不至的生活护理

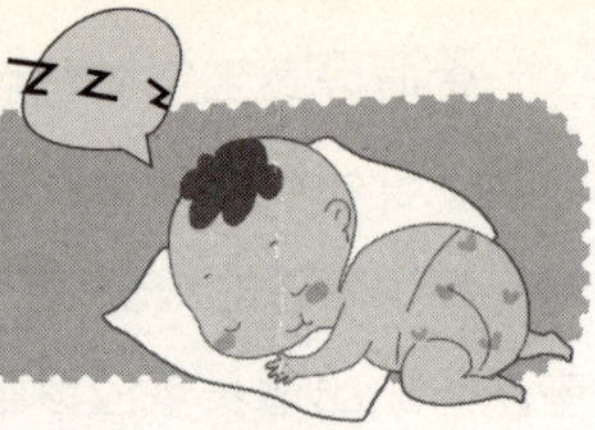

## 保护宝宝的乳牙

宝宝的乳牙约在出生后 4 ～ 10 个月开始萌出。多数宝宝出牙无特殊反应，但也有少数会出现低热、暂时性流涎、烦躁、睡眠不安等症状。直接影响他的生长发育。因此，要做好宝宝出牙前后的护理。

### 〔出牙时可能发生的情况〕

流口水：出牙前 2 个月左右，大多数宝宝都会流口水，或把小手伸到口腔内抓挠。爸爸妈妈如果仔细查看宝宝的口腔，可能会看到局部牙龈发白或稍有充血红肿，触摸牙龈时有牙尖样硬物感。

轻微的咳嗽：出牙过程会分泌出较多的唾液，过多的唾液会使宝宝出现反胃或咳嗽的现象。只要不感冒或过敏，就不必担心。

啃咬：宝宝出牙最大的特点，就是啃咬东西。看见什么东西，他都会拿来放到嘴里啃咬一下。宝宝啃咬的目的就是想借啃咬的施力，来减轻牙床下长牙的压力。

疼痛：疼痛和不舒服是出牙过程中不可避免的。疼痛的原因，是牙床发炎，而发炎是柔软的牙床纤维对付逼近的牙齿的唯一办法，尤其是长第一颗牙及臼齿时最不舒服。

易怒：当齿尖愈来愈逼近牙床顶端，发炎的情形愈来愈严重，不断的疼痛会使宝宝变得易怒和烦躁。

拒绝进食：长牙的宝宝在喂奶时，常变得浮躁不定。因为宝宝很想找个东西塞进嘴巴而显得急欲吸奶，可他一旦开始吸奶又会因吸吮而使牙床疼痛，于是就拒绝进食。

不眠：宝宝不只是在白天长牙，晚上也一样在长。宝宝常会因牙不舒服而夜里睡不踏实甚至烦躁。这种情形多发生在长第一颗牙及臼齿时。

牙床出血：有时候，长牙会造成牙床内出血，形成一个淤青色的肉瘤。一般冷敷可以降低疼痛并加速内出血吸收消失。

拉耳朵、摩擦脸颊：出牙的宝宝，常常拉自己的耳朵，这是因为，牙床的疼痛可能沿着神经传到耳朵及颚部，尤其是长臼齿时，所以宝宝会出现抓耳朵或摸脸颊的举动。不过要注意的是，当宝宝耳朵受到感染时，也会有用力拉耳朵的举动。

**〔应对措施〕**

宝宝出现上述情况时，爸爸妈妈要有相应的解决办法。下面是一些常见的解决办法：

保持口腔清洁：宝宝的牙齿快萌出时要特别注意口腔清洁。方法很简单，即在喂奶或食用其他辅食后喝几口白开水，用以冲洗口腔内残留的食物残渣。切忌让宝宝含着盛有奶液或其他饮食的奶瓶入睡。

给东西让宝宝咬嚼：咬嚼可以减轻牙床的疼痛，爸爸妈妈可以把香蕉、胡萝卜、苹果，还有消过毒的、凹凸不平的橡皮牙环或橡皮玩具等，让宝宝咬个够。但不管让宝宝咬什么，都必须是在宝宝坐立的情况下，并有大人在旁看护才行，以免发生危险。

按摩：当宝宝烦躁不安而啃咬东西时，爸爸妈妈不妨将自己的手指洗干净，帮宝宝按摩一下牙床，刚开始因为摩擦疼痛，宝宝可能会稍加排斥，不过当宝宝发现，这样做会使疼痛减轻以后，很快就会安静下来，并愿意让爸爸妈妈用手指帮他们按摩牙床。

在宝宝牙齿萌出期间，爸爸妈妈有时还会发现，宝宝牙龈部位出现萌出性血肿（牙齿长出部位充血肿大），这时，绝不可轻易挑破，若已经发生溃烂，需及时请口腔科医生诊治，防止继发感染。

## 如何为宝宝选择合适的睡姿

宝宝每天大部分时间都在睡觉中度过，大多数妈妈喜欢让宝宝仰睡，但仰睡有两个缺点：

一是呕吐时容易被呕吐物塞噎喉咙；二是总向一个方向睡，会引起头颅变形。

还有爸爸妈妈更喜欢让宝宝侧睡，他们认为这样便于肠道内的气体排出，也不用担心宝宝吐奶引起窒息。事实上，右侧睡可以避免心脏受压，也可以预防吐奶，特别是刚吃完奶后更应让宝宝右侧卧，这样有利于胃内食物顺利进入肠道，而左侧卧容易引起呕吐或溢奶。但长时间右侧睡容易发生脸部两侧发育不对称以及歪扁头，也有可能造成斜视。侧睡还要注意宝宝的枕头不可太柔软，以免头部陷入枕头，堵塞鼻子。另外，长期朝同一个方向侧睡，可能会使头部及脸部左右形状产生大小不对称。

## 防止宝宝的手到处捅

7个月的宝宝开始对周围的环境产生好奇心，喜欢用手指到处比划。也时常用手指捅自己的耳朵、鼻子、嘴和肚脐眼，好像要考察自己身体每一个孔穴和每一个部位一样，也喜欢捅别人的耳朵、鼻子、眼睛和嘴，并把捅别人的鼻子和捅自己的鼻子的感觉相比较。宝宝除了想捅耳朵、鼻子、嘴、眼睛和肚脐眼外，还喜欢捅自己能触到的各种东西。如锁孔、门缝、墙上的小洞等，最危险的是宝宝会用手指捅墙上的电源插座。所以，为了保护好这个月龄的宝宝，家长在照看孩子、抱着孩子时尽量少坐在这些有孔的地方。尤其是炎热的夏季，最好不要把孩子放在电扇旁玩耍。

## 防止小宝宝碰伤

7个月的小宝宝，已经学会坐、爬或扶着床边站起来了，但动作不稳，很容易摔倒碰伤。如想站但没站好而摔倒，手没有抓住东西而滑倒，坐时向右仰倒等。特别是能爬的宝宝，他可移动到房间的任何一个角落，因此，摔伤、碰伤的机会就更多，所以一定要把房间的每个角落都收拾得干干净净，把有棱有角的和硬的东西收拾起来，这样宝宝即使摔倒也不至于碰伤。宝宝站在学步车里活动时，应放在宽敞的房间或庭院里。因为这时宝宝的腿部已经有劲，速度一快很容易撞到物体上，戳伤手指或碰伤头部。

## 警惕宝宝大便干燥

自从适应了添加辅食以后，有的宝宝会从每天 5～6 次大便，改为每天 1～2 次大便。也有的宝宝隔一两天大便一次，这会让父母着急。尽管隔一两天大便一次，如果大便不干燥，拉得很痛快，宝宝也没有什么不适。父母就要分析：有便秘家族史吗？宝宝从来都没有发生过大便干燥，是否有喂养不当的地方？比如母乳不足，孩子又吃很少的辅食，宝宝生长发育正常吗？如果没有什么问题，隔一两天大便一次就不能视为异常。如果是大便干燥则很麻烦。大便干燥，可能会把肛门撑破，肛门的疼痛会让宝宝不敢大便，结果大便就更干燥。一旦宝宝出现大便干燥，要及时看医生。不要自行使用开塞露或服用泻药。

## 怎样清理宝宝的鼻腔

用小棉条清洗鼻子。可以每天用蘸有生理盐水的棉条给宝宝清洗鼻子。把棉条放入一个鼻孔，轻轻地转几下，然后拉出来。即使什么东西都没有带出来，这种方法也会引起宝宝打喷嚏，让他擤出鼻涕。棉条不要太细，生理盐水也不能过多，否则不利于清洗出小的鼻屎。

用生理盐水清洗。如果宝宝鼻涕比较多，可以用生理盐水一天多次地清洗宝宝的鼻子。让宝宝躺下，站在他的一侧，让宝宝的头斜对着你。左手抓住宝宝的胳膊，右手用小吸管或小棉签吸满生理盐水，滴入宝宝鼻孔里面几滴。用同样的方法处理另一只鼻孔。不要将吸管里剩余的盐水再挤入瓶里，否则就会把细菌带进溶液里。

实用的宝宝吸鼻器。将吸鼻器的圆头放在宝宝的鼻孔处，轻轻捏动吸鼻器，将黏液吸出来。对 2 个月以下的宝宝要特别小心，因为宝宝鼻腔壁非常脆弱，放入和拿出时动作要非常轻柔。另外还要注意卫生，每次使用之后都要消毒。

借助滴鼻液或喷雾剂。如果宝宝鼻子堵得很厉害，儿科医生会开些滴鼻液或者喷雾剂之类的灭菌剂。用滴鼻液清洗的方法和用生理盐水清洗的方法一样。用喷雾剂时，要选择宝宝专用的锥形圆头喷雾剂。让宝宝的头侧向一边，将喷头放在上面的鼻孔处，将瓶子立起来，对准鼻腔，喷出药物。过 2～3 秒钟，黏液就会从鼻孔流出。等流干净后，再用同样的方法清洗另一鼻孔。

# 7个月宝宝常见病预防与治疗

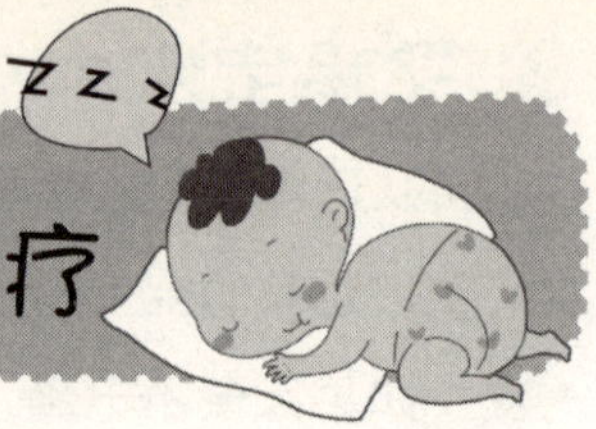

## 女宝宝当心泌尿道感染

通常宝宝未到2岁不会表达身体的不适，因此当泌尿道感染时，较不容易被察觉。妈妈们需要特别留意宝宝的健康问题。

一般来说，泌尿道包括尿道、膀胱、输尿管、肾脏等器官，若是尿道发炎时没注意，即会造成后面器官的感染，所以只要一有症状就要赶紧医治。

女宝宝的尿道本身靠近肛门，容易在换尿布时被粪便感染到尿道或外阴部，让宝宝感到不舒服甚至疼痛。因此，妈妈在给宝宝换尿布时一定要注意，如果发现有粪便残留在阴道口，一定要用清水给宝宝清洗干净，记住，洗时要从前往后洗。女宝宝一旦发生泌尿感染，一部分是以不明原因的高烧来表现出来，会出现哭闹不安、不易喂食、呕吐或拉肚子的情形；而另一部分的宝宝则会出现局部的症状，会出现不正常分泌物在尿片上，或是有血尿引起的血迹且尿味较臭，这些明显的症状都很容易察觉，但这有可能是局部发炎，也有可能是整体泌尿道的感染问题。

## 麻疹

麻疹是宝宝常见的呼吸道传染病，传染性极强，病原体为新麻疹病毒，一年四季均可发病，但晚春最多。6个月以内的宝宝因有来自母体的抗体，具有被动免疫力，很少患病。未出过麻疹、未接种过麻疹疫苗的宝宝为患感儿，受感染的机会很大，出过一次麻疹后可获永久性免疫。麻疹发生时一般分前驱期、出疹期和恢复期：

（1）前驱期。一般3～4天，主要为发热、咳嗽、流涕、畏光、流泪、结合膜充血等症状，起病2～3天，在口腔黏膜第一磨牙外，可见灰白色针尖大小的小点，周围有红晕。

（2）出疹期。病后 3～4 天，发热增高，从耳后发际开始出现小淡红色斑丘疹，逐渐蔓延至颈部、躯干、四肢。疹间皮肤正常，压之退色，重者皮疹密集成暗红色，体查浅表淋巴结及肝脾可肿大，重者肺部可闻湿罗音，胸片可见弥漫性肺部浸润小点。

（3）恢复期。出疹高峰后，发热渐退，病情缓解，皮疹顺疗隐退，留有棕褐色斑痕，1～2 周消失，整个病程约 10 天。

## 流行性感冒

流行性感冒，简称流感，是一种各年龄儿童都可能发生的上呼吸道病毒感染性疾病。病毒可由咳嗽、打喷嚏和直接接触而传染。流感症状通常在感染后的 1～3 天出现，而且往往是突然出现。其症状包括：发烧（体温常超过 39℃）、干咳、肌肉疼痛、鼻塞、疲劳和虚弱、头痛，有时还会出现咽喉痛。症状通常在发病后 2～5 天最为严重。大多数的病例，症状会在 10 天内完全消退。假如出现继发性细菌感染，医生会使用抗生素治疗。

假如患病的宝宝不满 1 岁或出现并发症，应立即去医院就诊。流感的并发症包括：流感病毒蔓延至肺部，引起肺炎或支气管炎，细菌性感染影响到鼻窦或耳朵等。同时患有慢性心、肺和肾脏疾病、糖尿病、囊性纤维性变和免疫功能低下的宝宝，是发生并发症的高危群体，宝宝可能会出现高热、惊厥。所以我们建议患有长期慢性病，如肺病或有任何免疫系统缺陷的儿童，每年都接受流感疫苗注射。患病的宝宝需要一个通风良好、温暖、湿度适当的环境。爸爸妈妈可在医嘱下给宝宝服用扑热息痛溶液以治疗疼痛和发烧，同时还应注意定时给宝宝补充水分。

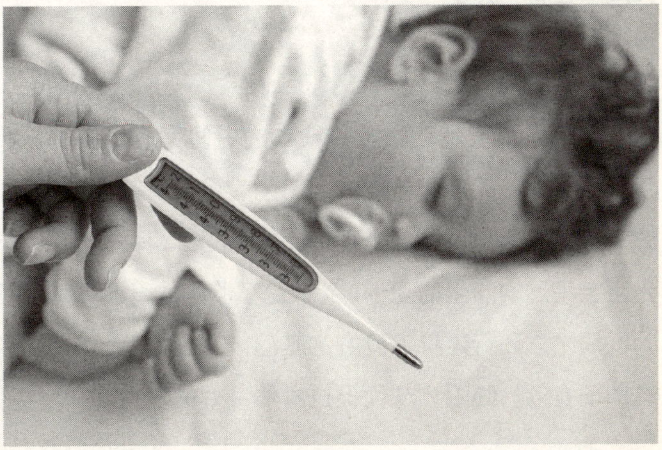

# 全面能力培养与训练

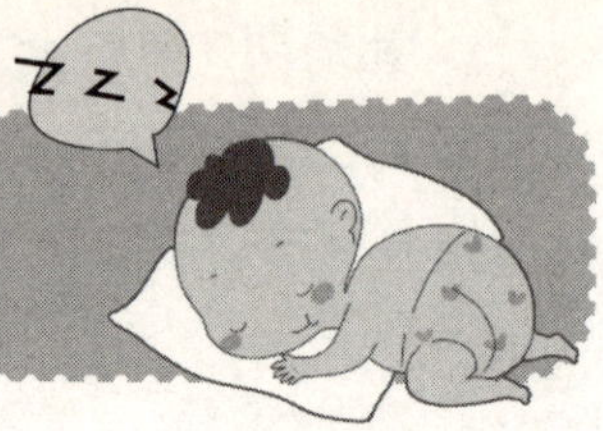

## 锻炼宝宝的肢体动作

俗话说“七坐八爬九发牙”，正代表着宝宝的成长发育，但因人而异。到7个月大时，大多数宝宝可以自由地转动头颈，看看他喜爱的世界了。爸爸妈妈要抓住这个机会，系统地训练宝宝的肢体动作。

### 〔伸双臂求抱〕

要利用各种形式引起宝宝求抱的愿望，如抱他上街，找妈妈，拿玩具等。抱宝宝前，应向他伸出双臂，说“抱抱好不好？”鼓励他将双臂伸向你，让他练习做求抱的动作，做对了，再将宝宝抱起。

### 〔安坐训练〕

此时的宝宝能控制脑、头和背肌，坐下不必靠支撑物。但是他的背肌尚未结实，为了让他坐好，可以用枕头垫背，坐在地面上，代替坐在柔软的床垫上，这样会坐得更稳。开始时，妈妈可用手支撑宝宝的腰背部，让他维持短暂的坐姿；随后，妈妈可在宝宝面前摆放一些玩具，引诱他去抓握，前倾力量可以渐渐锻炼宝宝的坐立能力。

### 〔爬坐交替好处多〕

大多数宝宝是在爬行和站立的中间完成坐姿的。爬为坐奠定了基础，爬和坐是相互促进的。爬能促进宝宝的大脑发育及大脑的平衡能力，开发智力潜能，并对大脑控制眼、手、脚协调的神经发育有极大的促进作用。爬坐交替可以满足宝宝不愿安静坐的习惯，又锻炼了胸腹腰背及四肢的肌肉，可促进骨骼的生长，为以后站立和行走打下良好的基础。爬坐交替是一项激烈的活动，消耗能量多，有助于食欲、睡眠，从而促进身体良好的发育。

## 可以进行直立练习

这个月的宝宝可进行直立练习了。训练宝宝站立时，妈妈可以把宝宝的双腿略为分开，以降低重心，使之站得更稳些。每次扶站时间不宜过久。妈妈还可以双手抱在宝宝腋下，让宝宝在膝头或在床上练习站立。每次练习 1 分钟左右，每天练习 1～2 次。或者让宝宝扶着小车、床、栏杆及椅背等练习站立。妈妈要注意的是，如果宝宝还不足 6 个月时，不要过早地对其进行直立练习，以免给宝宝的骨骼发育带来影响。如果仅这个练习已不能满足宝宝的需要，那么宝宝可试一下伸手够物，通过伸手够物来延伸宝宝的视觉活动范围，使宝宝感觉距离、理解距离，发展手眼协调能力。这些直立的练习，是日后宝宝走路的准备，通过这种练习宝宝就能获得站立的经验了。

## 适合7个月宝宝的健身操

7 个月的宝宝自主活动能力有限，为了增强宝宝的活动能力、智力，以及培养母子之间的感情，妈妈可利用空闲时间，帮助宝宝做健身操。适合这个月宝宝做的健身操有：

· 打水操。宝宝平躺，妈妈握住宝宝双腿脚踝，先在宝宝的左脚腕处稍稍用力，先弯曲、再伸直，再弯曲右脚、再伸直，如此反复 10 次。如同双脚打水状。

· 扭一扭。宝宝平躺，妈妈握住宝宝双脚。将左脚抬起，交叠于右脚上（此时宝宝的腰部应该微微扭转）。恢复平躺，再换右脚交叠于左脚上，如此左右重复各 10 次。

· 坐飞机。妈妈屈膝而坐，并撑着宝宝的腋下，让宝宝趴在妈妈的小腿上。妈妈逐渐往后躺下；此时，腿部的角度维持不变，让宝宝的身体慢慢上升。妈妈利用小腿的力量，双手撑住宝宝的腋下，让宝宝像一架小飞机那样趴在妈妈的小腿上，上下摆动宝宝。结束后，将宝宝往自己脸部的方向拉，让宝宝趴在自己的胸口，作为降落。

· 跳一跳。抓住宝宝的腋下，将宝宝直立抱起，撑住宝宝，让宝宝的双脚蹬踏在妈妈的大腿上。妈妈上下振动双腿，让宝宝的身体也随之上下振动。

## 锻炼宝宝双手的协调能力

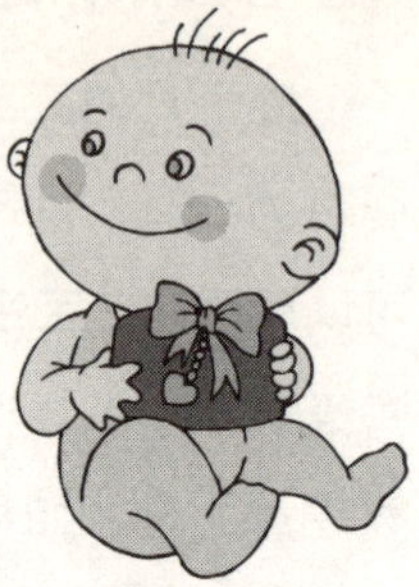

通过撕纸能锻炼宝宝双手及拇指、食指的协调能力。妈妈与宝宝面对面坐着，妈妈拿一张卫生纸，一边说："刷！刷！"一边撕纸给宝宝看，让他也模仿去撕。也可以妈妈和宝宝分别握着纸的两边，一起撕纸。一边撕一边说："刷！刷！"

这个时期是宝宝双手协调动作迅速发展的时期，除撕纸外还可以将宝宝的一只手放在另一只手上，让他用两只手握一个玩具，还可以让宝宝两手各拿一个玩具对敲，交换两手的玩具等。爸爸妈妈对宝宝的这些动作发展要给予帮助，但要严格规定什么东西能敲（撕），什么东西不能敲（撕）等。

## 让宝宝学会手指之间的配合

在桌上放一些小食品，如爆米花、碎饼干、面包干等。家长抱着孩子坐好。教孩子用手指去取这些小物品。孩子开始不会，可能会用几个手指一起抓。父母可以先示范或用手去握着孩子的手，教会他如何使用大拇指、食指和中指去抓捏物品。这个游戏可以让宝宝学习拇指和其他手指配合抓取物体。

## 激发宝宝对音乐的兴趣

爸爸妈妈可以购买一些乐器，如铃鼓、钢片琴、电子琴、口琴等，也可以自制一些像沙球、响板等小乐器，让宝宝自由地去摸一摸、敲一敲、吹一吹，发出各种声音，激发宝宝对音乐的兴趣，并训练宝宝的感知觉能力。一开始，宝宝可能只会胡敲乱打，毫无节奏感。经过一段时间的体验后，宝宝就能分辨出音色的好坏，喜欢敲打能发出悦耳声音的乐器部位了。

爸爸妈妈还可以选一些节奏简单的曲目，用铃鼓、沙球等宝宝喜欢的乐器。牵着宝宝的手，配合着音乐，教宝宝敲打节奏，多玩几次，宝宝也能学会和着音乐节奏敲打乐器。

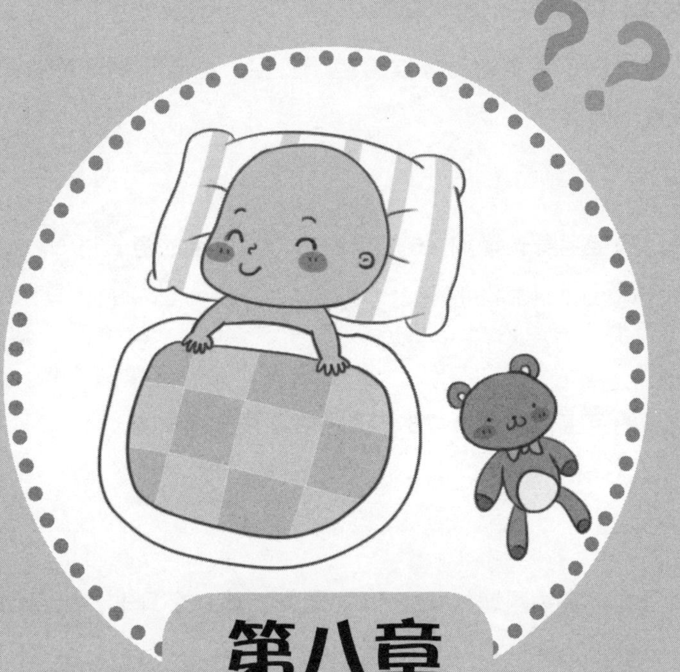

# 第八章

# 宝宝7～8个月

# 8个月宝宝的发育状况

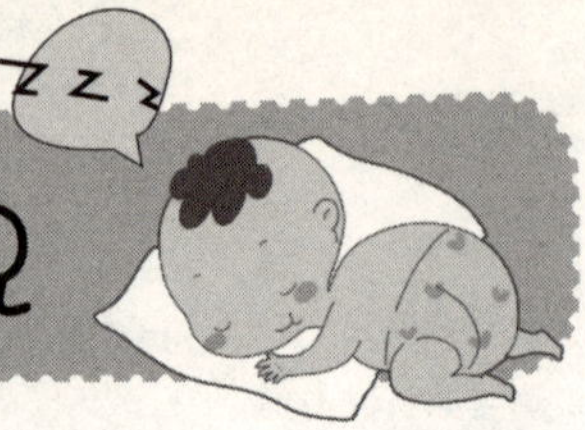

## 宝宝身体发育水平

进入 8 个月后，宝宝的身体发育趋于稳定，爸爸妈妈开始将关注的重心转移到能力发展上面来了。

**〔身高〕**

第 8 个月的宝宝身长增加 1.5 厘米左右。男宝宝的身长达 65.7 ～ 76.3 厘米；女宝宝的身长达 63.7 ～ 74.5 厘米。

**〔体重〕**

第 8 个月的宝宝体重增长 0.5 千克左右。男宝宝体重达 6.9 ～ 10.8 千克；女宝宝体重达 6.3 ～ 10.1 千克。

**〔头围〕**

第 8 个月的宝宝头围增加 0.5 ～ 0.8 厘米。第 8 个月末，头围可达 42.5 ～ 44 厘米。

**〔牙齿〕**

有的宝宝可长出 2 ～ 4 颗牙齿，但也有少数宝宝第 8 个月尚未出牙，父母不要着急，可继续锻炼宝宝的咀嚼能力，有利于乳牙的萌出。

## 宝宝动作发育水平

8 个月的宝宝肚子贴地可向四方行动。会爬，开始时可能向前或向后爬；宝宝会挪动身体来接近他够不着的玩具。为此，他也许会发现他可以用向前或向后翻身的方法接近那个玩具；也可能以坐姿，而臀部上下跳动，或站立、坐下抓握家具而前进。甚至可以双手放开，身体靠着他物而站立，或者拉着家具站立起来，但站立后需要帮忙才能坐下来。喜欢站在你的膝上——他的腿已经很强壮，可以依靠膝盖和腿部支撑体重。可以自己坐起来。从两侧以双臂撑起，或以爬姿，将一腿弯至腹部下，向前伸直，另一腿随之。能用大拇指、食指与中指握住积木，大拇指与食指可合作，如小钳子拿物，并捡拾地上的小东西及线。手拿着摇铃至少可摇 3 分钟，手指会极力伸张地伸向玩具，且集中全副注意力。

## 宝宝语言发育水平

8 个月的宝宝与人玩或独处时会自然地发出各种声音，主要是娱乐自己。如果看见某种动物的照片或者在路上看见猫、狗，很容易就模仿出它的叫声。牙牙学语时会模仿大人的语调，会大叫，感到满意时会发声。已经开始把音节组合在一起（在这方面男孩子要比女孩子晚些），“爸”变成了“爸爸”，“妈”变成了“妈妈”等。

开始模仿嘴与下巴的动作，会使用两个音节的音，还能以物品的声音称呼它，例如“呜呜”的火车声。通常会对附近熟悉的声音有反应（转头或转身），如他的名字、电话铃声等。对熟悉的几个字会特别注意听，也开始听得懂一些。

## 宝宝的心理发育水平

在 6 ～7 个月时，宝宝已经基本能够认出爸爸妈妈，到了这个月，宝宝与爸爸妈妈的联系就更加紧密了。宝宝看到妈妈表现出的高兴的劲头也比上个月更加明显了。不仅表现出高兴的样子，有的宝宝还能做“笑脸”，高兴地笑出声。还有的宝宝一对他说“不行”等严厉的话时就哭起来。正是因为宝宝能够分辨出妈妈，所以也能够明确地分辨出熟人、陌生人以及亲近的人等。一些比较敏感的宝宝就明显地表现出“认生”了。

此时的宝宝已经能够明确表达自己的意愿。会爬的宝宝可以对着自己喜欢的东西伸出小手，对不喜欢的事情会表示拒绝。拿走他手里的玩具，他会生气而哭。对不喜欢的事，家长强迫他，他也会哭，比如不喜欢洗头、不喜欢洗澡，也会哭闹起来。

## 宝宝心智发育水平

8个月的宝宝看见熟人会用笑来表示认识他们，看见亲人便要求抱，如果把他喜欢的玩具拿走他会哭闹。对新鲜的事情会惊奇和兴奋，从镜子里看见自己，会到镜子后边去寻找。

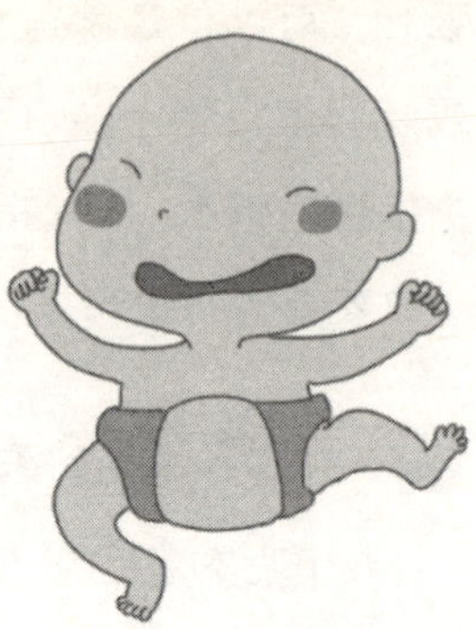

8个月的宝宝能够通过接触记住一些反义词（冷/热，软/硬）。能够理解一些短语的含义，如果它们是日常生活中常用到的。因此，当你们来到浴室，他就知道“该洗澡了”。

8个月的宝宝知道“不”的意思是停、不行。常有怯生感，怕与父母分开，说明宝宝对亲人、熟人与生人能敏锐地分辨。因而怯生标志着父母与宝宝之间依恋的开始，也说明宝宝需要建立情感、性格和能力。

## 宝宝感觉发育水平

此阶段的宝宝们对于话语的了解兴趣，一周比一周浓厚了。由于你的小宝宝现在日渐变得通达人情，好像你初交不久的朋友一般，所以，你会开始觉得你有了一位伴侣。当他首次了解话语的时候，他在这段时间内的行为会顺从。慢慢地，你叫他的名字他就会反应出来；你要他给你一个飞吻，他会遵照你的要求表演一次飞吻；你叫他不要做某件事情，或把物体拿回去，他都会照你的吩咐去办。不过，你在这个时候还不能期望你的小宝宝和你说话，因为不足1岁的宝宝还不会说话，即使会说话，字数也很少。

## 宝宝的情感和社交发展

此时宝宝已能区别亲人和陌生人，看见看护自己的亲人会高兴，从镜子里看见自己会微笑，如果和他玩藏猫猫的游戏，他会很感兴趣。这时的宝宝会用不同的方式表达自己的情绪，如用笑、哭来表示喜欢和不喜欢。这个时期的宝宝能有意识地较长时间注意感兴趣的事物。宝宝仍有分离焦虑的情绪。

# 饮食营养全攻略

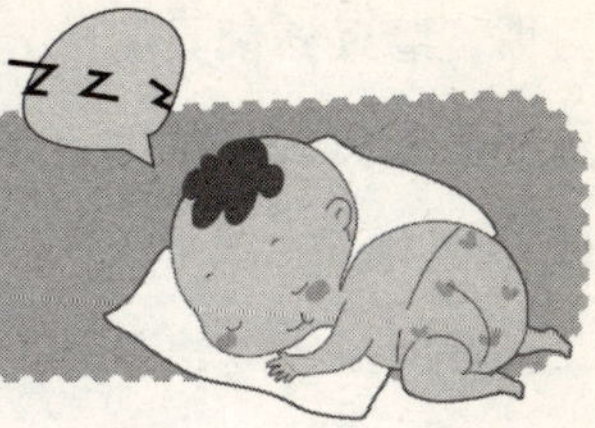

## 本月辅食的添加方法

在给宝宝添加辅食时，可以参照以下方法：

可由半只蛋羹过渡到整只蛋羹。

每天喂稠粥 2 次，每次 1 小碗（约 6 ～ 7 汤匙）。一开始，粥里加上 2 ～ 3 汤匙菜泥，逐渐增至 3 ～ 4 汤匙。粥里可加上少许肉末、鱼肉、肉松，但不可一次全部加入。

开始让宝宝随意啃馒头片（1/2 片）或饼干，以促进其牙齿的发育。

母乳或其他乳品每天喂 2 ～ 3 次，但必须先喂辅助食品，然后再喂奶。

## 宝宝不能只吃母乳

到了 7 ～ 8 个月，宝宝仍然只吃母乳，而不添加换乳期食品，长大以后宝宝容易产生恋母情结。

现在许多爸爸妈妈在认识到母乳喂养的意义后，结果错过了给宝宝添加换乳期食品的最佳时期。从心理学上看，这很有可能使宝宝产生恋母情结。7 ～ 8 个月的宝宝每天只吃母乳，他很有可能会逐渐从身体上的依赖变成心理上的依赖。这样的宝宝长大以后很难摆脱对母亲的依恋心理，在以后恋爱中也常出现交往困难的情况，通常他们会依赖母亲的判断不能自主。

## 吃磨牙棒练习咀嚼

磨牙棒在现代育儿中占有不小的分量，宝宝在这个月份大多都开始出牙了，牙龈会有不适的感觉，所以宝宝总是吮手指、咬东西。这时磨牙棒就起到作用了。

有些磨牙棒是长长的，很适合宝宝自己抓着摩擦痛痒的牙龈。好的磨牙棒在口味上与家长的磨牙棒不同，相对更加清淡，可以逐步培养宝宝健康的饮食习惯。磨牙棒都具有一定的硬度，可以通过与磨牙棒的摩擦，使宝宝的牙龈及牙床发育良好，帮助宝宝的乳牙健康生长。同时，还可以缓解牙龈痛痒，强健牙床。

在给宝宝吃磨牙棒时，先洗净宝宝的双手，让宝宝自己抓住磨牙棒食用。应该每天都给宝宝使用磨牙棒，用量可根据实际情况而定。另外，在宝宝吃磨牙棒时应保持坐立姿势，并应有家长陪伴在旁，避免磨牙棒的碎屑被宝宝吸入气管，或是卡住喉咙，出现危险。

有些磨牙棒还添加了多种宝宝必需的营养成分，如纤维素、维生素、钙等，对宝宝的成长很有好处。

## 泥糊状食品的添加

泥糊状食品是不可缺少的婴儿食品。妈妈可以下列顺序为宝宝制作辅食：

菜水、果汁→菜泥、果泥、肉泥（鱼泥、肝泥等）→菜末、肉末→碎菜、碎肉等。

米汤→稀粥、米糊→粥、烂面条→稠粥、面条等。

泥糊状食品添加原则：从一种到多种，从少量到多量，从细到粗，从稀到稠，少盐不甜，忌油腻。一般初次添加的食物只能从一种少量开始，少量为 1 ～ 2 勺，分 2 ～ 3 次食入，如果宝宝都乐于接受且连续 7 ～ 10 天大便正常才可逐渐加量或变换、增加品种。

一般刚添加时，可先让宝宝吃辅食后吃奶，待宝宝适应后，为不影响他吃奶的兴趣，再先吃奶后吃辅食。在 3 岁之内乳类仍是宝宝的主要食品；1 岁每日奶量为 700 ～ 800 毫升，2 岁仍应保持每日奶量为 500 ～ 600 毫升。换奶的过程可在 6 个月左右进行，要逐渐让宝宝熟悉配方奶的口味，并逐步完成从母乳到配方奶的替换。1 岁内配方奶优于鲜牛奶，它的成分更适合宝宝。

## 给宝宝喂蔬菜

这个阶段，宝宝的牙齿逐渐萌出，胃容量也逐渐增加，此时给宝宝喂菜泥，可以补充丰富的纤维素、矿物质和维生素 C，还可以使宝宝的食物从菜水类流质向菜泥类逐渐过渡，从而顺应其消化功能的改变，满足他的生理需要，为断奶

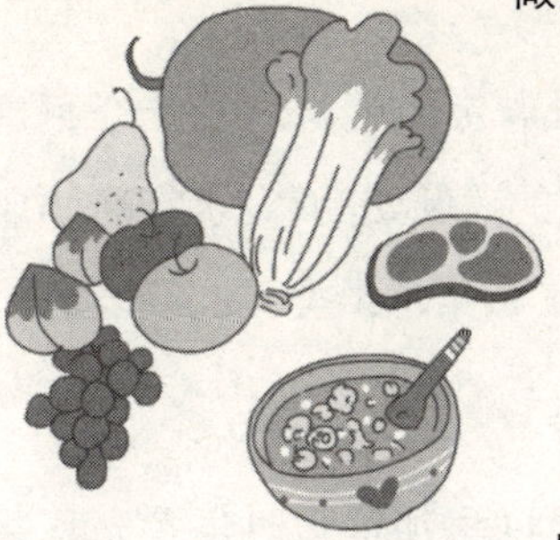

做好准备，同时还可以培养宝宝咀嚼的习惯。

具体做法是：将洗净的青菜撕下菜叶，并将菜叶撕成碎片，不要用刀切，以免将粗糙的纤维混入，不利于宝宝的消化。同时烧开与蔬菜等量的水，再将碎菜叶放入沸水中，煮沸 10 分钟左右，稍凉后将煮烂的碎菜叶连水一起倒入不锈钢或铜丝筛子中，滤去水分，再用不锈钢勺在筛中刮压滤过。弃去渣滓，筛子下滤出的泥状物即为菜泥。菜泥可单独给宝宝喂食或调在稀粥、烂面条中喂给宝宝，每次 15 克，每天 1～2 次。随着宝宝年龄的增加可逐渐增量到每次 100 克左右。

宝宝适应一种新的食物，一般要经历 7～10 天，所以给宝宝食用时应注意从很少量开始，观察 3 天以上，若无不适，再增加分量，过几天再试用另一种食物。密切注意宝宝食后的反应，并随时观察宝宝的大便。如果发现宝宝大便异常而不能用其他原因解释时，应暂时停吃这种食物，待宝宝消化机能改善和大便恢复正常后，再从头开始。宝宝患病时也应暂缓添加新的食物，以免消化不良。除菜泥外，胡萝卜切成小丁煮熟后也可按上法制作。

## 润肺的食物对宝宝有好处

每年秋季，都有些宝宝容易患肺炎。咳嗽、吐痰、流鼻涕日复一日，不断地吃药、打针，苦了宝宝，又折腾坏了家长。由于小宝宝机体各系统和器官发育尚不完善，宝宝对气候的变化尤其敏感。在干燥的季节，他们的鼻喉黏膜娇嫩，很容易使他们鼻腔干燥，喉部发痒，甚至出现干咳，累及上呼吸道，引发感染，有的宝宝还出现大便干结，便秘等症状。为此，应在宝宝的饮食上多加调整，尤其是要多给宝宝提供润肺去燥的食物。

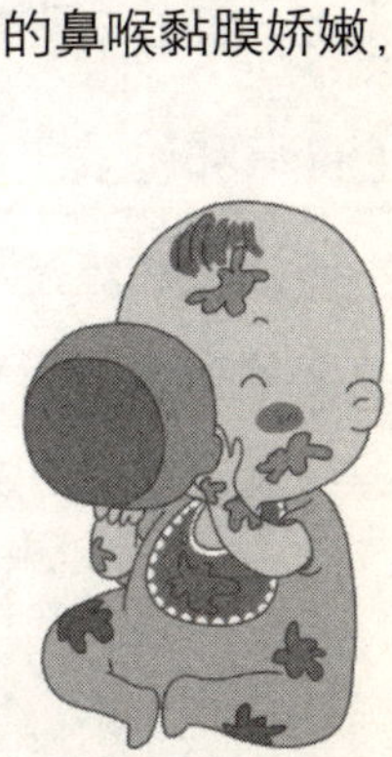

## 宝宝的辅食要多样化

7～10个月的宝宝以吃奶为主，到1岁左右应以吃饭为主。7～12个月是宝宝饮食的过渡时间，我们也把这整个时期称为宝宝的“断奶期”。宝宝断奶期的辅助食品可分为四大类，即谷类，动物性食品及豆类，蔬菜水果类，油脂和糖类。

### 〔谷类〕

谷类食物是最容易为宝宝接受和消化的食物，所以添加辅食时也多先从谷类食物开始，如粥、米糊、汤面等。宝宝长到7～8个月时，牙齿开始萌出，这时可给宝宝一些饼干、烤馒头片、烤面包片吃，帮助宝宝磨牙，促进其牙齿生长。

### 〔动物性食品及豆类〕

动物性食物主要指鸡蛋、肉、鱼、奶等，豆类指豆腐和豆制品，这些食物含蛋白质丰富，也是宝宝生长发育过程中所必需的。对于7～12个月的宝宝来说，母乳喂养的宝宝每日每千克体重需额外供给蛋白质2～2.5克，混合喂养、人工喂养需额外供给3.4克蛋白质。

### 〔蔬菜水果类〕

蔬菜和水果富含宝宝生长发育所需的维生素和矿物质，如胡萝卜含有较丰富的维生素D、维生素C，绿叶蔬菜含较多的B族维生素，橘子、苹果、西瓜含维生素C。对于1岁以内的宝宝，可以吃鲜果汁、菜泥、苹果泥、香蕉泥、胡萝卜泥、红心白薯泥、碎菜等食物来摄入适量的营养素。

### 〔油脂和糖类〕

油脂和糖是高热能食物。宝宝胃容量小，所吃的食物量少，热能不足，所以必须摄入油脂和糖这类体积小、热能高的食物。但要注意油脂和糖的摄入不宜过量，油脂应是植物性油脂而不是动物性油脂。

# 无微不至的生活护理

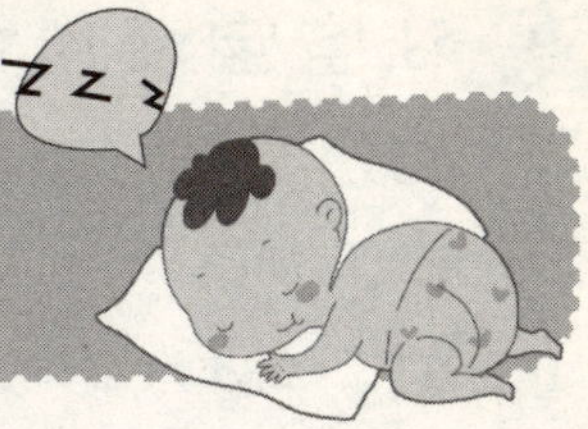


## 训练宝宝排便

此时的宝宝大多已经能够独坐了，因此可以训练使用便盆排便了。

### 〔方法〕

在前几个月训练的基础上，根据宝宝的大便习惯，训练宝宝定时坐盆大便。便盆应放在固定的地方。宝宝想要解便时，常会有一些表现，如停止游戏、扭动两腿、神态不安等，妈妈应及时让宝宝坐盆。开始坐盆时，可每次 2～3 分钟，以后逐步延长到 5 分钟。宝宝如果不解便，可过一会儿再坐，不要将宝宝长时间放在便盆上。

### 〔注意事项〕

（1）不要让宝宝在便盆上吃饭和玩耍。

（2）不能用便盆、便椅代替座椅，更不能将坐盆作为惩罚宝宝的手段。

（3）冬季若便盆太凉可垫上棉布，以免宝宝受凉。

（4）不要养成饭中大便的习惯，以免影响进食。

（5）便盆要放在明亮处，以免宝宝因怕黑而不安，甚至拒绝坐便盆。

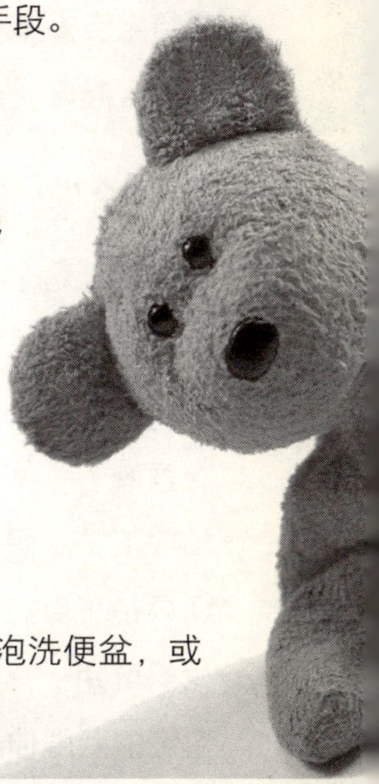

### 〔排便卫生〕

（1）大便后要由前向后擦，尤其女宝宝更要注意如此，以免引起感染。

（2）给宝宝擦过大便后，要用肥皂洗手后再接触宝宝。

（3）注意便盆清洁，宝宝每次大便后须洗净。要经常用沸水泡洗便盆，或选择合适的消毒液进行消毒。

## 让宝宝使用便盆应注意

在第 8 个月时，很多宝宝已经可以坐在便盆上排便了。这时，妈妈或爸爸要注意以下问题：

首先，每次宝宝排完便后，应立即把宝宝的小屁股擦干净，并用流动的清水给宝宝洗手。为减少病菌感染的机会，每天晚上还要给宝宝清洗小屁股，以保持宝宝臀部和外生殖器的清洁卫生。

然后，宝宝每次排便后应马上把粪便倒掉，并彻底清洗便盆，便盆还要定时消毒。用完便盆后，要将其放在一个固定的地方，便盆周围要注意清洁。不要把便盆放在黑暗的偏僻处，以免宝宝害怕而拒绝坐盆。

## 引导宝宝要早睡早起

这个时期的宝宝好奇心很强，由于白天贪玩，不少宝宝到了晚上也不太想睡觉。如果你的宝宝到了睡觉时间还没睡意，就应想方设法减少临睡前的玩耍时间，并安安静静地陪在宝宝身旁，轻轻地哼唱一首摇篮曲，直到宝宝睡着为止。经过多次这样的训练之后，宝宝晚上不睡的问题就可以解决了。另外，有的宝宝到了晚上该睡觉时不睡的原因，还可能是早上起得太晚了。对于这种情况就应给宝宝安排一个起床的固定时间，时间一到就把窗帘打开，让阳光照射进来，叫宝宝起床，当然这需要一个循序渐进的过程。

## 给宝宝穿衣服应小心

虽说这个月的宝宝身体已经很硬朗了，但给宝宝穿衣服时还应小心谨慎，因为此时的宝宝还不会配合。

在给宝宝穿开襟上衣的时候，可先在床上把衣服展开，让宝宝的脖子对准衣领躺下，然后按从下向上的方向捋起袖子，将宝宝的胳膊伸入里面，再把衣袖放下来。妈妈也可把手从袖管伸进去，抓住宝宝的手，轻轻拉出袖外。只要两只袖子穿上了，给宝宝穿上衣的工作就基本大功告成了。给宝宝穿裤子时，妈妈可用一只手抓住宝宝的膝盖，另一只手放在裤腿处轻轻抽出宝宝的脚。当宝宝的两腿伸出裤腿之后，妈妈再支撑住宝宝的腰部和臀部，把裤子提上来。

## 培养良好的卫生习惯

要宝宝少生病，就得讲卫生，为此，爸爸妈妈和小宝宝都要养成良好的卫生习惯。

（1）每天洗脸、洗澡。小宝宝什么都摸，手和脸都很容易弄脏，所以早晚和必要时都要清洗。宝宝的指甲很容易藏污纳垢，并随着食物吃进宝宝的肚子，因此指甲也一定得经常修剪。另外，还要常洗头、洗澡，这不仅可以洗掉尘土，保持皮肤清洁，还能刺激皮肤，增加宝宝抵抗力，减少皮肤病的发病率。在夏季经常洗澡，还能预防痱子、蚊虫叮咬等。

（2）饭前要洗手。要让宝宝养成饭前洗手的好习惯，不要用脏手拿东西吃，以免小手上触摸了不洁净的物体而沾染上病菌，使病菌并随着食物一起进入宝宝的身体，引起疾病。前面也有给宝宝洗手的方法介绍，这里不再多述，家长可以参考前面的相关内容，学会认真地给宝宝清洗小手。

（3）大小便要养成卫生习惯。要尽量早一些培养宝宝在一定时间内大便和定时小便的习惯，这不仅对宝宝的健康发展有益，还便于家长掌握时间，避免宝宝内急，将便便弄得到处都是。

（4）其他卫生习惯。平时要注意不让宝宝吃手指，不要把不洁净的玩具放入宝宝手中玩耍。还要注意，不要让宝宝玩生殖器，以免形成不良习惯。

## 防止在爬行时膝关节受伤

在宝宝练习爬行时，为了给宝宝一个更为广阔的空间，家长常常会让宝宝在地板上练习爬行。但是，开始爬行时多数宝宝的肘和膝盖都会用力很大，尤其是膝盖，即使以后爬得熟练了也总要用到膝盖，所以在摩擦中难免受伤。为此，家长要在地上给宝宝铺上柔软的垫子，如果铺垫子不方便也可以给宝宝带上护膝，以免膝盖受伤。

但要注意护膝的松紧要适当，太松，宝宝一爬就掉了，太紧，又让宝宝很难受。如果都不方便，至少要给宝宝穿着衣裤，总之，不能让宝宝的皮肤直接接触地板。

# 8个月宝宝常见病预防与治疗

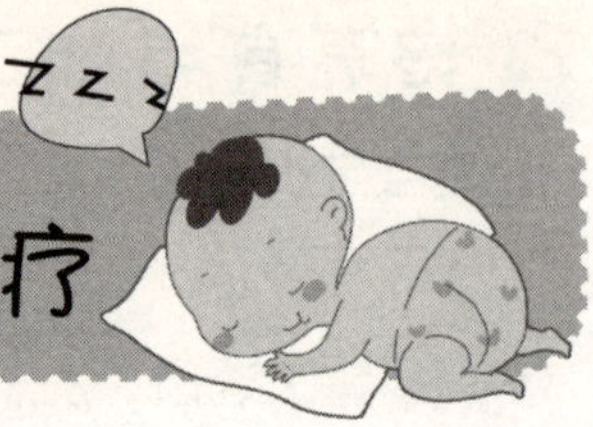

## 婴幼儿结膜炎

随着年龄的增长，宝宝活动能力增强，活动范围也在扩大，特别是在春夏两季，孩子外出后有时会出现红眼睛、眼睛痒的症状，这种情况很有可能是得了一种叫做卡他性结膜炎或疱疹性角结膜炎的疾病。卡他性结膜炎是一种过敏性眼病，主要是由于灰尘、花粉、阳光等刺激宝宝的眼睛，引起过敏反应所导致。

### 〔结膜炎的症状〕

红眼睛：宝宝眼睛肿而且红，还伴随有流眼泪的症状。眼睛痒：因为眼睛痒，宝宝会不停用小手揉眼睛。眼屎多：眼屎明显比平时多，为透明黏稠的分泌物。

眼睛疼：眼睛疼痛，比较严重的情况下还会影响视力。

### 〔结膜炎的护理方法〕

找出原因，切断过敏原：仔细查找原因，一旦知道宝宝因为什么过敏，就应该马上避免再接触，停止过敏物的刺激。

准备专用毛巾：宝宝使用的毛巾、手帕要与成人分开。每次使用过后要用开水煮 5 ～ 10 分钟。

眼部冷敷：用凉毛巾或冷水袋做眼部冷敷。要注意的是，一定要用冷毛巾，热敷会使局部温度升高，血管扩张，致使分泌物增多，症状加重。

点眼药水：为宝宝点眼药水时，要让宝宝仰卧，脸向上，这样才能保证眼药水在结膜内停留。另外眼结膜的穹隆间隙很小，眼药水停留比较困难，再加上眼皮不停地眨动，眼药水只能停留很短的时间，所以一定要按照医生叮嘱的次数勤滴眼药水，不要擅自减少，这样才能发挥眼药的作用。涂药膏也一样，为了避免影响宝宝看东西，一般眼药膏应在睡前涂。

## 地图舌

地图舌是指宝宝舌面上的舌苔有不均匀的剥脱，出现好像地图样的舌苔，又叫剥脱性舌炎。此病一般无大的痛苦，但常伴有食欲不好、面黄肌瘦、盗汗夜惊、便秘、易感冒等症状。

在护理患病宝宝时要注意：可在医嘱下补充微量元素锌，如硫酸锌、葡萄糖酸锌、蛋白锌等。也可服用中药，驱除脾胃湿热，可收到良好效果；要保持口腔清洁，减少继发感染。多吃新鲜的蔬菜、水果以及富含蛋白质的食物，如鱼、肉、蛋、豆等，不要吃煎、炸、熏、烤的食物和油腻的食物。

## 疱疹性口炎

疱疹性口炎是6个月到2岁的宝宝儿最易罹患的疾病。起病时可有38℃～40℃的发热，1～2天后口腔黏膜上出现小水疱，可为单个，也可成簇。小水疱破溃后形成很浅的溃疡，上面有黄白色膜样渗出物，周围有红晕。患儿常有局部疼痛伴流涎，烦躁哭闹、拒食吐奶等表现。本病终年可以发生，冬春季为流行高峰，具传染性。若不经治疗，经过1～2周会自愈，但容易复发。

在护理患病宝宝时要注意：急性期多为对症处理，如退热、镇静等，并可根据医嘱用药；保持口腔清洁，勤喂水，饮食以流质或半流质为宜，以减少刺激；应补充微量元素锌，可起到预防复发的作用。

## 缺铁性贫血

缺铁性贫血对宝宝身体的危害是很大的，主要表现为上唇、口腔黏膜及指甲苍白；肝脾淋巴结轻度肿大；食欲减退、烦躁不安、注意力不集中、智力减退；明显贫血时心率增快、心脏扩大，常常合并感染等。化验检查血中红细胞变小，血色素降低，血清铁蛋白降低。

防治缺铁性贫血，就是给宝宝增加辅食中含铁量高的食物。断奶前坚持母乳喂养。母乳含铁量与牛乳相同，但其吸收率高，可达50%，而牛乳只含10%，要定期给宝宝检查血红蛋白：出生后的6个月时，需检查一次；1岁时需检查一次；以后每年检查一次，以便及时发现贫血。

# 全面能力培养与训练

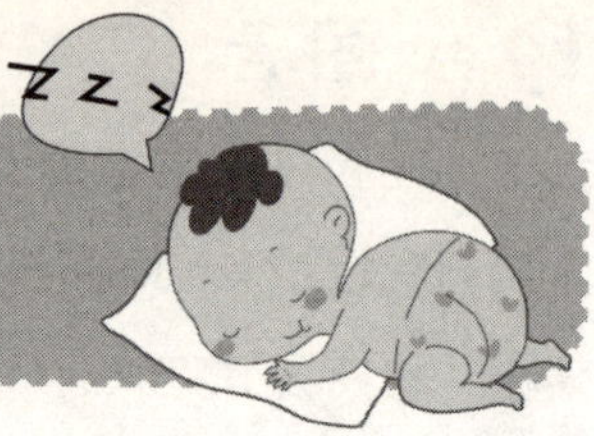


## 爬行

“爬”，看起来是一种很简单的活动，但对宝宝来说并不简单，要经过一番努力才能完成。“爬”对宝宝身体的生长发育、心理发展都起着极其重要的作用。宝宝会爬后，所接触的范围扩大了，空间位置发生了变化，增加了接触的声音刺激和事物刺激，这些对发展宝宝的听觉、视觉、平衡器官，以及神经系统的发育都十分有利。同时，爬行还大大地扩大了宝宝的认识范围，为宝宝建立、扩大和深化对外部世界的初步认识创造了条件。可以训练宝宝爬行的方法有以下几种：

定向爬：宝宝趴着，把玩具放在宝宝面前适当的地方，吸引他爬过去取。待宝宝快拿到时，再放远点。如果宝宝开始不会前进，爸爸妈妈可以用手掌抵住他的脚掌，帮助他前进。

自由爬：在地上铺上棉毯或席子，拿开一切危险物，四处放一些玩具，任宝宝在地上抓玩。但必须在爸爸妈妈的视线内活动，以免发生意外。

转向爬：先将有趣的玩具给宝宝玩一会儿，然后将玩具当着他的面藏在宝宝的身后，引诱他转向爬。

## 训练宝宝的身体语言

7～8个月的宝宝虽然还不会说话，但是已经有了一定的语言理解能力，并且能够用身体语言表达他对家长语言的理解。此时家长要做的就是注意宝宝的身体语言的表达方式和内容，让宝宝获得尽可能多的身体语言，如：

（1）亲人出门时，教宝宝挥一挥小手，理解什么是“再见”。

（2）亲朋好友来访时，教宝宝用双手拍拍，表示“欢迎”。

（3）熟悉的人给宝宝食品或玩具时，教宝宝用手做“谢谢”状。

（4）教宝宝用点头表示“要”，摇头表示“不要”的意思。

（5）洗脸、穿衣、喝水、唱歌等都可以教宝宝用某个动作表示。

生活中很多机会都可以教给宝宝各种身体语言，只要爸爸妈妈能够持之以恒，细心发现，每个宝宝都能掌握很多身体语言。

## 训练宝宝的语言理解能力

训练宝宝的语言理解能力就是在宝宝已经有了一定的语言理解的基础上，让宝宝按着家长的话语完成某种动作，使宝宝建立语言和动作的联系。

可以将宝宝熟悉的玩具，如球、牙胶、奶瓶等放在宝宝能够拿到的地方，对他说“把布娃娃给妈妈”，“把小汽车拿过来”等，让宝宝找到玩具并递给家长。如果宝宝不明白，或者不知道玩具的名称，家长可以把玩具拿给他，告诉他这是什么，然后再让他递给家长。

只要爸爸妈妈有足够的耐心，这种训练在生活中可以随时进行。如：宝宝喝完了牛奶，叫他把奶瓶递给爸爸；给宝宝饼干吃时说“宝宝，来吃饼干”，将饼干放到宝宝面前，让他自己拿着吃。

这种训练虽然看似简单，但却可以使宝宝对家长的语言越来越理解，并逐步用行为来配合家长的说话。

## 教宝宝学习“投篮”

做这个游戏不要求一定用球筐，可以让宝宝坐在一个开口朝上的纸箱子前，并在他旁边放有若干个五颜六色的小球。家长示范他拿起小球并向纸箱里扔，也可以将小球放在纸盒旁边，让宝宝爬到纸盒旁边去拿小球。这个游戏可以增强宝宝手和上肢的运动能力，增强宝宝视觉和运动的协调能力。

## 和宝宝做弹跳运动

弹跳可增进宝宝骨骼、肌肉、肺及血液的功能发育，同时可增加地心引力对大脑前庭区域的刺激从而促进大脑发育。所以，家长可以适当增加宝宝的弹跳训练。把被子叠成一个大方块，妈妈扶着宝宝在上面做弹跳运动。在跳的过程中，可以让宝宝一会儿落在被子上，一会儿落在妈妈的腿上。不断变换宝宝脚上的感觉，不仅可以增加宝宝弹跳的兴趣，还能让宝宝感受踩在不同物体上时的不同感觉。 这个游戏也可以在沙发上进行。但妈妈一定要把宝宝扶好，防止宝宝在跳的过程中摔倒。另外，不要在睡觉前让宝宝做弹跳运动，否则，会影响宝宝的睡眠。

## 对宝宝进行多声调训练

所谓多声调训练是指把各种声调的音念给宝宝听。在这个时期不少宝宝已经能够发出 4 种声调来了，爸爸妈妈可以常用以下几个音节来训练：b-b-b-b、d-d-d-d、m-m-m-m、p-p-p-p、d-d-d-d、i-i-i-i 等。在训练宝宝发这些音时，不要着急，要反复练习，直到宝宝完全掌握为止。

## 教宝宝捏取物品

让宝宝练习捏取的方法也是要给宝宝一些小物品。此时宝宝会用拇指与其他指对在一起去捏，开始可能显得很笨拙，但只要每天坚持给宝宝几次练习的机会，他就会逐渐学会用拇指与食指相对准确地将小物品捏起。但做这个游戏时家长一定要注意，不能让宝宝把小物品放入口中，以免造成噎呛。

## 带宝宝欣赏大自然

宝宝出生 7 ～8 个月了，适应外界的能力已经有了很大提高。此时，要继续多带宝宝到室外玩耍。尤其可以多让宝宝看看外面的树木、花草，各种昆虫，如蝴蝶、蜻蜓、蚂蚁，以及猫、狗、鸡、鸭等。如果天气允许，还可以让宝宝看看下雨和刮风的情景，给宝宝讲述雨点不断地滴在地上和树叶上，风摇树动的声音等动态的自然景象，这些都能引起宝宝的注意和兴趣。

另外，升起的太阳、明媚的月亮、闪闪的星星等，凡是能让宝宝看见的，就尽量让他去观察、去感受，这对培养宝宝的认知能力有很大帮助。

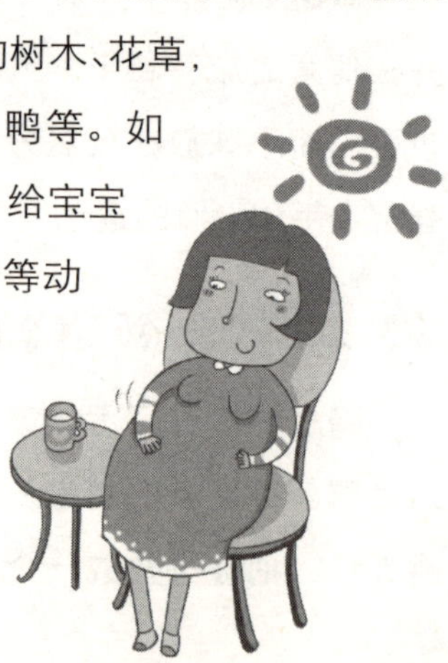

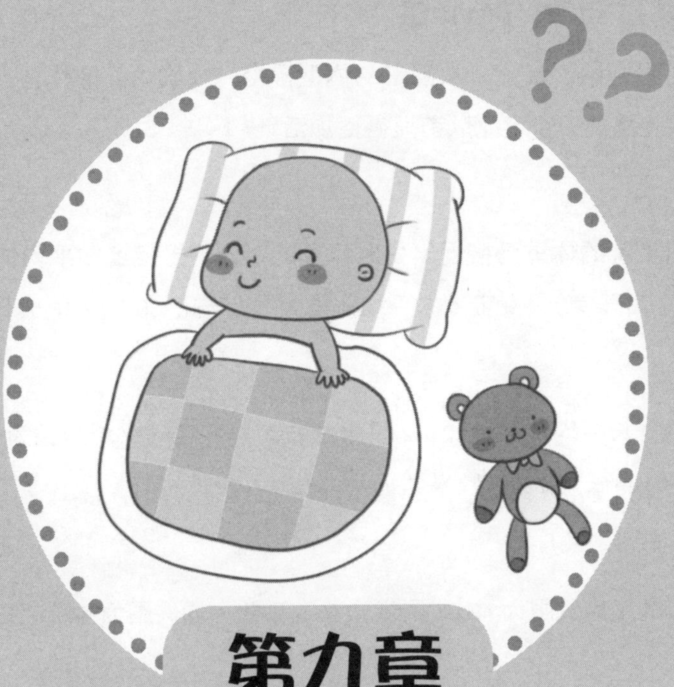

# 第九章

# 宝宝8～9个月

# 9个月宝宝的发育状况

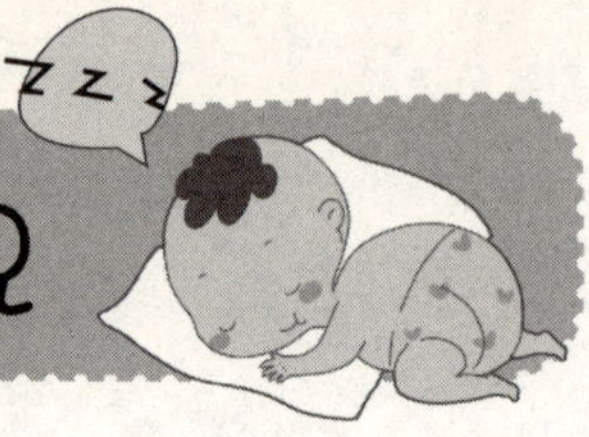

## 宝宝身体发育水平

从这个月开始，宝宝将从圆滚的体型慢慢转换到幼儿的体型。由于运动神经的发育逐步提高，宝宝比以前显得更加活跃。

**〔体重〕**

这个月宝宝的体重已接近出生时体重的 3 倍，男宝宝的平均体重为 9.82 千克（7.2 ～ 11.3 千克），女宝宝的平均体重为 9.2 千克（6.6 ～ 10.5 千克）。

**〔身高〕**

宝宝的身长平均每月增长 1.2 厘米左右。男宝宝的平均身长为 74.17 厘米，女宝宝的平均身长为 72.48 厘米。

**〔头围〕**

男宝宝的平均头围为 45.88 厘米，女宝宝的平均头围为 44.78 厘米。

**〔胸围〕**

男宝宝的平均胸围为 45.7 厘米，女宝宝的平均胸围为 44.8 厘米。

**〔牙齿〕**

大多数的宝宝在 10 个月前已长出 2 ～ 4 颗乳牙。

## 宝宝的运动发展

此时宝宝可以在没有支撑的情况下坐起，坐得很稳，可独坐几分钟，还可以一边坐一边玩，还会左右自若地转动上身，也不会倾倒。尽管他仍然不时向前倾，但几乎能用手臂支撑。现在他已经可以随意翻身，一不留神他就会翻动，可由俯卧翻成仰卧位，或由仰卧翻成俯卧位。所以在任何时候都不要让宝宝独处。

此时的宝宝已经达到新的发育里程碑——爬。刚开始的时候宝宝爬有3个阶段，有的孩子向后倒着爬，有的孩子原地打转，还有的是匍匐向前，这都是爬的一个过程。等宝宝的四肢协调得非常好以后，他就可以立起来手膝爬了，头颈抬起，胸腹部离开床面。可在床上爬来爬去。

此时他也许非常喜欢听“刷刷”的翻书声和撕纸声，不论有没有出牙，都会吃小饼干，有咀嚼动作。

## 宝宝的语言发展

宝宝从早期的发出咯咯声，或尖叫声，向可识别的音节转变。他会笨拙地发出“妈妈”或“拜拜”等声音。当你感到非常高兴时，他会觉得自己所说的具有某些意义，不久他就会利用“妈妈”的声音召唤你或者吸引你的注意。

本阶段，他每天说“妈妈”仅仅是为了实践说词汇，他还不明白这些词的含意，还不能和自己的爸爸、妈妈真正联系起来。有了这样的基础，为时不久，宝宝就能真正地喊爸爸妈妈了，最终他会在想交流时才说。

这一阶段的宝宝，明显地变得活跃了，发音明显地增多。当他吃饱睡足情绪好时，常常会主动发音，发出的声音不再是简单的韵母声“a”、“e”了，而出现了声母音“pa”、“ba”等。还有一个特点是能够将声母和韵母音连续发出，出现了连续音节，如“a-ba-ba”、“da-da-da”等，所以也称这年龄阶段的宝宝的语言发育处在重复连续音节阶段。

除了发音之外，宝宝在理解成人的语言上也有了明显的进步。他已能把妈妈说话的声音和其他人的声音区别开来，可以区别成人的不同的语气，如大人在夸奖他时，他能表示出愉快的情绪，听到大人在责怪他时，他们表示出懊丧的情绪。

还能“听懂”成人的一些话，并能作出相应的反应：如成人说“爸爸呢”，宝宝会将头转向父亲；对宝宝说“再见”，他就会作出招手的动作。这都表明宝宝已能进行一些简单的言语交往。

宝宝还能发出各种单音节的音，会对他的玩具说话。能发出“大大、妈妈”等双唇音，能模仿咳嗽声、舌头“喀喀”声或咂舌声。

## 饮食营养全攻略

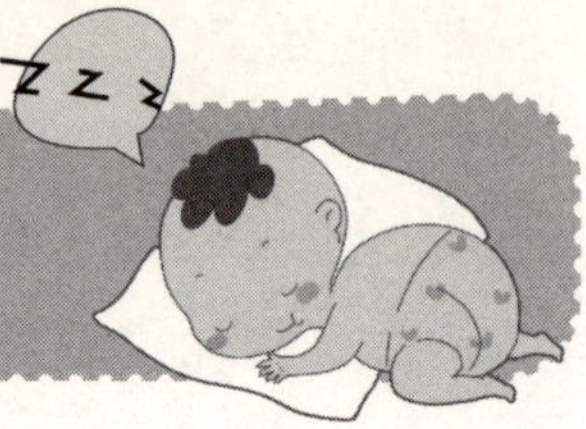

### 9个月宝宝的喂养要点

由于宝宝的活动能力更强了，让他坐着喂食就很不容易了，如何帮助宝宝养成良好的饮食习惯对于爸爸妈妈来说非常重要。

关于喂辅食究竟用多少时间合适，由于宝宝吃饭快慢不同，不能一概而论，重要的是宝宝是否吃得高兴。对不喜欢吃粥的宝宝，即使花 40 ～ 50 分钟让他吃完饭碗里的七成粥，他也不会高兴地吃下去。如果用匙子把粥喂进宝宝的嘴里，他老是含在嘴里不往下咽，那就是不爱吃，这时至多喂 30 分钟就行了。

满 8 个月以后宝宝对食物的好恶日趋明显。不喜欢吃蔬菜的宝宝，若给他吃菠菜他会用舌头顶出来。为了让宝宝吃他不爱吃的东西，可把食物弄碎放在粥里，或者做成软煎包、菜蛋卷等。如果宝宝吃粥、面包、面条等就能取得基本热能，吃母乳或配方奶能满足对蛋白质的起码需要，宝宝对其余的辅食有点“偏食”，也不会发生营养失调。

在动物性食物方面，宝宝不吃鱼、鸡蛋、牛肉、猪肉等食物中的任何两种，都不会导致营养失调。即使宝宝不吃土豆，但只要吃米饭、面包、面条，也不会导致糖分不足。在米饭、面包、面条中，只要吃其中一种，就不会出现热量不足。从这个月龄开始至 1 周岁，宝宝的日常饮食要朝三餐三点的模式靠拢。

### 添加辅食的五项注意

在辅食的添加过程中，爸爸妈妈应注意以下五点：

有的妈妈为了省事，就把辅食和粥放在一起喂，这样不好，应该分开喂，让宝宝能够品尝到不同饮食味道，享受进食的乐趣。

在辅食添加中，父母不能机械照搬书本上的东西，要根据宝宝的饮食爱好，进食习惯，睡眠习惯等灵活掌握。

没有千篇一律的喂养方式，添加辅食也是这样。有的宝宝一天只能吃一次辅食，第二次辅食说什么也喂不进去，但能喝较多的牛奶，还吃母乳。妈妈不能强迫宝宝一定要吃两次辅食。

有的宝宝吃一次辅食需要1个多小时，妈妈为了腾出时间带孩子到户外活动，一天喂一次辅食，不足部分用鲜奶补足，这也未尝不可。

充足的户外活动，要比多给宝宝吃一次辅食更加重要。

## 和大人一起吃饭的注意事项

有的宝宝喜欢和大人一起吃饭，也喜欢吃大人的饭菜。妈妈完全可以利用宝宝的这一特点，在大人午餐和晚餐时添加两次辅食。只要孩子能吃，不呛，咽得很好，能和大人一起进餐是很好的，同时，妈妈要注意以下几点：

在烹饪时，要合宝宝的胃口，饭菜要烂，少放食盐，不放味精、胡椒面等刺激性调料。

吃鱼时注意鱼刺。

抱宝宝到饭桌上，一定要注意安全，热的饭菜不能放在宝宝身边，宝宝已经会把饭菜弄翻，比如热汤会烫伤孩子。婴儿皮肤娇嫩，即使大人感觉不很烫的，也可能会把宝宝烫伤。

不要让宝宝拿着筷子或饭勺玩耍，这可能会戳伤孩子的眼睛或喉咙，造成不良后果。

有的宝宝就喜欢吃辅食，无论如何也不爱吃奶，就要多给孩子吃些鱼、蛋、肉，补充蛋白质。

## 怎样给宝宝吃水果

1岁以前的宝宝吃水果，有不同的吃法：

### 〔水果汁〕

选择新鲜、成熟的水果，如柑橘、西瓜、苹果、梨等，洗净，去掉果皮及核，果肉切成小块，直接捣烂放入碗中，然后用汤匙背挤压出果汁，或者用消过毒的纱布挤出果汁，也可用榨汁机榨取果汁。

### 〔水果汤〕

将水果洗净后去果皮，用刀切成小块，放入沸水中，盖上锅盖，煮 3 ～ 5 分钟即可。

### 〔水果泥〕

5 个月大的宝宝即可吃果泥。先将水果洗净，然后用小匙刮成泥状。最好随吃随刮，以免氧化变色，也可避免污染。

当宝宝 1 岁以后，就可以直接吃各种水果了。吃水果的时间最好安排在喂奶或进餐后，因为水果含糖比较多，奶前或餐前食用会影响正餐进食量。

## 宝宝偏食怎么办

一般而言，越是味觉敏感的宝宝，越喜欢挑食，长此以往就养成了偏食的习惯。特别是当宝宝长到 9 个月时，这种对食物的偏好会表现得日趋明显。有些宝宝不爱吃蔬菜，菠菜、胡萝卜等统统不吃，若是强行喂他便会吐出来或用舌头顶回来。对此，爸爸妈妈是又着急又无可奈何。

如果出现这种情况，爸爸妈妈可以试着改变食物花样来提高宝宝对食物的兴趣，比如把菜碾成泥后放在粥中，喂粥给宝宝吃；或把食物做成宝宝喜欢的形状；或改变食物的颜色，使食物变得好看等。

为了帮助宝宝改正这种不良习惯，爸爸妈妈还应在采购食品时力求品种多样化，吃饭时不要在宝宝面前表现出对某种食物的厌恶或喜爱。同时，不要强迫宝宝吃某种食物，以免造成宝宝对这种食品的抵触情绪。

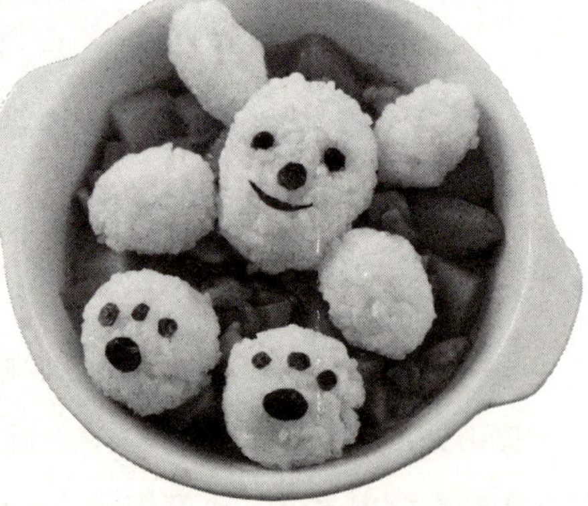

需向爸爸妈妈说明的是，对于宝宝在婴儿阶段挑食的毛病，爸爸妈妈大可不必为此着急。因为大部分宝宝在婴儿期不爱吃的东西，到了幼儿期就可能变得爱吃了，对于偏食的纠正做些努力是可以的，但一定不要强制进行。

# 无微不至的生活护理

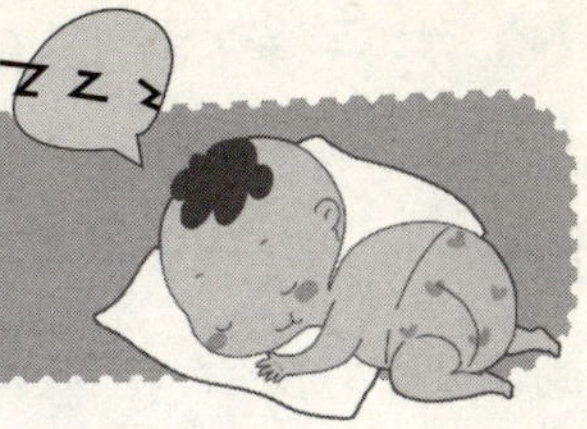

## 不要怕宝宝睡前哭闹

由于这个时期的宝宝对妈妈十分依恋，甚至在睡觉时也不愿让妈妈离开。所以，有的宝宝在睡觉时，一看见妈妈要离开就哭。如果出现这种情况，妈妈可以再返回宝宝的卧室，轻轻地亲吻宝宝一下，然后再离开。

一般情况下，大多宝宝都能止住哭声而入睡。但是，他（她）们已经懂得如何把妈妈唤回卧室，如果妈妈离开，宝宝也许是一再地爬起来大哭，好叫你于心不忍而再次出现。如果你满足了宝宝的愿望，再次出现在宝宝身边的时候，宝宝也不会像上次那样容易安抚了，甚至在你再要离去时会变本加厉。所以，这时最好的办法可能就是任宝宝哭上一会儿了。妈妈的完全远离，远比过分迁就的效果要好得多，经过几次后，宝宝就会学会自己重新躺下，自己好好睡觉。

## 关注宝宝的“屁”

很多爸爸妈妈都认为护养宝宝无非是吃、喝、拉、撒、睡，其实还有一件事，也需要妈妈仔细留意，那就是宝宝放屁的情况。

无屁：无屁的宝宝往往会有一些症状，如：腹痛、腹胀、便秘等，还有可能会出现肠梗阻。

多屁：这可能是消化不良的信号，也有可能是进食方面的原因，如进食过多的豆类、薯类与蛋白质类食物，或者习惯性吞咽动作过多而吸入较多的空气，调整喂养和护理的方式就可以了。

臭屁：可能是有消化不良的问题，或摄入过多的肉类酸性食物，严重的可能是由于消化道出血，血液滞积在肠腔内所致，或者是肠道内发生菌痢、阿米巴痢疾、溃疡性结肠炎、出血性小肠炎等炎症。有时，进食过多大蒜、洋葱和韭菜等有刺激性气味的食物也会使屁变臭，这不必担心。

## 关于母婴同睡

家长和宝宝同睡，互相影响各自的睡眠，所以，很多宝宝都是从小就自己睡婴儿床。从利于家长休息和宝宝安睡的角度讲，母婴同室是有好处的。而且到了8个月以后，宝宝发生窒息的事情几乎不存在了。不过有的妈妈还在给宝宝哺乳，由于母婴同睡的缘故，夜里喂奶的次数增多了，因而奶水也增多了，这也不是坏事，当然要继续给宝宝吃。等天气暖和，宝宝夜里不那么爱醒了，与妈妈同睡和夜里喂奶的事自然也就少了。

如果宝宝自己在婴儿床上睡得很好，那么就不必坚持母婴同睡。毕竟母婴同睡时，家长呼出的二氧化碳积聚在宝宝周围，对宝宝呼吸到新鲜氧气不利。但如果像上面说的那样，让宝宝自己睡带来诸多麻烦就可以母婴同睡。这要看具体情况，没有绝对的好或者不好。

## 锻炼宝宝排便

看到别人的孩子在8个月时就能蹲便盆，而自己的宝宝却硬是练不出来，爸爸妈妈多数都会很不解。其实，那些8个月就能蹲便盆的宝宝，多是在暖和的季节迎来8个月月龄的。

而寒冷的季节里，宝宝被脱光下半身的衣裤，会感觉冷或不舒服，所以不肯小便，这也是正常的。另外，有些宝宝个性较强，刚让他坐在便器上，他就前曲后弯地大哭起来，而能很好地使用便器的宝宝，多数是较老实温顺的孩子。还有就是排尿时间间隔长的宝宝多能使用便盆，因为这样的宝宝家长可以预测到他排尿的时间。

不过即使现在使用便盆，等宝宝到了1岁左右还是会不喜欢用便盆而不肯排便。对于8个月大的宝宝，在寒冷的季节里用便盆多少有些勉强。如果房间十分暖和，早晨醒来和午睡后让宝宝蹲便盆多会成功。如果一天中有两次能便到便盆里，家长就应该满足了。便硬的孩子，等他发出“哼哼”的声音时，再把他放在便盆上也来得及。而便稀的孩子，若排便不定时，用便盆接便是做不到的。

## 定期清洗私处

虽然宝宝还小，但是私处的卫生不容忽视，否则很可能会引发疾病。比如，男宝宝生殖器污垢可以引起红肿、流脓、龟头包皮炎。如果对龟头与包皮间的污垢置之不理，会引起感染，阴茎的头部会红肿，严重的还会流脓出血；而女宝宝生殖器污垢则很容易引起外生殖器感染或阴道炎。所以，爸爸妈妈一定要注意宝宝私处的卫生。

因为宝宝每天都要排尿若干次，所以，每天都要仔仔细细地把宝宝的私处冲洗干净。不过，小宝宝的性器官是很敏感的部位，妈妈只要用手指轻轻地将宝宝私处的污垢拭净就可以了，不要太用力。洗的时候可以用一点婴幼儿沐浴液，然后冲洗干净，但如果宝宝生殖器有炎症就不能使用了。对于男宝宝，如果包皮可以翻上来，要将沾在龟头上的污垢也认真地冲洗干净；对于女宝宝，不要过分用力掰开阴道口，因为阴道里细菌很容易进入，极易引发阴道炎或对宝宝的生殖器造成损害。

## 为宝宝选鞋子

· 拒绝“二手鞋”。“二手鞋”即亲戚的孩子穿过又没有穿坏的儿童鞋，养育宝宝，节俭的妈妈通常喜欢穿“二手的”，的确，旧衣物与新衣物相比质地更柔软，更适合宝宝幼嫩的肌肤。但是，鞋子可不一样。每个宝宝的脚形是完全不同的，穿过的鞋子会随着宝宝的脚形而变形，如果让宝宝穿已经变形了的“二手鞋”，会对宝宝的脚部发育很不利。

· 拒绝“大鞋”或“小鞋”。穿太大的鞋，往往不跟脚，这对尚未学会走路的宝宝而言不仅是个负担，也不利于双脚的发育，而且脚在大鞋里摩擦容易造成伤害。而小鞋的危害更大了，一是挤脚，宝宝感到疼痛；二是太小，会阻碍宝宝脚的正常发育，使宝宝脚的血脉不通，严重时还会引起“甲沟炎”。

· 拒绝旅游鞋。旅游鞋鞋底有弹性，穿着舒适，有较高的鞋帮，能保护宝宝的脚踝，因而很多妈妈把它当做首选的学步鞋。但是旅游鞋透气性较差，而宝宝新陈代谢又快，流汗多，长时间让宝宝穿着，容易引发脚癣。

# 9个月宝宝常见病预防与治疗

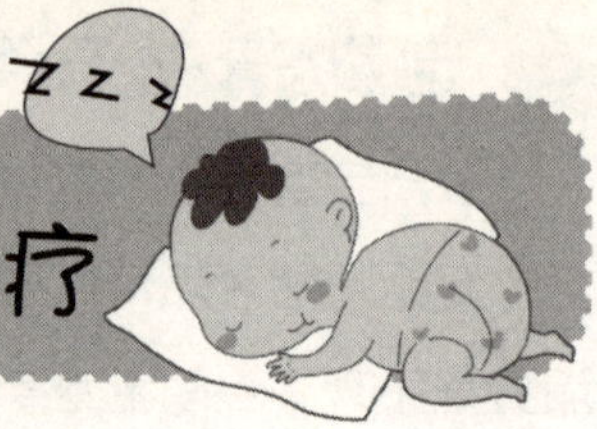

## 痰多咳嗽

婴幼儿的呼吸系统尚未发育完善，有痰不会咳，很容易堵在咽喉和气管中。如果发现宝宝痰多咳嗽，爸爸妈妈应该及时帮助宝宝排痰。

首先，要保持居室空气清新，定时开窗通风换气，将室内温度保持在18℃～22℃。但要注意，不要让冷风直接吹到宝宝的身上。相对湿度应保持在60%～65%，这有利于宝宝呼吸道黏膜保持湿润状态和黏膜表面纤毛的摆动，有助于痰的排出。此外，可用以下几种方法帮助宝宝排痰：

### 〔拍背法〕

可在宝宝痰咳不出来时应急使用，帮助排痰，具体操作是：在宝宝咳嗽的间隙，让宝宝侧卧或抱起侧卧。爸爸妈妈一手五指稍屈，握成空手拳状，轻轻地拍打宝宝背部。拍左侧让宝宝向左侧卧，拍右侧向右卧，两侧交替进行。拍击的力量不宜过大，要从上而下，由外向内，依次进行。每侧至少拍 3～5 分钟。拍背法不仅能促使宝宝肺部和支气管内的痰液松动，向大气管引流并排出，而且可促进心脏和肺部的血液循环，有利于支气管炎症的吸收，使疾病能早期痊愈。

### 〔脚底按摩〕

咳嗽常常会同时伴有咽痛、扁桃体发炎等症状。爸爸妈妈不妨试试给宝宝做一下脚底按摩。揉搓脚心：上下来回搓宝宝的脚心，每只脚搓 30 下。

按摩脚趾：上下按摩每个脚趾 20～40 下，每只脚按摩 5 分钟。重点按摩脚面大脚趾根部两侧的部位。按摩可以使宝宝咽喉肿痛的症状明显减轻。

注意：按摩会使宝宝身体发热，水分蒸发，所以按摩后要及时给宝宝多补充温开水，也可以喂淡淡的盐开水。由于宝宝的皮肤娇嫩，脚底按摩要注意力度适当，切不可因用力过大而造成额外的伤害。

### 〔饮水法〕

让宝宝多饮水，尤其是23℃左右的凉开水，对咽喉部有良好的湿润和物理治疗作用，有利于局部炎症的消除。咳嗽的宝宝呼吸道内的水分丢失很高，气道内相对缺水，这会导致呼吸道内分泌物更加黏稠而不易咳出。多喝水可以补充水分，缓解宝宝脱水的症状，起到对咽喉部的湿润和物理治疗作用，从而可以稀释黏液分泌物，使之容易被咳出。饮水还可以促进血液循环，加速身体代谢产物及毒素从尿中排出，减少分泌物对呼吸道黏膜的刺激。注意：饮水应于两餐之间、晨起及入睡前饮用。

### 〔蒸气法〕

蒸气是水汽化的极其细小的小水滴，不会对呼吸道产生刺激。吸入蒸气可直接稀释黏稠的痰液，便于咳出。同时，还可减轻由于发炎引起的支气管黏膜充血和水肿的症状，能有效地缓解咳嗽。将沸水倒入大口罐或茶杯中，抱起宝宝，使其口鼻对着上升的水蒸气呼吸。注意控制宝宝的高度，千万不要让杯子或者蒸气烫到宝宝。也可以用加湿器产生的蒸气代替“沸水蒸气”。

## 及早发现宝宝隐睾

睾丸在胚胎发育时位于腹腔内，随着胎儿的发育逐渐往下移动。正常情况下，胎儿到4～6个月时，睾丸就已经下降到腹股沟内环口处，7～9个月时下降到阴囊里。然而，在下降过程中，有的宝宝可能一侧或双侧的睾丸并没有完全降落到阴囊里，而是停留在半路上，最常见在大腿根部的腹股沟管内、腹股沟外环或腹腔内。出现隐睾的宝宝，大多数在1岁之内，还有可能使睾丸自然下降到阴囊的可能，而在1岁以后如果还没有归回，则就不大可能了，必须尽早做手术治疗。

隐睾的诊断并不难，只要父母留意便能及早发现。因此，宝宝在这个月时，父母应检查一下阴囊里是否有睾丸。如果摸不清或摸不到，则要及早就医。若是能得到早期治疗，便会避免以上各种不良后果的发生。

# 全面能力培养与训练

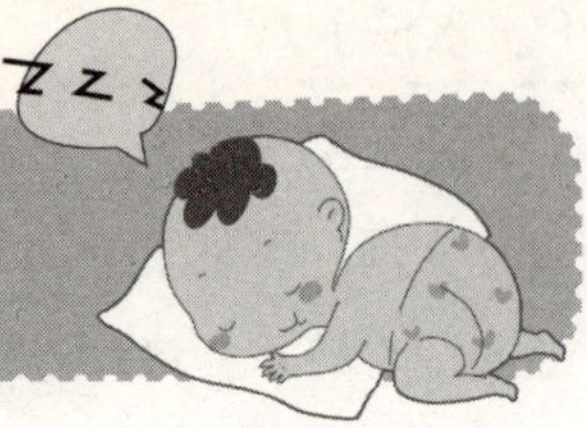


## 加强宝宝肢体动作的锻炼

这个阶段的宝宝运动能力增强，爬行得更加熟练，手指的功能日趋完善。在这个过程中，父母要加强宝宝肢体动作的锻炼。

### 〔精细的手部动作〕

让宝宝练习用手抓起小积木。把宝宝熟悉的积木块放在他的手能抓到的地方，训练他能用拇指和其他手指配合抓起小积木。训练宝宝有意识地将手中玩具或其他物品放在指定地方，可给予示范，让其模仿，并反复地用语言示意他“把玩具放下，放在那边盒子里”。由握紧到放手使手的动作受意志控制。

### 〔腿部屈伸〕

妈妈把宝宝的两脚托起来，用力向上推，使两腿用力屈伸。然后，单腿屈伸，左右交换反复进行；单腿屈伸时容易扭转，但不易向上移动。

### 〔腿部屈伸〕

引导宝宝由坐位转为爬行，这时的爬行要让宝宝用手足爬，或向前，或后退，或自由地爬来爬去。还要注意锻炼爬行速度，爬行能轮流使肢体负重，训练肌肉的耐力，而且爬行时大小脑协调促进神经系统发育，通过对比而得知，经过爬行训练可促进宝宝阅读和图像思维，这个年龄充分练习收效最大。

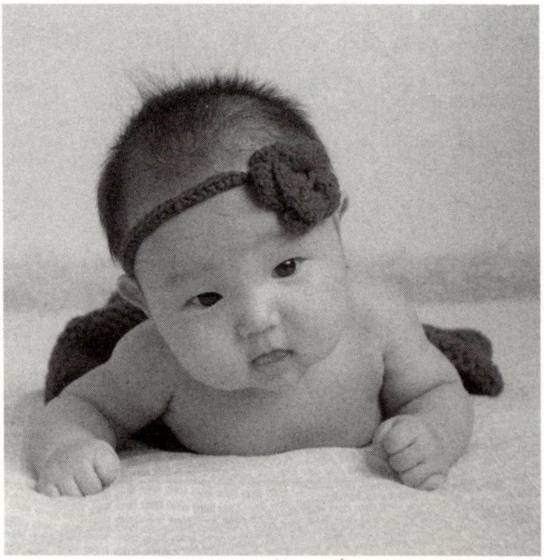

### 〔站起和坐下〕

让宝宝从卧位拉着东西或牵一只手站起来，站时用玩具逗引他坚持 3 分钟，然后父母要扶住双手让宝宝慢慢坐下，以免疲劳。

### 〔运动对宝宝的好处〕

肢体动作可以刺激大脑，使宝宝变聪明。比如手部的动作是由左脑顶叶掌管的，多做手部的运动有利于大脑的智能开发。

运动是释放宝宝心理情绪和压力的途径，有利于宝宝形成积极正向的性格特质；运动是宝宝学习的工具和途径，比如宝宝通过用手去摸，来感觉事物；通过移动身体来拿玩具等。

## 全面开发宝宝的感知觉

本月宝宝在感知觉发育方面已经有了长足的进步，爸爸妈妈要及时对宝宝进行开发训练。

### 〔放手让宝宝探索〕

宝宝本月会出现一个非常重要的动作，就是伸出食指，喜欢用食指抠东西。这些动作的出现不是偶然的，是宝宝心理发展到一定阶段表现出来的能力，表示宝宝出现了一些探索性的动作。宝宝在摆弄物体的过程中能够初步认识到一些物体之间最简单的联系，比如敲击东西会发出声音，所以他才会不厌其烦地反复地去敲，这是宝宝最初的一些思维活动，是宝宝心理发展的一大进步。父母应该提供机会让宝宝做一些探索性的活动，而不应该去阻止他或限制他。

### 〔味觉游戏〕

拿水果汁、菜汁等来给宝宝尝一尝，结果会发现宝宝喜欢吃甜的东西，然后拿一把小勺舀一点醋，放在宝宝的鼻子前让他闻闻，或是让宝宝尝尝，父母会发现宝宝会转过头去躲开这种刺鼻的味是由于太酸，宝宝会咧开嘴，在这时父母应告诉宝宝："这是醋。"也可用苦辣味，进行此训练。这种游戏能刺激舌头上的味蕾，开发嗅觉、味觉与动作的联系。这种游戏不能玩得太多，以免引起宝宝的反感。

〔认图学习〕

第一次可用一个水果名配上同样一张水果图，使宝宝理解图是代表物。认识几张图之后，可用一张图配上一个识字卡，使宝宝进一步理解字可以代表图和物体。由于汉字是一幅幅图像，所以多数宝宝能先认汉字，然后认数字。初教时每次只认一图或一物，继续复习 3～4 天，待宝宝在会说图名时能从几张图中找出相应的图，记住了再开始教第二幅。

## 继续爬、坐、站、走的训练

**这个月，宝宝要继续锻炼坐、爬、站、走的能力。**

（1）独坐。让宝宝独坐在床上或地板上，无须用手支撑身体，可以给宝宝一个他喜欢的玩具，让他独坐 10 分钟以上。

（2）爬行。让宝宝从匍匐爬行转到爬行，腹部渐渐离开地面，并用手臂转圈或后退，可将宝宝感兴趣的东西放在不同的位置，让他爬着去够。练习中，家长可用毛巾提起宝宝的腹部，练习宝宝手膝爬行。

（3）站。扶着宝宝的双手练习站立，每次站立的时间不宜过长，一般以 2～3 分钟即可，每日可练习 3～4 次。

（4）走。让宝宝站立，家长扶着宝宝的双手鼓励他大胆迈步。

## 练习模仿发音

宝宝在这个时期，说话还不清楚，甚至只是一些简单的发音，但是他却有强烈的想要用语言沟通的欲望。日常，妈妈一定要注意观察宝宝想要什么，说不清楚时要及时更正。同时，也要教宝宝练习模仿发音。

在练习模仿发音时，可以先教宝宝有意义的单词，除了“爸爸”“妈妈”外，也可以训练他说一些简单的动词，如坐、立、走、爬等，在引导宝宝模仿发音的同时，要引导宝宝主动发出单字辅音，并观察宝宝是否能够见到爸爸就叫“爸爸”或见到妈妈就叫“妈妈”。这样训练几天之后，可以扩大范围，人称、物品、人的五官、动物名等都可以，争取除了“爸爸”“妈妈”外，宝宝还能主动说出其他几个词，能够模仿家长说话时的最后一个音。

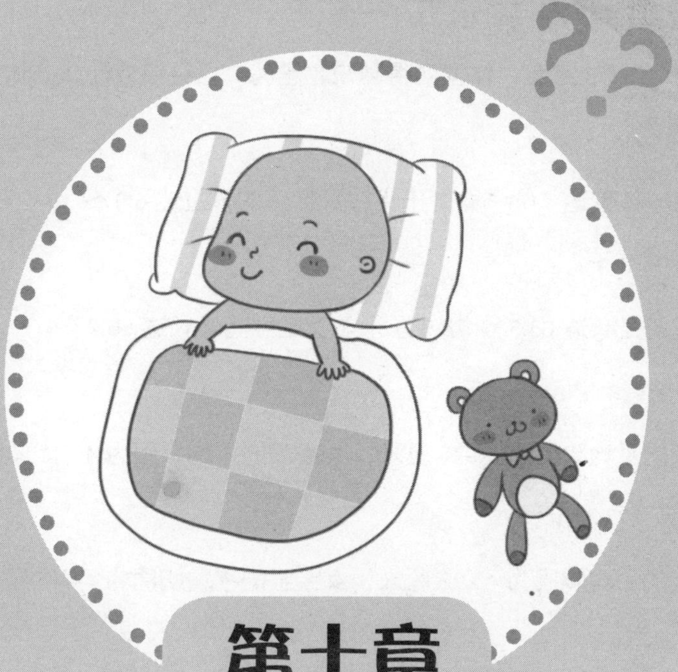

# 第十章

# 宝宝9～10个月

# 10个月宝宝发育状况

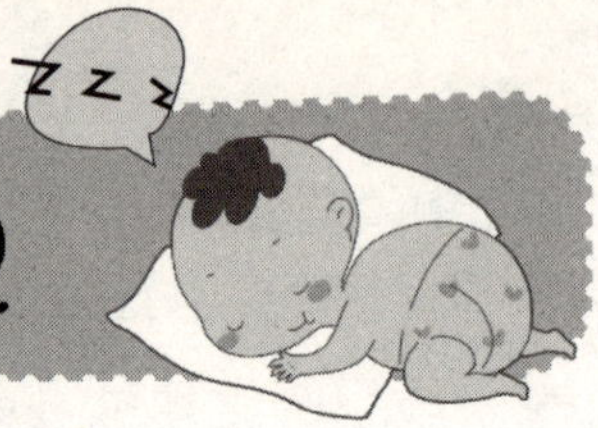

## 宝宝身体发育水平

进入 10 个月的宝宝，体型变得越来越漂亮，已经接近幼儿的体型。

**〔体重〕**

男宝宝的体重达 7.6 ～ 11.7 千克，女宝宝的体重达 6.9 ～ 10.9 千克。

**〔身长〕**

男宝宝的身长达 68.3 ～ 78.9 厘米，女宝宝的身长达 66.2 ～ 77.3 厘米。

**〔头围〕**

男宝宝的平均头围为 46.35 厘米，女宝宝的平均头围为 45.18 厘米。

**〔胸围〕**

男宝宝的平均胸围为 45.97 厘米，女宝宝的平均胸围为 45.15 厘米。

**〔牙齿〕**

此时宝宝已经长出大约 4 ～ 6 颗牙齿。

## 宝宝动作发育水平

现在，宝宝真正开始活动他的身体了，他能够轻易、自信地站起身来，并很好地保持平衡；可以爬行或匍匐而行，靠双手拖动身体向前移动，但是宝宝爬的时候，腹部也许还不能完全离开地面；宝宝现在正在学习如何保持身体的平衡，因为他开始扭动躯干试图旋转身体，但是还不十分自信；能够从趴着的姿势变成站立的姿势，并从站立变为趴下；坐着的时候能够很好地保持平衡。

宝宝的手指越来越灵活，控制得也越来越好了。能用两手握住杯子，或者自己拿汤匙进食，虽然食物洒得很多，但宝宝毕竟能把小勺放到自己的嘴里。

宝宝还能把抽屉开了又关上，会开启瓶盖。当妈妈抱着宝宝和宝宝一起看书时，妈妈翻书，宝宝也跟着翻，尽管宝宝往往一翻就是好几页，但毕竟宝宝的手指能够把纸页翻起来了，这就是一个不小的进步。

## 宝宝语言发育水平

宝宝喜欢发出咯咯、嘶嘶、咳嗽等有趣的声音，笑声也更响亮，并反复重复会说的字。开始能模仿别人的声音，并要求对方有应答，进入了说话萌芽阶段。

在成人的语言和动作引导下，能模仿成人拍手、挥手再见和摇头等动作。宝宝现在知道语言不仅仅意味着声音的变化，宝宝能够理解很多单词、话语的准确意义，如：说“不”与摇头、“再见”与挥手。

到第 10 个月的月末，宝宝应该可以说出有意义的单词。但是，如果他不能说也不用担心，因为在这个阶段让宝宝理解词语的含义是最重要的事。

## 宝宝情绪反应水平

10 个月的宝宝的情绪、情感更丰富了。他会用表情、手势、声音来表达自己的喜、怒、哀、乐，如用笑脸欢迎妈妈，用哭发泄不满。同时，他还记住了自己不喜欢的人和事，比如再次到医院看病或打预防针，他看到穿白大衣的医生就躲，甚至离得很远就大哭。

## 宝宝的认知能力发展

此时的宝宝也许已经学会随着音乐有节奏地摇晃，能够认识五官，能够认识一些图片上的物品，例如他可以从一大堆图片中找出他熟悉的几张。

宝宝有意识地模仿一些动作，如喝水、拿勺子在水中搅等。可能他已经知道大人在谈论自己，会懂得害羞，会配合穿衣。宝宝也会与大人一起做游戏，如大人将自己的脸藏在纸后面，然后露出脸让宝宝看见，宝宝会高兴，而且会主动参与游戏，在大人上次露面的地方等待着大人再次露面。

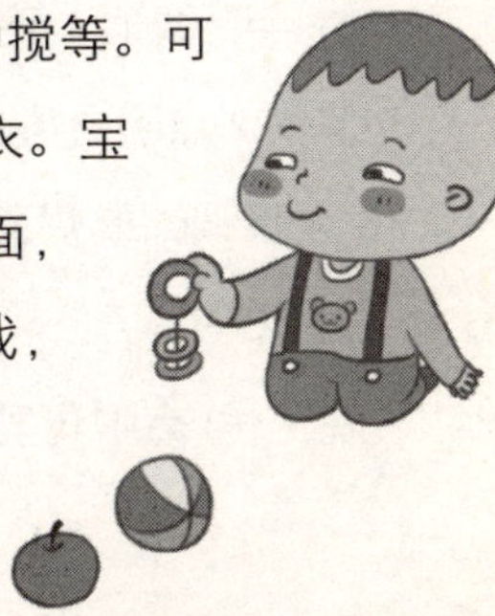

# 饮食营养全攻略

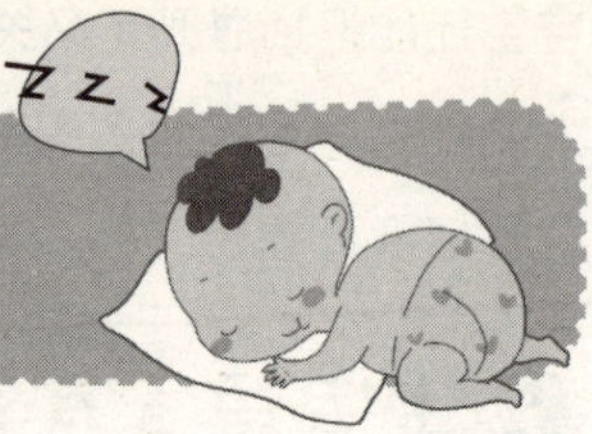

## 10个月宝宝的喂养要点

这个月的宝宝体重的增加速度一般都有所下降，平均每天增加 5 ～ 10 克。如果宝宝的体重以平均每天增加 15 ～ 20 克的程度继续增加下去，就可能成为肥胖儿。宝宝的奶量应保持在500毫升左右，粥只能吃儿童碗的1碗。宝宝饥饿时，可喂食苹果。

宝宝满 9 个月后，并不一定非要给宝宝吃与上个月不同的辅食。可以像上个月一样，将鸡蛋、豆腐、土豆、胡萝卜、卷心菜等加工后给宝宝食用，量可以适当增加。

有些宝宝到了这个月时还很依恋母乳，此时是否可硬性中止母乳，这要视具体情况而定。如果宝宝辅食吃得很多，可在吃完辅食后接着喂母乳。如果宝宝非常想吃母乳，吃了点辅食就不吃了，就必须停喂母乳。

如果白天停喂母乳很困难，可连夜里的母乳也一齐停掉。老是想吃母乳的宝宝，总是会热衷于吃母乳而不愿意吃辅食。那些只在午睡前、夜里睡觉前和夜间醒来时吃母乳的宝宝，只要辅食吃得很好，就没有必要停喂母乳。

从这个时候起，可参考下列程序给宝宝进食：

· 早晨 6 点喂母乳。

· 10 点喂稠粥 1 碗，菜泥或碎菜 2 ～ 3 汤匙，蛋羹半只。

· 下午 2 点喂母乳或牛奶。

·6 点喂稠粥或烂面条（面片）1 碗，蛋羹半只，除菜泥外还可在粥中加豆腐末、肉末、肝泥等。

· 晚上 10 点喂母乳或牛奶。

## 宝宝干、熟面食的处理法

这个月的宝宝咀嚼和消化能力又有了新的进步，可以吃的食物更丰富了，可以适当给宝宝吃一些面食了。面食的主要营养成分为糖类，糖类能够为宝宝提供日常活动和生长所需要的能量。同时，面食中还含有蛋白质，可以促进宝宝身体组织的生长。但是，宝宝的面食与家长的面食在处理上是有一些区别的。

### 〔熟面食的处理方法〕

将煮熟的面条放在保鲜膜里包好，隔着保鲜膜用擀面杖由上而下不断地压滚，直至将面条压烂，然后拿走擀面杖，揭开保鲜膜，适合宝宝咬嚼的面食就处理好了。

### 〔干面食的处理方法〕

在面条干燥时将面条折断，这样比煮熟后再切要方便得多。将折断的面条放入干燥的空玻璃瓶中保存，用时直接取出即可煮食。

## 安排好喂食时间

到了9个月以后，宝宝基本上都已经断奶了，断奶后宝宝的进食次数一般是每日4～5餐，分早、中、晚餐及午前点、午后点。早餐要保证质量，午餐内容要丰富些，晚餐则应清淡些。例如，早餐可供应牛奶或豆浆、蛋或肉包等；中餐可为烂饭、鱼肉、青菜，再加鸡蛋虾皮汤等；

晚餐可进食瘦肉、碎菜面等。除了正餐外，宝宝还常常需要加餐以满足日渐增加的能量消耗和身体生长发育的需要，一般是在午前点给些水果，如香蕉、苹果片、鸭梨片；午后为饼干及糖水。

宝宝的每日菜谱要尽量做到多轮换、多翻新，注意荤素搭配，避免总吃一种食物。此外，烹调技术及方法，也能影响宝宝的饮食习惯及食欲。若色、香、味俱全，可促进宝宝食欲，增多食物摄入，加强其消化及吸收功能。

如果宝宝到现在还没有断奶，那么母乳的喂养量也要逐渐减少，一般可参照本章中“本月宝宝的一日食谱”进行哺乳。

## 适当控制肥胖宝宝的饮食

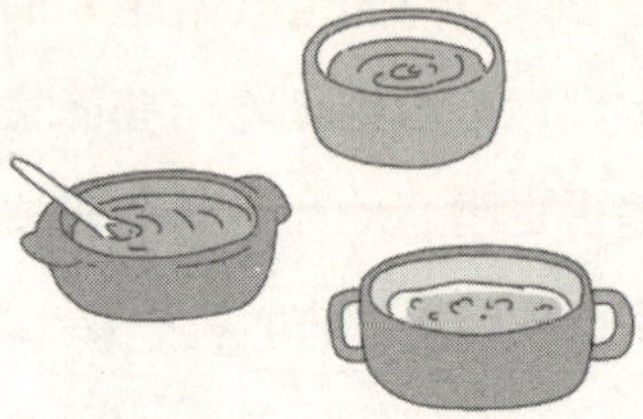

对于体重严重超标的宝宝，爸爸妈妈要注意适当控制宝宝的饮食，并根据正常体重宝宝的饮食进行调整。具体说来，可以把每天的牛奶量减少，每顿饭可以多加些蔬菜，尽量减少脂肪类食物的摄入。同时，饼干、点心等甜食的摄入量也要减少。如果宝宝需要两餐之间吃零食，可以用含糖量较低的水果代替。同时，要注意增加宝宝的活动量，多带宝宝到户外玩耍。这样，既可以帮助宝宝燃烧脂肪，又可以减少宝宝吃零食的欲望。

## 维生素A、维生素C对眼睛有益

保护宝宝的视力，防治眼部疾病，需要从多方面入手，其中注意营养对改善视力有很大帮助。日常生活中，应多吃对宝宝眼睛有益的食品：

（1）富含维生素A的食物。维生素A与正常视觉密切相关，如果宝宝体内缺乏维生素A，则视紫红质的再生慢且不完全，对黑暗适应的时间延长，严重时还可造成夜盲症和眼干燥症等。维生素A最好的食物来源是动物肝脏、鱼肝油、鱼卵、禽蛋等，蔬菜中胡萝卜、菠菜、红薯、南瓜、青椒等所含的维生素A原也能在体内转化为维生素A。

（2）富含维生素C的食物维生素C可减弱光线与氧气对眼睛晶状体的损害，从而起到保护眼睛的作用。含维生素C较为丰富的食物有青椒、番茄、柠檬、猕猴桃、山楂等新鲜蔬菜和水果。

除了这两种维生素以外，对宝宝视力有好处的营养元素还有钙。钙与眼球构成息息相关，缺钙常会导致近视眼。所以爸爸妈妈还要给宝宝多吃一些含钙丰富的食物，如奶类、贝类（虾）、骨粉、豆及豆制品、蛋黄和深绿色蔬菜等。

## 少喝过浓的奶

在宝宝的喂养中，家长常以为“凡是浓缩的都是精华”，认为奶越浓越有营养，但事实并非如此。有些误区需注意。

〔奶粉少加水〕

奶粉正确的冲调方法应该是将定量的30℃～ 50℃的温开水倒入奶瓶内，再加入适当比例的奶粉。一定不要用开水冲泡奶粉，这样极其容易造成营养的破坏。一般在30毫升水中加入1平勺奶粉，调匀即可。奶粉中含有钠离子，需要加足量的沸水稀释。如果奶粉浓度过高，宝宝饮用后，会使血管壁压力增加。而9～10个月的宝宝，其毛细血管很嫩弱，容易引起脑部毛细血管破裂，导致出血。

〔食用炼乳〕

炼乳是将鲜牛奶蒸发至原容量的2/5，再加入40%的蔗糖装罐制成的。所以炼乳很甜，需加5～8倍的水来稀释。但是当甜味符合要求时，蛋白质和脂肪的浓度又比新鲜牛奶下降了一半。尽量不要给宝宝吃炼乳。

## 宝宝吃水果的禁忌

〔宝宝吃水果的时间〕

最佳的做法是，把食用水果的时间安排在两餐之间，或是午睡醒来后，这样，可让宝宝把水果当做点心吃。

〔吃水果要注意体质〕

有舌苔厚、便秘、体质偏热等问题的宝宝，最好吃一些寒凉性水果，如梨、西瓜、香蕉、猕猴桃、芒果等，可以败火；而苹果、荔枝、柑橘吃多了却可引起上火，因此不宜给体热的宝宝多吃。消化不良的宝宝应吃熟苹果泥，而食用配方奶便秘的宝宝则适宜吃生苹果泥。

〔有些水果宝宝食用要适度〕

· 荔枝：大量吃会使宝宝的正常饭量减少，影响对其他必需营养素的摄取。

· 西瓜：在夏日吃西瓜清凉解渴，西瓜被认为是最佳的消暑水果，尤其在宝宝发烧、长口疮。但西瓜也不能过多食用，特别是脾胃较弱、腹泻的宝宝。

· 柿子：柿子是宝宝钟爱的水果，但当宝宝过量食用，尤其是与红薯、螃蟹一同吃时，便会使柿子里的柿胶酚、单宁和胶质在胃内形成不能溶解的硬块儿。

# 无微不至的生活护理

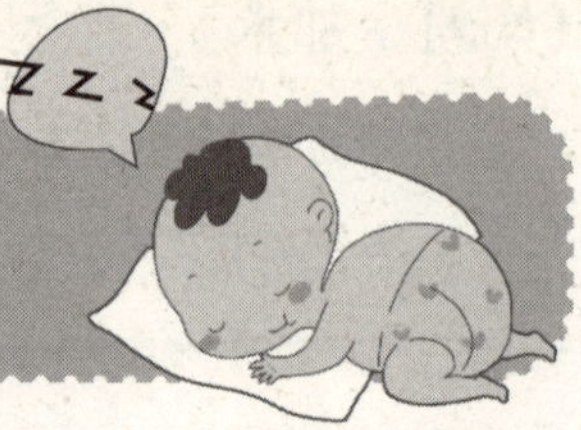

## 注意观察宝宝的睡眠状态

爸爸妈妈应注意观察宝宝的睡眠状态，如果你的宝宝睡眠时出现异常，就要分别对待，因为这些异常一般可以分为非病理性异常和病理性异常。

如果宝宝晚上睡不安稳，或者不踏实，可能是白天兴奋过度；如果睡眠后出现哭闹，可能是宝宝饿了或小便后尿布湿了，有些宝宝睡眠时出现惊哭现象，可能是做噩梦所致等。这些睡眠异常都属于非病理性的，对于这些现象，由于每个宝宝各自的睡眠规律和睡眠表现均不一样，妈妈可做针对性处理。

如果宝宝在睡眠时，出现入睡后易醒、烦躁不安、时而哭闹乱动、夜惊、头部多汗，甚至时常浸湿头发和枕头，或者出现全身皮肤干燥发烫，呼吸急促，每分钟超过 50 次；脉搏加速超过正常次数，每分钟超过 130 次等异常现象，可能是一些发病的前兆，应带宝宝到医院检查，以便给予及时治疗。

## 宝宝长痱子怎么办

宝宝长痱子是由于皮肤发育不完善，天热汗液容易排泄不畅，不断刺激汗腺口，加上用不干净的手、毛巾擦汗，使汗腺口发炎所致。痱子易出现在出汗多的额头、脖子、胸背等处，有刺痒感，常影响宝宝情绪及睡眠。生痱子的宝宝常因瘙痒而抓破皮肤，引起皮肤感染，甚至引发败血症、脑膜炎等严重病症。

### 〔护理长痱子的宝宝〕

防痱要注意不要让宝宝穿得过多，避免大量出汗。注意卫生，给宝宝勤洗澡，勤换衣服，保持他的皮肤干燥。给宝宝洗澡最好用温水，同时选用碱性小的宝宝沐浴液，不要用肥皂，以减少刺激。避免用力擦洗宝宝有痱子的部位，防止擦破形成糜烂。洗完后用柔软的毛巾轻轻抹干宝宝的身体，再擦些爽身粉或痱子粉，以减轻刺痒。

宝宝的衣服最好选择轻薄、柔软、宽大的棉质衣服，以减少对皮肤的摩擦。另外，爸爸妈妈不要整天背着或抱着宝宝，以免将大人的体温传递给宝宝。可以在凉爽通风的地方铺一草席，让宝宝自己爬着玩。不要让宝宝在塑料布上睡觉，也不要给宝宝脱得光光的，以免宝宝皮肤直接受到刺激而生痱子。

〔治痱小验方〕

（1）将 100 克新鲜马齿苋放在约 1500 克水里烧开，用煮过马齿苋的水擦洗宝宝患痱子处，早晚各一次。

（2）将苦瓜切片，用带汁的苦瓜肉涂擦痱子处，早晚各一次。

（3）将十滴水涂于患处，让其自然风干。涂药处的皮肤会略有灼热杀痛感，每日涂抹，两三天就能消炎、消肿、止痒。

（4）桃叶 50 克，加水 500 毫升，将其熬到只剩一半水量时，用煮过桃叶的水直接涂擦痱子。

## ❓让宝宝爱上洗澡

很多爸妈担心宝宝会害怕洗澡，其实只要水的温度适当，就不会让宝宝感到恐惧。因为宝宝从胎儿期开始就泡在子宫的羊水中，从两个结合的生殖细胞，逐渐发育成一个完整的胎儿，都是在水中完成的，所以洗澡是宝宝非常容易接受的事情。一般来说宝宝会对脱光衣服感觉很新鲜，而且洗澡时还可以玩水，所以多数宝宝喜欢洗澡。如果宝宝不喜欢洗澡，多半是因为他在洗澡时有过不愉快经验。如：

（1）水温太热这是宝宝不喜欢洗澡的最普遍的原因。宝宝的皮肤对水温的刺激反应比较强烈。如果妈妈觉得有点热，宝宝就已经觉得烫了。被烫过以后，宝宝就会害怕洗澡。通常情况下，宝宝的洗澡水要比家长的洗澡水温度低一点才是宝宝喜欢的水温。夏天水温以 37℃～ 38℃，冬天为 39℃～ 40℃较适宜。

（2）水温忽冷忽热家长对水温的反应要比宝宝迟钝得多，所以这个因素常被忽略。对家长来说，两三度的温差没有什么感觉，但对宝宝而言，却是相当大的差异。即使是一两度的水温变化都有可能让宝宝感到不舒服、不习惯。所以，在给宝宝洗澡时，最好用温度计来测量水温。

（3）洗发露和洗澡水流到眼睛里宝宝十分讨厌洗发露或者洗澡水流到眼睛里，即使是婴幼儿专用的洗发露到了宝宝的眼睛里，也会让他感觉不舒服。所以，有的宝宝甚至讨厌水溅到他脸上的感觉。这种不愉快的记忆，会使宝宝在相当长的时间里都不喜欢洗澡。

## 小小乳牙保护好

人的一生要长两次牙，一次是乳牙，一次是恒牙。一般 1 岁时出 6 ～ 8 颗牙，2 岁时 20 颗乳牙基本上全部出齐。虽然在六七岁时，恒牙会将乳牙换掉，但是乳牙的好坏也常对恒牙产生一定的影响。所以为了让宝宝的牙齿健康漂亮，爸爸妈妈要学会护理宝宝的乳牙：

（1）注意营养，饮食中要注意钙质的摄入，以利于牙齿的生长，使牙齿健康。

（2）控制甜食的摄入，切忌让宝宝含着奶片或糖块等入睡。

（3）宝宝还小，刷牙是肯定不会的。家长可以用小棉签蘸上盐水，在宝宝的牙齿上来回涂抹，帮助宝宝清除牙齿上的细菌。最好每晚都如此“刷牙”，防止细菌夜间在口腔内繁殖。

（4）纠正宝宝吮手指、啃玩具、咬嘴唇或坚硬物体的不良习惯，以免导致牙齿排列不整齐。

（5）不要让宝宝养成侧卧的睡姿，否则会使宝宝的乳牙长得参差不齐。

## 为宝宝学走路创造条件

学会站和走是宝宝身心发展中的一个飞跃。动作的发展使宝宝的眼界逐渐开阔，更快地促进了心理发展。所以，爸爸妈妈要给宝宝创造条件，让他早日独立行走。为此，爸爸妈妈可以给宝宝穿上布底鞋，衣着轻暖，再给宝宝准备一辆小推车，让他在平坦但不光滑的地面上推着向前学步，探索周围的世界。有时候，宝宝会把小椅子放倒，当做小推车向前推着走。这个新发现会让宝宝如获至宝，于是便兴致勃勃地一刻不停地在屋里推来推去。还可以给宝宝做一个大积木——一个结实的大纸盒，在上面贴上有趣的彩色图画，这样宝宝既可以围着爬、扶着站、推着走，又能学图画中的内容，一举多得。

当然，最不能忽视的是安全，在宝宝学步的周围应当没有绊车绊脚的物件，桌椅的尖角应装好安全护套，电、火、热水应远离宝宝，柜子抽屉里的危险品要拿走。如果宝宝不小心跌倒在地，不要惊慌地马上扶抱，而是应当用亲切的语言鼓励宝宝自己爬起来继续练习，这是对他最初的意志磨炼。

## 训练宝宝排便

9～10个月的宝宝，有的还可能需要使用尿布。有时候（比如在7月到9月）宝宝可能会间隔1小时尿一次。这时候，如果妈妈像闹钟一样每隔1小时给宝宝把一次便，那么一天之中就会有几次是失败的。而等气温降下来之后，宝宝的小便次数又会增多，每隔1小时把一次也常常会来不及。于是，有些妈妈改为每30分钟把一次，这会让宝宝感到很厌烦，而且过于神经质地给宝宝把尿，反而会使他感到紧张，这样一来往往会使他小便的时间间隔越来越短。

所以，家长应该端正心态，每隔1小时或1.5小时看下尿布，如果还没有尿湿就用便器接一下。这个时期，宝宝会随着他的长大学会告诉家长要便便的。

## 及时检查宝宝鞋的合脚情况

爸爸妈妈应每周检查一次宝宝鞋的合脚情形，只要大拇指尖与鞋尖之间有适当的空隙就没有关系。留意宝宝走路的变化，如果鞋子不合适的话，宝宝穿它走路的协调性、平衡性或行走模式会出现变化，发现宝宝走路出现异样，可能就有问题并同时检查脚上是否有水疱，以及其他鞋子可能需要调整的现象。当他的大拇指碰到鞋尖时，就是该买新鞋的时候了。

如果宝宝的脚部磨出了水疱，可以在水疱处冷敷几分钟。用温和的肥皂及水清洗该部位，拍干。用一支消毒过的针（用酒精清洁），从边缘将水疱刺破，轻轻挤出液体，让皮肤留在原处，覆上薄绷带。再次帮宝宝穿鞋之前，先在该部位覆一层棉布以免它受到摩擦。

# 10个月宝宝常见病预防与治疗

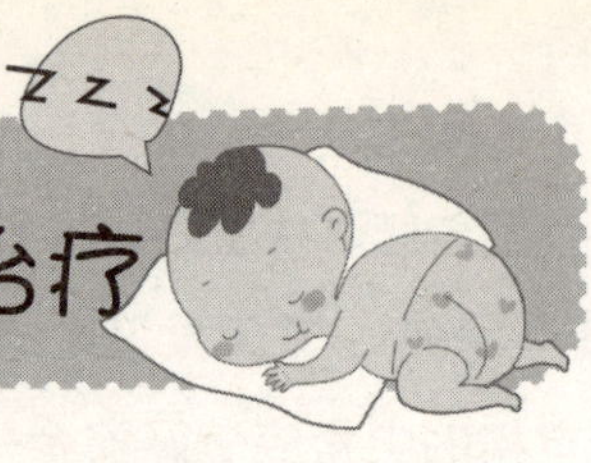

## 高热惊厥

高热惊厥是小儿较常见的危急重症，是中枢神经系统以外的感染所致体温39℃以上时出现的惊厥。父母应了解一些急救知识，这样有助于患儿得到及时准确的治疗，防止发生惊厥性脑损伤，减少后遗症。

### 〔高热惊厥的表现〕

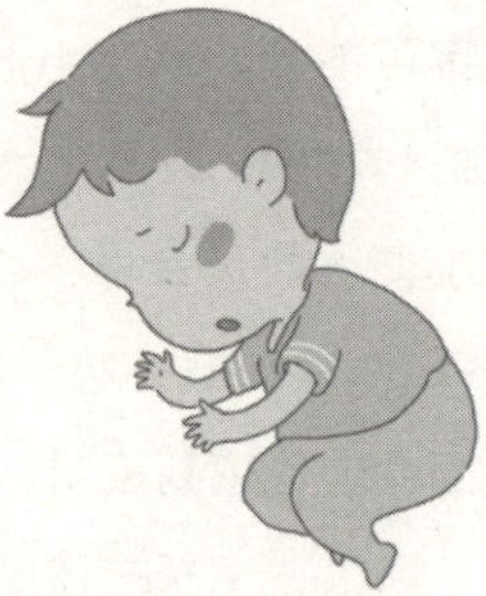

高热惊厥表现为高烧（39℃以上）出现不久，或体温突然升高之时，发生全身或局部肌群抽搐，双眼球凝视、斜视、发直或上翻，伴随意识丧失。可停止呼吸1～2分钟，重者出现口唇青紫，有时伴有大小便失禁。

### 〔应急措施〕

保持呼吸道通畅。应使患儿平卧，将头偏向一侧，以免分泌物或呕吐物将患儿口鼻堵住或误吸入肺。保持安静，尽量少搬动患儿，减少不必要的刺激。对已经出牙的宝宝应在上下牙齿间放入压舌板、筷子等外缠绷带或干净的布条代替，以防抽搐时将舌咬破。

解开宝宝的领口、裤带，用温水、酒精擦浴头颈部、两侧腋下和大腿根部，也可用凉水毛巾较大面积地敷在额头部降温，但切忌胸腹部冷湿敷。待患儿停止抽搐，呼吸通畅后再送往医院。如果宝宝抽搐5分钟以上不能缓解，或短时间内反复发作，表示病情较为严重，必须急送医院。在运送医院的途中，要多观察宝宝的面色有无发青、苍白，呼吸是否急促、费力甚至呼吸暂停。还应注意将口鼻暴露在外，伸直颈部保持气道通畅。一般来讲，出现高热惊厥的宝宝对很多疫苗有不良反应，因此需要在打疫苗前向保健医生说明。

## 癫痫

小儿癫痫是由于脑功能不正常而引起的、表现极为复杂的一种综合征，既与遗传有密切关系，也与脑部疾患、代谢紊乱及中毒有关。癫痫是很严重的小儿疾病，伴随痉挛、抽搐等症状，父母需要通过医生确诊，并给患病的宝宝进行正规的治疗。

### 〔癫痫的分类〕

第一大类是全身性的发作，最为常见的特点是突然意识丧失，全身性强直，阵挛性发作，可有呼吸暂停、青紫、咬破舌头、口吐白沫、尿便失禁等。发作后入睡，经数小时后神志清醒。

第二大类是局灶性的，发作的时候神志不丧失，部分障碍甚至完全清楚，但同时伴有各种各样躯体的障碍，比如说一个肢体的抽搐，或者不是抽搐而是一种感觉的障碍，犯病时，宝宝就特别疼，或者肢体发麻。

### 〔癫痫症发作时的紧急处理〕

如果宝宝在家突然发作癫痫症，父母一定要冷静，千万不要手忙脚乱。先让宝宝躺平，平卧，头向一侧歪斜，一般让头歪向右侧，另外查一下呼吸是否平稳，防止堵塞呼吸道，如果鼻子里面有分泌物就做一些清除。

另外，不要往宝宝嘴巴里面塞东西，这并不能减少发作时的损伤，相反不必要的刺激会延长发作的时间。然后观察一下发作的表现，发作的时间，这些都作为宝宝诊断非常重要的资料。父母应保证宝宝呼吸道通畅，一般在几分钟之内就自行缓解，之后再送医院。如果个别发作时间比较长，比如说5分钟还在抽，最好叫救护车，转移过程中要注意宝宝的呼吸道是否通畅。

### 〔癫痫的治疗〕

癫痫病一旦确诊后，必须选用有效抗癫痫药，坚持长期规则治疗，同时积极治疗原发病，对频繁发作而控制不住的部分性发作癫痫，必要时可考虑外科手术治疗。父母要合理安排生病宝宝的生活，尽量减少宝宝精神负担及不良的心理影响，防止因癫痫发作而造成的意外。

# 全面能力培养与训练

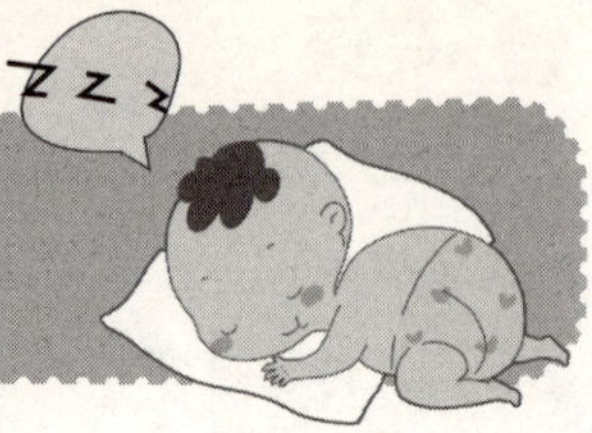


## 帮助宝宝学迈步

当宝宝已经学会扶着栏杆站立，并表现出往前移动的愿望时，这表示，从现在开始，宝宝要开始学步了，但从扶走到独自走还有一个相当长的过程。

### 〔把握最佳的辅助时机〕

整个婴儿期宝宝的动作发展是否正常，关系着生理健康及日后的认知发展，如果宝宝动作发展受阻，不但会影响日后的学习，也会形成心理的障碍，所以父母该时时注意宝宝每个阶段的动作发展情形。另外，宝宝每个动作的发展都代表着一层意义，如果能在最佳的时机给予适当辅助，对宝宝的动作发展将有事半功倍的成效。

### 〔学步车的利弊〕

学步车可以培养腿部的力量，有助于宝宝学习走步，更重要的是可以让因为抚育宝宝变得忙碌不堪的父母放轻松。需要注意的是，如果宝宝使用学步车的时间过长，容易形成“O”形腿，也可能因为爬行练习不够，导致运动能力差。因此，应该适当地调整学步车使用时间的长短。

### 〔使用学步车的注意事项〕

学步车的高度须适合宝宝的身高。每次使用的时间不宜过长，以不超过 20 分钟为原则。使用学步车应在大人们的视线范围内。

### 〔学步的环境要安全〕

要为宝宝创造一个练习走路的空间，要远离电器、插座，尽量减少堆积的杂物。要把四周带棱角的东西拿开，避免学步空间内家具凹进凸出。地面不要过滑，不要有坡度。宝宝手能够到的小物品要拿走，以防宝宝将异物放入嘴里。

## 增强宝宝手眼协调的能力

教育学家说过："儿童的智力在他们的手指尖上。"可见提升宝宝的手眼协调能力，对提高他们的智力有重要的意义。如何才能让宝宝们的小手动起来呢？

（1）投物进容器当宝宝能够有意识地将手中的玩具放下后，可训练宝宝将手中的一些小物品投入到一个大容器中，比如把木块放进小桶，把小球放进盒子。但要时刻警惕不要让宝宝将小物件放进嘴里。

（2）食指抠洞将一个纸盒子六面都挖一些不规则的小洞，然后用画有图案的纸将盒子的小洞遮住，叫宝宝用食指抠洞洞玩。

（3）拾豆子将一个盘子（稍大一点）里装上一些干净的蚕豆或花生仁，准备一个小碗。教宝宝用食指和拇指把蚕豆或花生仁一粒一粒地捡到碗里去，也要注意不要让宝宝吞食。

## 交往能力培养妙法

促进宝宝自我意识的萌芽，可让宝宝多照镜子，帮助他区分出自己和他人，并学习一些简单地与人交往的动作，如挥手再见、摇头表示"不"。

既然宝宝有了与人碰触的愿望，妈妈就应该尽量多给予与自己的身体相互接触的机会，满足宝宝心理上碰触的需求。当宝宝发出爸或妈的声音时，爸爸妈妈要积极地答应，这样可促使认识声音与人的沟通作用。妈妈要在宝宝做游戏的时候，尽量让宝宝多欢笑一些；讲故事时多讲笑话，并且要经常笑出声来赞许宝宝，促进宝宝的幽默感发展。开始培养最简单的社交，比如让宝宝多和别的小朋友或不熟悉的人在一起，并教他在分别时会与人挥手道别。同时，妈妈每次离开宝宝时，一定要亲吻他，回来后要向他问好。

当宝宝对别人表现出"不礼貌"或"不友好"，妈妈要表示出不满意的样子，并教他怎样去做，避免宝宝逐渐形成一些令人讨厌的毛病。如果宝宝对人很礼貌、很友好，则应该点头赞许他，拍手叫好，以强化这种表现，有助于宝宝形成良好的交往能力。回答宝宝所有的反应，以建立双向"对话"，这样会大大地鼓励宝宝"问话"的积极性。

## 培养宝宝的生活与交往能力

宝宝到 9～10 个月的时候，爸爸妈妈应该逐渐培养他的生活与交往能力了。但是宝宝毕竟还很小，他们的运动和协调能力尚未发育完全，家长也不必操之过急，所以可以在宝宝力所能及的范围内让他练习一些生活与交往能力的配合动作。

（1）学习用小勺吃饭宝宝看见家长用勺子喂他饭，他也开始对勺子感兴趣，家长在此时可以因势利导，教宝宝自己用小勺吃东西。开始时，可以手把手地教宝宝用小勺舀些饭菜送进嘴里，然后逐渐鼓励宝宝自己用勺吃一些东西，同时家长用另一只勺子帮他吃饭，最好保证一天三顿饭都是这样耐心地教他，这样培养下去，一般到了 1 岁后，宝宝就可以自己吃饭了。如果完全依靠家长喂饭，有的宝宝甚至到了 2 岁，还需要家长喂，而不会自己动手。

（2）交朋友带宝宝到户外活动的时候，妈妈应有意跟别的妈妈抱着的宝宝相互接触，看一看或摸一摸，或在别人面前表演一下宝宝的新技能或看看别的宝宝表演。也可让宝宝和别的宝宝在铺有垫子的地方自由爬着玩，也要鼓励宝宝和大一点的宝宝一起玩。但是如果宝宝抓别人脸或抢别人玩具，妈妈要制止。

（3）玩布娃娃、关心他人给宝宝一个布娃娃和一块毛巾，一个小碗和一把小勺，告诉宝宝说：“娃娃饿了，我们喂饭给他吃。”让宝宝抱着布娃娃学习给它喂饭，使宝宝从小学会关心、照顾他人。

（4）从镜子里看自己、争抢玩具宝宝从镜子中看见自己时，会微笑起来，还会拍打及亲吻镜子中的自己，自我意识开始萌芽。当他与别的宝宝在一起，他不仅看着人家，还伸手去摸，到了 9 个月左右时他甚至抢人家的玩具。这便是培养宝宝与人沟通能力的最佳时期。

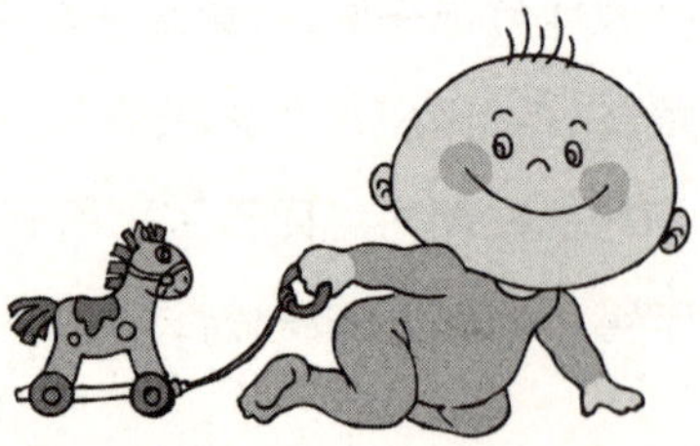

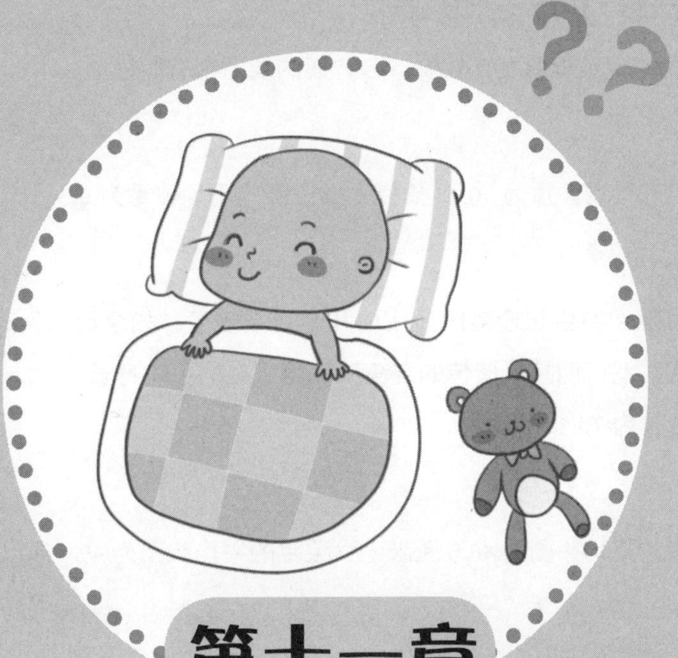

# 第十一章

# 宝宝10～11个月

# 11个月宝宝发育状况

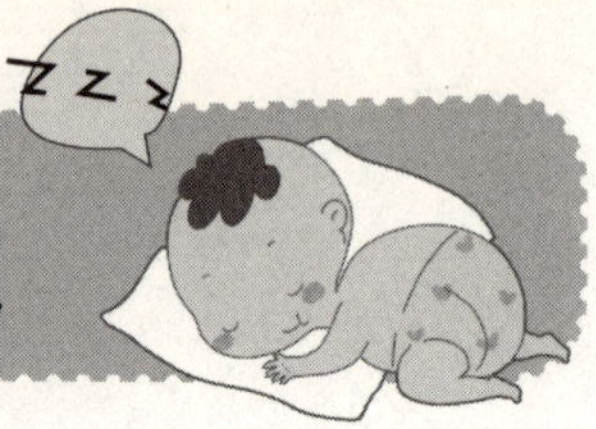


## 宝宝身体发育水平

11 个月的宝宝骨骼发育较快，各方面的能力都有明显增长。

### 〔体重〕

男宝宝的平均体重为 10.15 千克；女宝宝的平均体重为 9.54 千克。

### 〔身长〕

这个月宝宝的生长速度明显比前几个月减慢了。如果他出生时大于平均身高，那么现在就可能接近遗传的身高了。男宝宝的平均身长为 76.58 厘米；女宝宝的平均身长为 75.15 厘米。

### 〔头围〕

男宝宝的平均头围为 46.6 厘米；女宝宝的平均头围为 45.4 厘米。

### 〔胸围〕

男宝宝的平均胸围为 46.4 厘米；女宝宝的平均胸围为 45.3 厘米。

### 〔牙齿〕

这个月，宝宝陆续又长出 2 ～ 4 颗门牙，到 11 个月末，一般出牙 5 ～ 7 颗。

## 宝宝的心理发育特点

第 11 个月的宝宝喜欢和爸爸妈妈腻在一起玩游戏、看书画，听爸爸妈妈给他讲故事，喜欢玩藏东西游戏。总之，这个月的宝宝每天的活动都很丰富，并且，随着他的活动能力的增强，好奇心也跟着越来越强了。因此，房子里的每一个角落，他都想看看，每一样物品他都想摸摸。所以，在保证安全的情况下，要尽量满足宝宝的好奇心，要鼓励宝宝的探索精神。

第11个月后的宝宝在体格生长上，比以前慢一点，食欲也会稍下降一些，这是正常的生理过程，不必担心。吃饭时，千万不要强喂硬塞，如硬让宝宝吃会造成逆反心理，产生厌食情绪。

除了这些，宝宝还十分喜欢模仿爸爸妈妈说话，也常常会咿咿呀呀地说些家长听不懂的话，家长要抓住这一时期，对宝宝多进行语言训练。

## 能够准确理解简单词语

11个月的宝宝能够准确理解周围人所说的简单词语的意思，在爸爸妈妈的提醒下，宝宝会喊“爸爸、妈妈、爷爷、奶奶”；摆手表示“再见”等；对简单的问题，能够用眼睛看、用手指的方法做出回答；能模仿爸爸妈妈的声音，说一些简单的词；能说出一些爸爸妈妈难以听懂的话；喜欢发出“咯咯”、“嘶嘶”等声音，喜欢重复会说的字；能听懂三四个字组成的句子。

## 宝宝的手和手指头的技能

随着协调程度的改善，宝宝可以更深入地研究他遇到的物品。宝宝很容易被带有运动部件的玩具吸引——旋转的轮子、可以移动的杠杆和可以闭合的铰链，小孔也会让孩子着迷，因为他可以将指头伸入。当他的技能更加熟练时，他可以将小物品丢入其中。将玩具扔掉后，自己能拾起来，能按顺序抓起桌面上的物体，抓起一块，放下一块。手的动作灵活性明显提高，会使用拇指和食指捏起认识的东西，能玩弄各种玩具，能推开较轻的门，拉开抽屉，或把杯子里的水倒出来。能试着拿笔并在纸上乱涂，从只会画曲曲弯弯的线，然后慢慢地会画圆和直线，再后来宝宝就会表达出嘴、眼睛等物。有的孩子还会搭积木。

## 宝宝的认知发展

此时的宝宝已经能指出身体的一些部位；不愿意妈妈抱别人，有初步的自我意识。喜欢摆弄玩具，对感兴趣的事物长时间地观察，知道常见物品的名称并会表示。宝宝能仔细观察大人无意间做出的一些动作，头能直接转向声源，也是词语－动作条件反射形成的快速期。这时期的宝宝懂得选择玩具，逐步建立了时间、空间、因果关系，如看见妈妈倒水入盆就等待洗澡，喜欢反复扔东西再去拾等。

## 宝宝的运动发展

宝宝已经能牵着家长的一只手走路了，并能扶着推车向前或转弯走。还会穿裤子时伸腿，用脚蹬去鞋袜。勺子对宝宝有了特殊的意义，不仅可以作敲鼓的鼓槌，还可以学习自己往嘴里送食品。可以平稳地坐着玩耍，能毫不费力地坐到矮椅子上，还可以扶着家具迈步走。

## 宝宝的情感发展

此时的宝宝已经能执行大人提出的简单要求，会用面部表情、简单的语言和动作与成人交往。这时期的宝宝能试着给别人玩具，心情也开始受妈妈的情绪影响，喜欢和成人交往，并模仿成人的举动。在不断的实践中，他会有成功的愉悦感；当受到限制（尤其是成人总说“不要”、“不能”……）、遇到“困难”时，仍然以发脾气、哭闹的形式发泄因受挫而产生的不满和痛苦。在这个阶段，宝宝与人交往的能力会不断增强。

## 宝宝情绪反应水平

伸手去摸镜中物品的影像。在大人面前显示自己的主张。对母亲依赖加深，宝宝可能会依母亲的要求达到目标，开始企图以软或硬的方法，使母亲改变心意。听从命令，可以控制自己的行为，寻求赞赏，避免责备，并不总是听话；拒绝强迫性的教导；反对拿走他的玩具；会伸手向人要但不放掉手中的玩具；喜爱模仿，然后做给自己欣赏；抗议游戏中断。

建立“不要”的意思。宝宝做错事显露罪恶感，可能会逗父母，试验父母的容忍程度。模仿大人动作及其他小孩的动作与游戏。宝宝会与其他小孩一起玩，但却各玩各的。

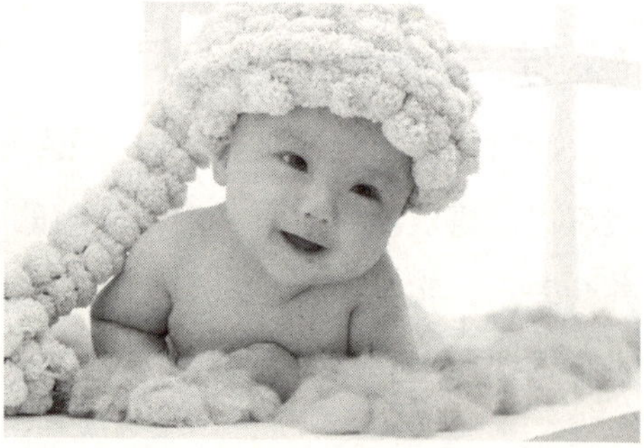

# 饮食营养全攻略

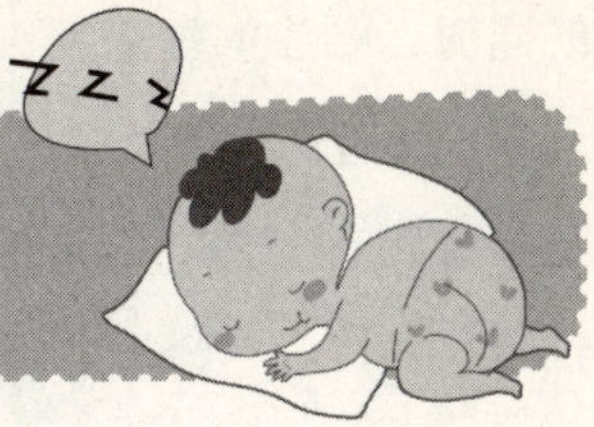


## 11个月宝宝的喂养要点

在满1周岁之前，3顿都吃米饭的宝宝是很少的。如果宝宝在10个月前一直只吃粥，每顿能吃100克以上，可加喂一顿米饭试试。开始时可在吃粥前给宝宝2～3匙软米饭，如果宝宝爱吃，可逐渐增加。

在宝宝的饮食上，只要能确定宝宝喜欢吃什么就可以了。宝宝喜欢吃的东西可一点一点地增加。有不少宝宝，在婴儿期就是不吃蔬菜，长大些后就喜欢吃了。如果爸爸妈妈想尽各种办法，宝宝就是不喜欢吃，可用水果代替，不要在吃饭时，强迫宝宝吃他不喜欢的东西，可让宝宝慢慢适应。

吃点心也是一种乐趣。这种乐趣是有强烈个性的，因为绝不是所有宝宝都想吃点心之类的东西。怎样调剂作为生活乐趣的点心和加强营养的点心，这要根据宝宝的营养状况来决定。如果宝宝本来就过胖并已被限制吃粥和米饭、面包等食物，可用水果代替点心，只是不要给糖分丰富的香蕉。反过来，对只吃一点儿粥、米饭、面包等，体重增加不甚理想的宝宝，可在用餐时间给宝宝吃点心。对只能吃三四口粥和米饭的宝宝，只要他喜欢吃甜味饼干或咸味饼干就可以给他吃。

如果是干净、新出锅的豆馅馒头，宝宝也可以吃一点儿。果酱面包、奶油面包等如果不新鲜，就有危险。给10个月前后的宝宝吃糖块、太妃糖之类的东西，仍有卡住喉咙的危险。规定吃点心的时间，吃完以后从漱口的角度让宝宝喝些凉白开水，可以起到预防龋齿的作用。

## “保胃战”要从小开始打

近年来有关统计数据显示，胃病小龄化的问题越来越严重。胃病并非一朝之疾，所谓“治病不如防病”，胃的保养应从小抓起。所以，家长们在照顾宝宝的同时，要注意替宝宝从小就开始注意养胃。

· 营造良好的就餐环境。在宝宝进餐时不要被训斥，不要边看电视边吃饭，要让宝宝在安静、舒适的气氛中专心进餐，稍大的宝宝应为其安排固定的用餐位置。

·注重膳食合理搭配。家长对宝宝的饮食应注意调配得当，主副食适当搭配，促进宝宝食欲，保证其营养，便于消化吸收。

·养成科学的饮食习惯。一日三餐，按时按量；饭前便后洗手，不要进食过快；忌暴饮暴食，不要宝宝爱吃就不停地给；不要给宝宝吃凉的、生冷食品，以免加重胃的负荷，打乱胃酸分泌的规律，导致各种胃部疾病的发生；保持宝宝的口腔卫生，每次进餐完后，给宝宝一点白开水喝，以起到漱口的作用，大一些后可以教宝宝刷牙；有意识地教育宝宝，使宝宝从小认识到只有注意饮食卫生，才会有健康身体。

总之，只要从小培养良好的饮食习惯、卫生习惯，建立科学合理的膳食结构和进餐规律，杜绝细菌滋生的途径，就会让宝宝拥有一个好胃口。

## 给宝宝喂些稠粥

一般来说，米、面经加工后成粥或软饭会使容积增加 2.5 ～ 3 倍，但 1 岁内的婴儿每餐只能吃 200 ～ 300 毫升的食物量，所以供给孩子的食物既要保证营养素的供给，还要考虑他的胃容量的大小，是否能接受。如果量过大，他会吃不下，影响营养素的供给。随着孩子的长大，所需营养素的量不断地增加，又由于辅食的添加过程使胃肠道已能适应，按辅食添加的原则，从稀到稠，所以 10 ～ 12 个月的孩子适应了吃稀粥后，就可以食用稠粥了。稠粥是婴儿断奶期膳食配方中作为一种主食的主要成分。稠粥的配置，用粳米较好。每餐可达 40 ～ 50 克。

## 谨防营养过剩

宝宝摄入合理的营养，对其身体发育是十分有益的，然而一旦过量不但无助于宝宝的健康成长，还会给宝宝带来诸多疾病。

（1）蛋白质过量蛋白质的代谢产物氮需经肾脏排出，但宝宝的肾功能尚未发育完善，若长期摄入过量蛋白质过多，可引起高脂血症。

（2）脂肪过量脂肪过多可发生肥胖病。在 1 岁内若摄入脂肪过多，大多数在成年后易患肥胖病。而肥胖往往会增加心脏的负担，因而患心血管病的危险也增加。

（3）糖类过量宝宝若摄入过多的糖类，除代谢需要外，其余则转为脂肪储存于体内，也可导致肥胖。

（4）维生素 A 过量如果服用维生素 A 制剂每日大于一定数量，连续 3 个月就可能发生中毒症状，表现为食欲不振、皮肤发痒、易激动、毛发脱落、口腔黏膜脱落等。

（5）维生素 D 过量维生素 D 可以促进钙的吸收，但若摄入过量，则可发生中毒症状，表现为无力、胃纳差、恶心、呕吐、腹泻，甚至导致肾损害和血管钙化等。

（6）维生素 C 过量维生素 C 是水溶性维生素，一般认为摄入过多无害，实际上摄入过量的维生素 C 可使钙磷从骨内移出，还可造成腹泻、腹痛等。

## 如何给宝宝吃鱼

给宝宝喂鱼，最大的顾忌莫过于宝宝被鱼刺卡喉，其实掌握了正确的方法，去尽鱼刺，可解除这种顾虑。鱼肉细嫩，氨基酸含量丰富，较其他肉类、蛋类等更易消化，对宝宝更为适宜。下面向爸爸妈妈介绍几种简单的鱼肉制作方法：

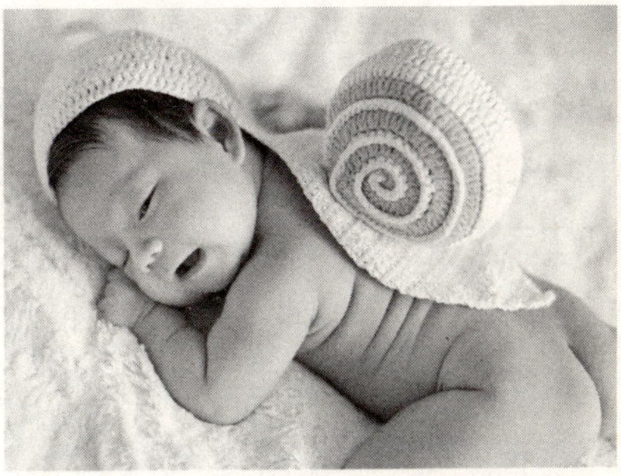

### 〔生鱼泥的制法〕

取较大少刺的鲜鱼，去皮后用刀在鱼肉丰厚的中段直接刮取酱样鱼泥，可加入粥或面条中一道煮吃。

### 〔熟鱼泥的制法〕

取较大少刺的鲜鱼，取中段一块蒸熟去皮去刺后，在碗内捣碎成泥，加入适量调味品，即可直接喂服。每日可给宝宝喂鱼泥 1～2 次，每次 2～3 汤勺。

# 无微不至的生活护理

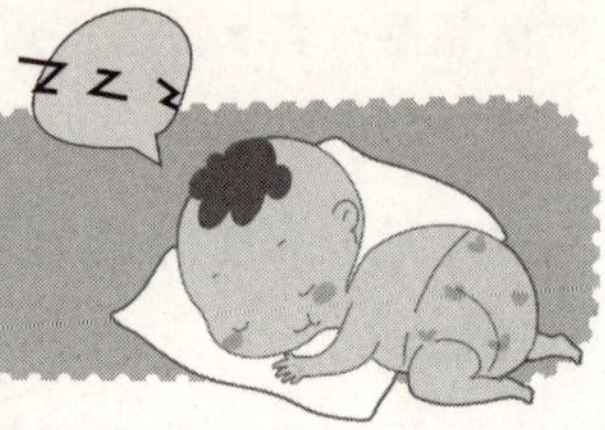

## 宝宝不肯睡觉莫急躁

在睡觉前，为舒缓宝宝的情绪，妈妈可以尝试在房间里播放一些如小夜曲或摇篮曲类的轻柔音乐，或在床上轻拥宝宝，同他一起唱歌、朗诵、讲故事，让他慢慢进入睡眠状态。当百般相哄，宝宝依然不肯入睡时，妈妈千万不要太过于急躁，言语行动更要心平气和。首先要保证宝宝不下床，家长可以用图片、故事书或玩具等吸引他留在床上。此时，你可轻声和他说话、抚摸他的背、为他轻捏脚底和脚趾等，再告诉他这是睡觉而不是玩的时间，宝宝就会逐渐安静下来，最后选择安然入睡。

## 给宝宝穿衣服要有耐心

这个月的宝宝活泼爱动，妈妈给他（她）穿衣服时，宝宝也会扭来扭去，所以，妈妈在给宝宝穿衣服时，一定要足够温柔和耐心。

在给宝宝穿衣过程中，妈妈要用温柔的笑容吸引宝宝的注意力，并且通过和宝宝说话，让宝宝始终保持轻松愉快的心情，只要在穿衣服的过程中得到宝宝的配合，穿衣服的工作就会变得简单而轻松了，甚至还可以让宝宝也动手参与穿衣的过程。给宝宝穿套头衫时，应先把领口撑宽，再往宝宝的头上套。穿衣袖时，应当将衣袖沿着宝宝的胳膊往上套，而不是把宝宝的胳膊从袖子里拽出来。

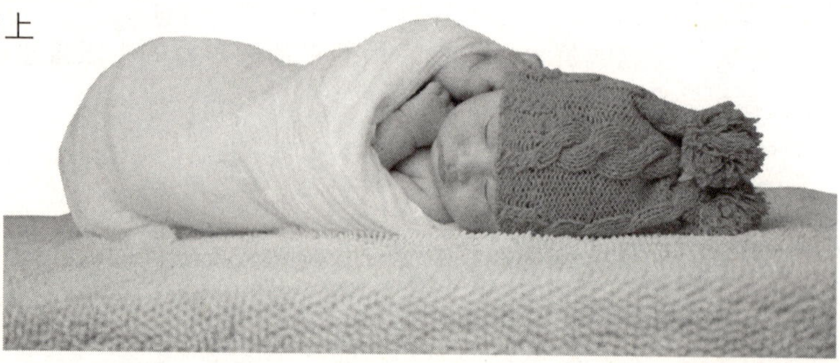

## 带宝宝外出的注意事项

随着宝宝月龄的增加，外出的时间也越来越多，这时候，爸爸妈妈就要多注意一下外出的安全问题了。

### 〔带宝宝到不同场所的注意事项〕

郊外活动注意事项。去郊外活动时，为预防天气突然变化，要多准备几套备用的衣服。所需食品和水更要准备充分，以足够一天之用才行。同时还要准备一些常用的急救用品，以备宝宝摔伤、擦伤之用。为在郊外和宝宝一同活动，可以带一些皮球之类的简单运动器械，还可以带本植物图册，让宝宝把亲眼看到的实物与书本上的植物图片相对照，加深对植物的认识和理解。

参观展览馆时的注意事项。为了提高宝宝的认知能力，开阔宝宝的眼界，可以带宝宝到各种展览馆参观。带宝宝参观这些地方，一般只是走马观花，不需要花费很长的时间，除应根据气候条件准备适当的衣物和饮水之外，不需再做特殊的准备。

游乐场所注意事项。一般的游乐园设施都比较齐全，条件也很便利，妈妈和爸爸可以带宝宝到那里活动、休闲。但由于游乐场所人多，春季等传染病流行时节最好不要到热闹、拥挤的游乐场所。如果是在夏天外出游玩，阳光强烈，要准备好帽子及防晒霜等。

### 〔带宝宝一起度假要注意〕

要选好的气候和合适的休假地点，最好是避开旅游旺季，这样，旅游地点和住处都不会过于拥挤，比较安静，费用也会比较少。此外，还要考虑到一些难以预料的事情，如宝宝突然生病等，都可能打乱原来的计划，所以不要把时间规定得太死。度假的地点应有适合宝宝玩耍和娱乐的场所和设施，还应有适合宝宝的饮食场所和食品。带宝宝一同度假应尽量保证宝宝正常的生活规律和习惯，并能让宝宝像在家里一样活动自由。

## 为宝宝选择合适的出行车

·自行车。让宝宝坐自行车一般是在家附近游玩，要保证宝宝坐在车上安全。

为此，放在后座上的小椅子要有保护装置，要保证宝宝坐上去后，能把宝宝拦腰挡住，不让他随便乱动。靠背要高些，要能够支撑宝宝的头部，脚跨的地方要有保护装置，防止宝宝把脚伸到车轮中。

·婴儿车。婴儿车让宝宝的行动范围大幅扩大。推着宝宝外出散步，妈妈和宝宝都会感到身心愉悦。现在的婴儿车，不仅方便妈妈操控，宝宝乘坐在上面也都很舒适。去公园游玩时，带上婴儿车，让宝宝坐在里面边走边欣赏风景是很不错的选择，但是婴儿车上要有安全带，防止宝宝跌落；车子还应有制动装置以防翻倒；底部宽大、吊篮位低的车子不易倾斜。

·购物车。这是带宝宝逛超市时的首选，同样宝宝的购物车也应有安全带，或者用专门为购物设计的儿童车。

## 训练宝宝排便

### 〔训练宝宝蹲便盆〕

但是，有的原来坐盆的宝宝在这阶段却完全用不好了的情况也常有。这可能与宝宝的好奇心增强，注意力不在“排便”这件事上有关。另外，宝宝过了10个月，自我意识增强，给他换尿布时他会逃跑，让他蹲便盆时他会打挺反抗，很难如家长所愿地大小便。家长不必为此而发脾气或着急，可以在宝宝排便时，稍稍限制一下，但是如果他非常不愿意，那就让宝宝先去干他想干的事吧，解决了“好奇心”，然后，再“回归”到排便这件事上，宝宝也会很配合的。

### 〔避免尿床有妙招〕

这个月的宝宝晚上尿床是件再平常不过的事情了。有的宝宝尿布一湿就会因身体感到不舒服而大哭大闹，家长就必须给他换尿布；而有些宝宝则即使尿布湿了也不在乎，还能一直睡到天亮，这样的宝宝只要他的小屁股不糜烂，也可以不用动他，尤其是有的宝宝一换尿布就醒，而且又不容易入睡，就更不要惊动他了。也有好一点的宝宝，晚上妈妈起来把一次尿，就能安静地入睡，直到早晨也不尿湿，如果妈妈不觉得太辛苦，这种办法也不错。还有的宝宝，妈妈在睡前把1次尿，就能一晚上不尿尿，这样的宝宝很少，一般是食量小的宝宝。

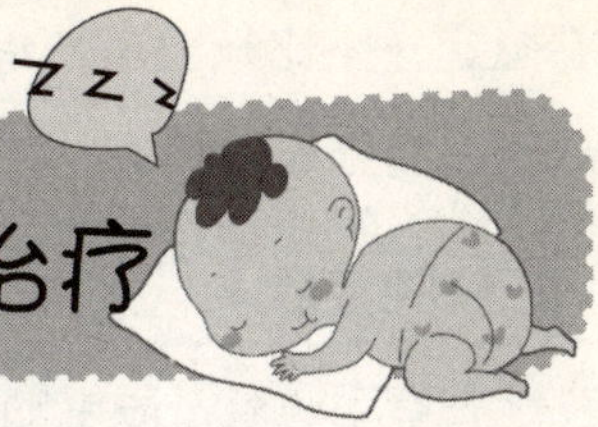


# 11个月宝宝常见病预防与治疗

## 奶瓶性龋齿

奶瓶性龋齿是宝宝常见的口腔疾病之一。很多妈妈都常任由宝宝吸吮奶瓶而进入梦乡，使宝宝的牙齿长时间泡在乳汁、加糖的牛奶中，久而久之，宝宝整排的牙齿就可能发生严重的龋齿，还会造成牙列不齐。针对患了奶瓶性龋齿的宝宝，爸爸妈妈的护理要点是：

给宝宝哺乳完毕后，用纱布或牙刷蘸水清洁宝宝的牙齿表面，让宝宝习惯喜爱口腔清爽的感觉，尽早戒除奶瓶喂食的方式。照顾好宝宝的乳牙，让它不要因严重龋齿过早脱落，而导致牙列不齐。若已发现宝宝的齿列不整，应尽早就医。

## 梨形虫病

梨形虫病是一种会造成肠道发炎的感染。由受到污染的食物或水中的寄生虫所引起，最常见于较大宝宝身上。症状包括：腹泻、发烧、恶心、虚弱、胃气胀、打嗝、呕吐、腹部抽筋、粪便油滑。针对这种病，预防是最佳“治疗”。爸爸妈妈注意别让宝宝喝可能受到污染的水，只喝干净的纯净水。如果你不确定水是否安全的话，就将水煮沸5分钟后再喝。

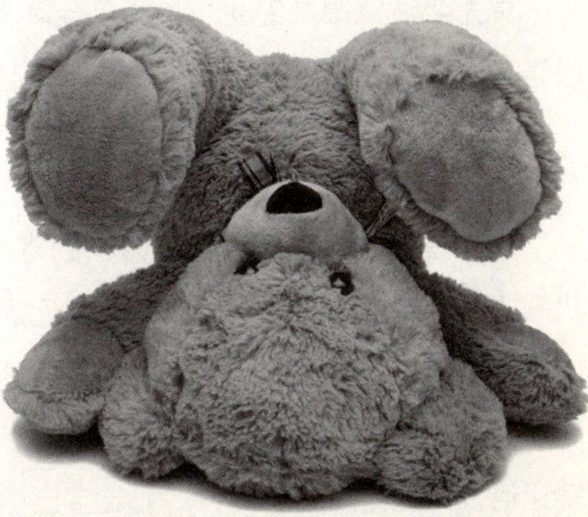

## 小儿麦粒肿

麦粒肿又叫“针眼”，是眼睑的一种急性化脓性炎症。在开始的时候，局部会有红肿、病痛，随后眼睑会隆起一个比米粒小的疱，触压时会感到疼痛。红肿后经过一段时间会化脓，数天后会穿破出脓。

### 〔麦粒肿症状〕

在睫毛也就是眼毛的根部有两种腺体：皮脂腺和汗腺，作为眼睑支架的睑板，它的内层还有一种腺体叫睑板腺，起湿润眼球的作用。如果这些腺体因细菌感染后产后急性化脓性炎症，这就是麦粒肿，也称为睑腺炎。皮脂腺发生感染时称为外麦粒肿；睑板腺发生感染则称为内麦粒肿。

### 〔麦粒肿的治疗〕

治疗时一般白天滴消炎眼药水，如利福平、托白士、泰力必妥等，每 3 ～ 4 小时 1 次。晚上入睡前涂消炎眼膏，如金霉素、红霉素眼膏等。如果患儿能很好配合，还可辅以温水热敷治疗。热敷能扩张血管，改善局部的血液循环，对促进炎症吸收、缩短病程很有帮助。具体的做法是，用清洁毛巾浸热水后稍拧干直接敷在患眼皮肤上，每天 2 ～ 3 次，每次 20 ～ 30 分钟。热毛巾的温度约 45℃左右，家长可先用手背或自己的眼睑皮肤试温，以患儿能接受为度。

若治疗不及时，除局部出现红肿外，还伴有发热、倦怠等全身症状时，应该加用抗生素，如阿莫西林、红霉素，或肌肉注射青霉素等。对已经出现脓头的麦粒肿，可待脓肿成熟后，进行切开排脓治疗。

### 〔麦粒肿的预防〕

首先要注意眼部卫生，告诉宝宝不可用脏手揉眼；其次要加强体育锻炼，增强身体抵抗力；还要注意休息，保证足够的睡眠，避免过度疲劳。

## 感染蛲虫

蛲虫是在肠与直肠内造成感染的寄生虫。蛲虫可能发生于任何年龄，其症状包括：肛门皮肤刺激不适、肛门附近痛痒、烦躁不安、食欲不振。

为了预防宝宝感染蛲虫，家长每次帮他换完尿布及上完厕所后就要仔细洗净双手。准备餐食前也要彻底洗手，避免宝宝玩弄他的生殖器。没有包尿布时，别让他去抓肛门附近的部位。如宝宝已感染蛲虫，尽快带他去看医生。

# 全面能力培养与训练

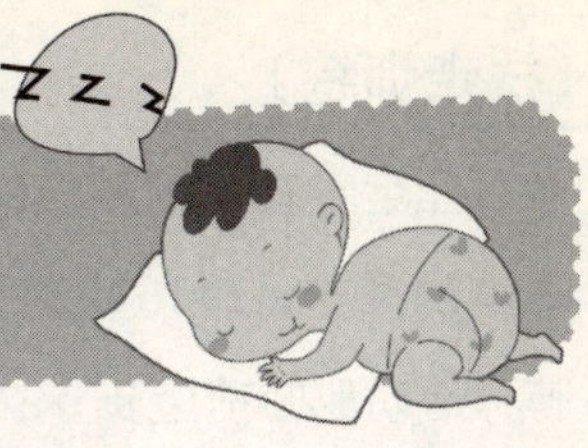


## 教宝宝学走路

宝宝已经能够迈出人生的第一步了，爸爸妈妈要抓住这个机会，尽快教宝宝学会走路。

**〔从爬行开始〕**

爬行可以锻炼宝宝腿部肌肉的张力和力量，有利于宝宝学步。经常让宝宝在地板或硬的垫子爬行，可利用玩具进行诱导。

**〔做做仰卧起坐〕**

要练习宝宝的肌力，还可以与宝宝对坐，拉着宝宝的手，让宝宝坐起——躺下，如此反复几次。注意拉宝宝的双手不能太用力，以防用力不当造成宝宝脱臼，也不要累着宝宝。

**〔蹬蹬腿脚〕**

双手托住宝宝的腋下，托起宝宝，让他做蹬腿弹跳动作，练习宝宝腿部的伸展能力。

**〔抓拿玩具，攀攀爬爬〕**

站立是走的前提，将宝宝喜欢的玩具放在与宝宝高度差不多的沙发或茶几上，鼓励他扶着站起来抓取玩具，还可以把玩具放在沙发上或拿在爸爸妈妈的手里，鼓励宝宝攀爬。

**〔练习放手站立〕**

宝宝开始会因为害怕不愿意放手站立，爸爸妈妈可以递给宝宝单手拿不住的玩具，如皮球、布娃娃等，让宝宝不知不觉放开双手，独自站立。也可以把玩具放在另一边，逗引宝宝转动身体，独自站立。

〔扶走训练〕

让宝宝在可以扶走的环境里活动，如让他扶着墙面、沙发、茶几、小床、栏杆、学步的推车、轻巧的凳子等移步。爸爸妈妈还可以在宝宝身后，扶住宝宝的胳膊，带动他向前迈步走，然后再慢慢地过渡到握住宝宝的一只胳膊让他自己走，可以配合口令，以调动宝宝的兴趣。注意不能牵拉或提起宝宝的前臂让他行走，这样容易造成宝宝脱臼。

〔蹲在宝宝的前方〕

当宝宝扶着会走后，爸爸妈妈可以蹲在宝宝的前方，展开双臂或者用玩具鼓励宝宝过来，先是一两步，再一点点增加距离。等宝宝敢走后，爸爸妈妈可以分别站在两头，让宝宝在中间来回走。

〔少抱多走〕

不要把宝宝抱着不放，或者把他困在一个地方。应多给宝宝自由活动的机会，鼓励他四处游走，进行探索。爸爸妈妈要注意清理杂物和容易发生意外的物品，给宝宝一个安全的空间。

〔安慰和鼓励〕

宝宝学走路时，摔倒是不可避免的，爸爸妈妈不宜过度紧张，过度紧张反而会加剧宝宝对学步的恐惧。当宝宝学步跌倒时，爸爸妈妈应给予安抚和鼓励，让宝宝有安全感。

## 让宝宝学搭积木

1 岁前的宝宝还没有形成真正意义上的空间概念，那种标准的六面体、有一定质感、符合力学原理的积木，对宝宝来说意义不是很大，因此最好选择趣味性积木，如布积木，它柔软，有鲜艳的颜色，还有动物或水果等图案，可以让宝宝感知颜色，认识物体，发展触觉，而且不用担心积木碰伤宝宝。训练时，妈妈或爸爸先给宝宝两块积木，让宝宝把一块积木摞在另一块积木上。再给宝宝一个乒乓球，让宝宝把乒乓球再摞在第二块积木上，无论怎么放，结果都是乒乓球从积木上掉下来。这时，妈妈或爸爸再给宝宝一块小积木，宝宝一摞就摞上去了。成功给宝宝带来喜悦，同时也使宝宝对不同物体的不同性质有了初步的认识，尽管宝宝还不清楚物体的几何形状，但这样的直接体验对将来的学习具有重要意义。

## 开始给宝宝看图画书

随着宝宝眼界的开阔，仅仅凭借眼前的实物和看到的东西来开发宝宝，是很不够的，有些东西是看不到的。在这个月，宝宝看的能力的增强，为他看画书奠定了基础。可以通过认识图画书上的图教宝宝认识更多的事物，增加认识事物的能力。在让宝宝看图画书时，要注意以下问题：

图画书上的形象要真实；图形要准确；图画书的色彩要鲜艳；每张图画内容力求单一、清晰；不买有较多背景、看起来很乱的图画书，避免婴儿眼睛疲劳，辨认困难；最好先不要买卡通、漫画等图画书；待孩子认识了大多数实物，再买卡通、漫画类的，可引起孩子看书的兴趣。

## 尝试教宝宝识字

尝试教宝宝识字时，妈妈或爸爸可以结合宝宝爱吃的食物、爱玩的玩具、认得的亲人以及日常家具、物品等进行无意识的学习，这对宝宝来说并非是一件困难的事。尽管这时的“识字”对宝宝来说,仅仅是一个视觉刺激的信号而已，和认一幅图并没有什么两样，但这种尝试对宝宝的智能发育是大有好处的。

## 帮助宝宝发展语言的回应技巧

在帮助宝宝语言发展时，妈妈或爸爸要善于用各种方式促使宝宝作出反应，无论是说话，还是以身体动作表示都可以。这个月的宝宝，在会用语言回答好或不好之前，大都是以点头或摇头表示好与不好，只要宝宝这样做了，就是一个良好的开端，让宝宝回应时要给宝宝留下充分回答或指出的时间和机会，这时也需要妈妈或爸爸重复所说的话或让宝宝指认的东西的名称。比如，妈妈或爸爸假装要宝宝帮忙找东西时，可以说“球，在哪里？”“球”“在哪里？”让宝宝有充分的时间去琢磨妈妈或爸爸说的话。如果宝宝用手指出球的所在地方，妈妈或爸爸就应给予奖励或夸奖，即使宝宝只是把头转向正确的方向也应给予肯定地说："对了，球，就在那里。"

## 教宝宝认识奇妙的语言世界

在第 11 个月，宝宝开始咿呀学语，有时还会对一些事情发出自己的声音，如东西掉在地上时，宝宝会发出"嗯嗯啊啊"等声音。但是，毕竟宝宝还很小，要认识奇妙的语言世界，还需要爸爸妈妈多下工夫。

（1）当宝宝叽里呱啦地说出一堆"乱码"时，爸爸妈妈要耐心地倾听，并给予同等的有礼貌地回应。尽量用确切的词来回答宝宝，就如同真的听懂了一样。

（2）引入概念只要有机会就要尽可能多地指出多种物品或动作的概念，比如，可以经常给宝宝描述他所看到的食物的大小、高矮，在上面还是在下面等。

（3）认识颜色在家长给宝宝讲述某样物品时，也要告诉宝宝物品的颜色。

（4）数数字当家长给宝宝讲述某样物品时，同时还要告诉宝宝物品有几个，比如，给宝宝球时，可以说"这是一个球，球是红色的"，或者也可以教宝宝听唱数字儿歌。

（5）多给宝宝说话的机会当家长问宝宝时，不要说"你想吃东西吧"，而是要说"宝宝是想吃饼干还是想喝牛奶？"这样宝宝就有机会用语言或者姿势来回答问题了。

（6）与宝宝分享书籍在宝宝睡觉前，不妨给宝宝念几个与他的年龄相当的小故事，这样既可以放松心情，还可以增进母子感情，同时还能向宝宝展示奇妙的语言世界。

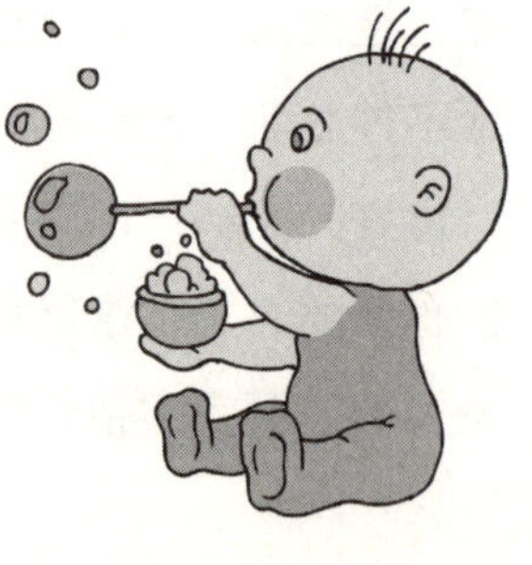

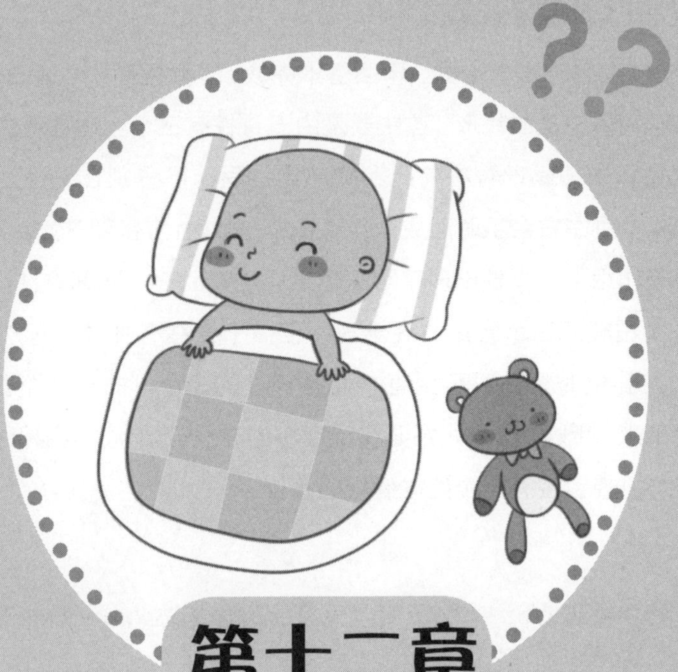

# 第十二章

# 宝宝11～12个月

# 12个月宝宝发育状况

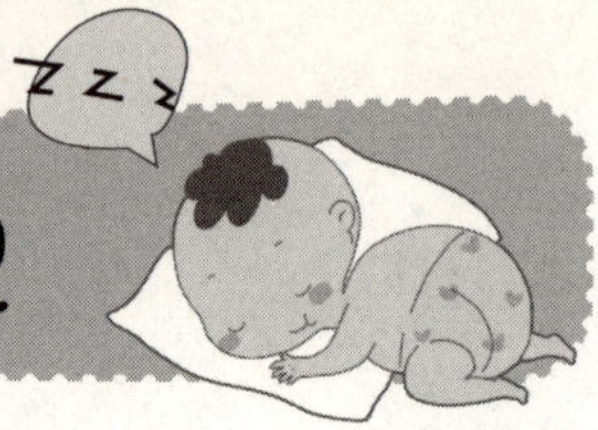

## 宝宝身体发育水平

在这个月，宝宝的三个生理性弯曲基本完成，即将拥有一个挺拔健康的身姿。成人或大孩子的体型呈曲线形，这主要是由于脊柱有三个生理性弯曲而形成的。有两个生理性弯曲即颈部脊柱前凸和胸部脊柱后凸已分别在出生后3个月左右会抬头时和6个月左右会坐时形成。到了1岁左右时，宝宝就开始练习直立行走，在身体重力等作用下，脊柱出现了第三个生理性弯曲——腰部脊柱前凸。

虽然1岁左右第三个弯曲已经出现，但由于脊柱有弹性，再加上宝宝骨头柔软稚嫩，在卧位时弯曲仍可变直。而且脊柱的3个弯曲一般要到宝宝6～7岁时才固定下来，所以，爸爸妈妈要在宝宝小的时候开始，让宝宝保持正确的坐、立、走的姿势，使宝宝有一个挺拔健康的身姿。

**〔体重〕**

男宝宝的体重达8.1～12.4千克；女宝宝的体重达7.4～11.6千克。

**〔身长〕**

男宝宝的身长达70.7～81.5厘米；女宝宝的身长达68.6～80.0厘米。

**〔头围〕**

男女宝宝的平均头围为46.2厘米。

**〔胸围〕**

男女宝宝的平均胸围为47.1厘米。

**〔牙齿〕**

这个月的宝宝一般已长出6～8颗牙齿。

## 宝宝的心理发育特点

马上就要 1 周岁的宝宝喜欢和爸爸妈妈依偎在一起玩游戏、看书画、听故事，喜欢和爸爸妈妈玩藏东西的游戏，喜欢认真仔细地摆弄自己的玩具和观赏实物，一边玩还一边咿咿呀呀地说着什么，但是绝大多数我们都听不懂。这个时期的宝宝喜欢的活动很多，除了翻书、看图书外，还喜欢搭积木、滚皮球等。如果听到喜欢的歌谣还会做出相应的动作来。

12 个月的宝宝，每天的活动都很丰富，随着爬、站立到行走的技能日益增强，他的好奇心也随之增强，似乎想把房里每个角落都了解清楚，都要用手摸一摸。为了宝宝心理的健康发展，爸爸妈妈在保证宝宝安全的情况下，应尽量满足他的好奇心，鼓励他的探索精神，千万不要随意恐吓宝宝，以免伤害他正在萌芽的自尊心和自信心。

## 大动作、小动作都进步了

宝宝在第 12 个月里，基本上在坐着时都能自由地左右转动身体，并能独自站立，扶着一只手能走，自己推着小车也能向前迈步；在小的精细动作上能够用手捏起扣子、花生仁等小东西，并会试探着往瓶子里装，能从杯子里拿出东西然后再放回去，双手摆弄玩具比上个月要灵活了。

## 宝宝的运动发展

此时的宝宝能够站起、坐下，绕着家具走的行动更加敏捷。不必扶，自己站稳能独走几步。站着时，能弯下腰去捡东西，也会试着爬到一些矮的家具上去。有的宝宝已经可以自己走路了，尽管还不太稳，但对走路的兴趣很浓，这一变化使宝宝的眼界豁然开阔。

## 宝宝的情感发展

开始对小朋友感兴趣，愿意与小朋友接近、游戏。自我意识增强，开始要自己吃饭，自己拿着杯子喝水。可以识别许多熟悉的人、地点和物体的名字，有的宝宝可以用招手表示“再见”，用作揖表示“谢谢”。会摇头，但往往还不会点头。现在一般很听话，愿意听大人指令帮你拿东西，以求得赞许，对亲人特别是对妈妈的依恋也增强了。

## 宝宝的语言发展

此时宝宝对说话的注意力日益增加。能够对简单的语言要求作出反应。能对“不”有反应，利用简单的姿势例如摇头代替“不”。会利用惊叹词，例如“oh-oh”，并尝试模仿词汇。这时虽然宝宝说话较少，但能用单词表达自己的愿望和要求，并开始用语言与人交流。已能模仿和说出一些词语，所发出的一定的“音”开始有一定的具体意义，这是这个阶段宝宝语言发音的特点。宝宝常常用一个单词表达自己的意思，如“外外”，根据情况，可能是表达“我要出去”或“妈妈出去了”；“饭饭”可能是指“我要吃东西或吃饭”。

## 宝宝的认知发展

此时他仍然非常爱动，在宝宝周岁时，他将逐渐知道所有的东西，不仅有名字，而且也有不同的功用。你会观察到他将这种新的认知行为与游戏融合，产生一种新的迷恋。例如，不再将一个玩具电话作为一个用来咀嚼、敲打的有趣玩具，当看见你打电话时，将模仿你的动作。此时他也许已经会随儿歌做表演动作。能完成大人提出的简单要求，不做成人不喜欢或禁止的事。隐约知道物品的位置，当物体不在原来的位置时，他会到处寻找。已经具备了看书的能力，他们可以认识图画、颜色、指出图中所要找的动物、人物。当然，这需要妈妈的指导和协助。

## 宝宝情绪反应水平

1岁以后的宝宝开始有了自己的一些主见，一般比较集中地表现在对某些事情的讨厌上。如果宝宝不喜欢吃妈妈喂的食物，会往后仰着脖子，甚至会毫不犹豫地把勺子扔掉或把碗推开。如果宝宝不愿意把手里的玩具拿给别人时，妈妈怎么哄也不行；如果强行拿走，宝宝就会又哭又闹，直到妈妈把玩具拿回来。

# 饮食营养全攻略

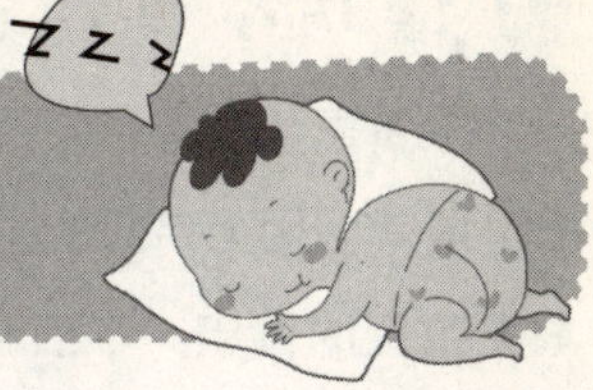

## 12个月宝宝的喂养要点

快到1周岁时，宝宝能吃的食物越来越多，但还是建议妈妈另外给宝宝单独做食物。这一时期宝宝已长出了几颗乳齿，他已会用牙龈咬东西，食物不需要剁碎或是磨碎，应该有一定的硬度，其硬度相当于肉丸子即可。爸爸妈妈在做肉或鱼时可以撕成小片，蔬菜可切成片或是丝，面包可烤给宝宝吃。

宝宝仍处于继续快速生长阶段，12个月的时候，宝宝可以吃接近一般的食品了，如软饭、烂菜（指煮得烂一些的菜）、水果、小肉肠、碎肉、面条、馄饨、小饺子、小蛋糕、蔬菜薄饼、燕麦片粥等。但蔬菜要多样化，以逐步取代母乳或牛奶，使辅助食品变为主食。

也可以在两餐之间给宝宝加一些点心或小零食，但要注意食物的营养价值，容易被消化的情况，而且不要影响宝宝的正餐。除了辅助食品外，仍要保证宝宝每天配方奶量在400～500毫升左右。为宝宝提供完整及均衡的营养，满足其营养需求。

## 注重规律的饮食习惯

给宝宝用餐就要按时按点，不能因为大人的原因省略正常进食的某一餐。因为宝宝需要充分的营养，少了正餐或点心都会导致血糖降低，进而导致宝宝情绪不稳定。尤其是学步期间的宝宝，由于活动量增大，消耗多，因此就饿得快，这就需要中间加点儿点心来补充热量，但往往宝宝吃了点心后又可能不好好吃正餐，所以在这种情况下，在给宝宝吃点心时，就不要让宝宝吃得太多，具体以宝宝能够正常吃正餐为原则。

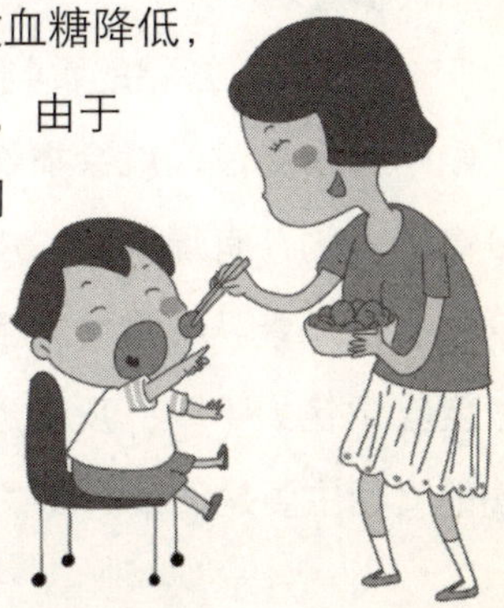

## 谨防不良饮食习惯损害大脑健康

很多家长没有科学的饮食观念，很多饮食习惯也不好，如果不注意加以改正，很可能就会因为自己的主观臆断，而导致一些不良的饮食习惯作用于宝宝身上，危害宝宝的健康。下面我们一起来看看家长应该谨防哪些不良饮食习惯损害宝宝的健康：

· 吃盐太多人体对食盐的需要量，家长每天是 6 克以下，儿童每天在 4 克以下。如果总是吃过咸的食物，就会损伤血管，影响脑组织的血液供应，造成脑细胞的缺血缺氧，从而影响宝宝的大脑发育。因此，在日常饮食中，爸爸妈妈一定要注意给宝宝的食物中食盐的量不可过多。

· 喜欢吃味精作为大众调味品，味精的确给饮食增添了不少滋味。但是，医学研究表明，孕妈妈在妊娠后期如果经常吃味精会引起胎儿缺锌，而周岁以内的宝宝使用味精过多则可引起脑细胞坏死。世卫组织提出，家长每天摄入的味精量不得超过 4 克，孕妈妈和周岁以内的儿童应禁食味精，即使宝宝大了，也应尽量少吃味精。

· 饮食习惯含过氧脂质食物摄入过多。如果人们长期从饮食中摄入过氧化脂并积聚在体内，可导致人体内某些代谢酶系统遭受损伤，导致大脑早衰或痴呆。通常，含过氧化脂较多的食物有油温在 200℃以上的煎炸类食品以及长时间暴晒于阳光下的食品，如熏鱼、烤鸭、烧鹅等。另外，炸过鱼、虾的油会很快氧化并产生过氧化脂质。其他食物，如鱼干、腌肉，以及含油脂较多的食品在空气中都会产生过氧化脂质。所以，这些食物，宝宝一定要少吃，最好是不吃。

· 吃含铅、含铝的食物铅是脑细胞的一大“杀手”，食物中含铅量过高就会损伤大脑，导致智力低下。含铅较高的食物，有爆米花、皮蛋等。另外，铝也是损伤大脑的有害元素。经常给宝宝吃含铝较高的食物，就会造成宝宝记忆力下降，反应迟钝，甚至导致痴呆。含铝较高的食物主要是油条、油饼、爆米花等。

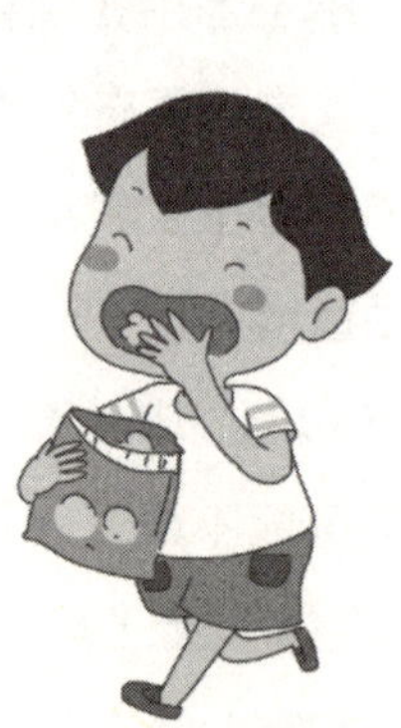

# 无微不至的生活护理

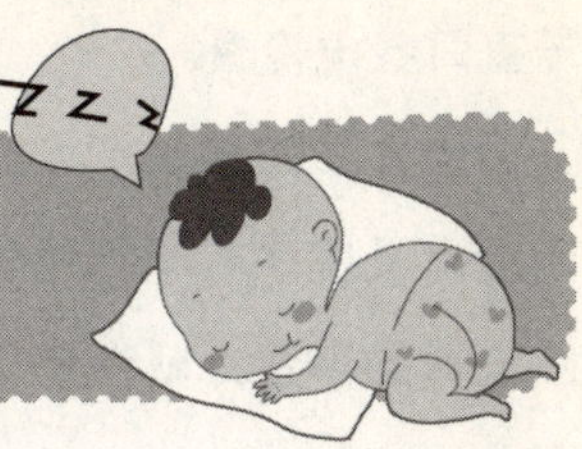

## 适应宝宝白天睡眠时间的变化

多数快到 1 岁的宝宝，在睡眠时间上都会有程度不同的变化，比如，有的宝宝不想太早睡觉，而只想静静地躺一会儿或者坐上一会儿，妈妈爸爸可以在大约九点钟的时候把宝宝放到床上。有的宝宝可能在中午以前发困，妈妈爸爸就要把午饭提前到 11 点半或 11 点，让宝宝在吃过午饭之后能睡一个长觉。一些以前在上午 9 点钟小睡的宝宝，快到 1 岁的时候要么会全然拒绝睡觉，要么将上午的睡眠时间不断往后推。如果上午睡得晚，到了下午三四点钟才能再睡一觉。这一时期的宝宝每天都在发生变化，甚至有两周上午不睡觉的经历之后，现在又开始要在上午 9 点钟睡觉了。这些变化都是暂时的，妈妈或爸爸要适应这种变化，不要根据自己的意愿安排宝宝的睡眠。

## 开始让宝宝自己刷牙

这个时期的宝宝，模仿能力最强，妈妈或爸爸无论干什么，宝宝都会模仿。所以，每当妈妈或爸爸刷牙的时候，要自然地让宝宝看到妈妈或爸爸刷牙的样子，并且告诉宝宝刷牙的好处。尽管宝宝还不可能完全听懂，但起码可以知道这是在刷牙，而且是一件天天都要做的事。这样一来，经过长时间的观察和模仿，就会主动想着要自己刷牙了。开始的时候，妈妈或爸爸要给予一定的帮助，宝宝在自己刷牙时，妈妈或爸爸要在旁边照看宝宝，以防宝宝动作不熟练，牙刷刺着宝宝的上腭或嗓子。

## 不要让宝宝长时间看电视

宝宝出生一个半月到 2 个月左右对电视的反应非常敏感，12 个月的宝宝已经能看懂、听懂电视中的某些情景，一旦让他坐在电视机前，他会非常安静地一直盯着电视看。

但是，如果长期如此，宝宝会只对机械的声音产生反应，对妈妈的声音反而没有反应了。电视是机械的声音，人则是肉体的声音，如果让宝宝的头脑适应机械的声音，就会使其对肉体的声音完全没有反应，这是孩子患自闭症的重要原因。

看电视对宝宝会有以下不良影响：

不利于宝宝的视力发育。宝宝的眼睛还在发育中，视力还未完善，不断闪烁的电视光点会导致宝宝患屈光异常、斜视、内斜视的危险，尤其是近距离看大屏幕电视，造成的损害更大。

看电视时电视机放射的电磁波对宝宝健康有害。

电视画面的快速转换会引起他注意力紊乱，使宝宝难以集中精力专注于某一件事。

看电视是一种被动性经历，会导致宝宝形成一种“缺乏活力”的大脑活动模式，这与智力活动的迟钝有直接关系。

吃过晚饭到睡觉前是爸爸妈妈教养宝宝的重要时间，也是亲子同乐、加强沟通的时候。如果让宝宝跟随爸爸妈妈看电视就剥夺了这种机会，减少了实施早期教育的时间，对宝宝的身心发展都会产生不利的影响。所以，宝宝不宜长时间看电视。另外，电视机不应放在宝宝活动、睡觉的房间，以免影响宝宝的日常生活。

## 收拾好高处的物品

有时候，家长可能随手把一些物品放在床边、床头柜或者婴儿床的架子上，虽然这些都是一时疏忽之举，但是对宝宝却可能造成很大的危害。最安全的做法就是：家长一定要养成整洁的好习惯，把物品都收好，尤其是高处的物品，绝对要放在宝宝够不到的地方，以免宝宝将高处的物品拉下来造成伤害。家长时刻都要想着身边有一个宝宝，放任何东西都要想到会不会对宝宝造成伤害，或者是不是有什么安全隐患，尽量将物品放在安全的地方。

# 11个月宝宝常见病预防与治疗

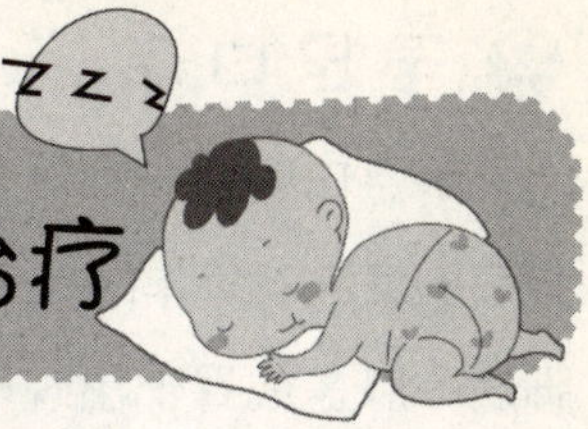


## 水痘

### 〔长水痘后的注意事项〕

一般情况下，长出的水痘会于 7 ～ 10 天内痊愈，而且只要得一次，终生就能免疫。比较令人担心的是长水痘很痒，刚开始的时候会被误认为是虫咬，一直搔抓的结果就有可能会导致细菌的感染，如果宝宝再抓得“够努力”，恐怕日后还会导致“疤痕”的痕迹，所以，预防搔抓过度为第一要务，可以让宝宝口服止痒药物来减低瘙痒感。

长水痘另一个可能的并发症是发烧及胸痛。宝宝有些症状首先要怀疑是否有并发肺炎，并且应该同时检查血液中的血小板有无减少。

### 〔水痘发烧一定要退烧吗〕

水痘如果有发烧的情形，最好是采用冰枕、毛巾、多喝水等物理性的退烧方法，千万不可以使用阿司匹林类的制剂（一般药房买得到）来退烧，以免产生可怕的雷氏症候群。

长水痘时应适当且充足地补充水分，蛋白质的摄取也应该足够，以提高免疫力，不可吃烧烤、炸、辣的食物，以免“上火”而导致水痘不容易退，油脂类食物、发酵类面包也应尽量避免，患病的宝宝应多卧床休息，水痘部分可以擦些祛水痘软膏来止痒。

至于中药的使用，还是应该经由合格的中医师来治疗，常用的中药主要有：板蓝根、金银花、连翘、荆芥、防风、菊花、竹叶、黄连、黄芩、石膏、生地、丹皮等。如果宝宝低热持续、疹子难出时，则除了要谨慎使用上述中药之外，还应增加一些黄芪、党参、白术、茯苓等具有补气的中药，如此才能增强免疫力，治愈水痘。

## 手足口病

手足口病是一种高传染性的病毒感染，大多由克沙奇病毒传染而来，大部分病例发生于每年的 6 ～ 10 月间，好发于 10 岁以下的婴幼儿。其症状是在手掌、脚底、膝盖或臀部出现小红点、小水疱。由于口腔内亦会有水疱产生，所以患此病的宝宝常会因疼痛而不想进食，此时可尽量给患儿些流质食物，患儿偶尔亦会有轻度发烧表现。

大部分的手足口病一周内即会治愈。然而其他亚型的肠病毒亦会引起手足口病，包括令人闻之色变的肠病毒 71 型。当宝宝患了此病且没有任何不适时，不必过于惊慌，可先观察几天；当宝宝出现嗜睡、呕吐或过度的惊吓反射时，仍应迅速就医诊治。为减少皮肤疾病的传染，以下几点建议可供爸爸妈妈参考：

平时帮宝宝换衣或洗澡时，可看看宝宝皮肤有无异状。大部分都会产生某种皮肤疹子，如果没有任何不适时可先观察几天，多能不药而愈。如果疹子持续不退或更严重时，应找医生诊治并与医生配合，而不要自行用药。宝宝皮肤在构造及功能上都未发育完全，所以比成人的皮肤脆弱及敏感。在高温多湿的夏日，宝宝应尽量处于凉快的环境，并维持皮肤的清洁，以减少传染性皮肤疾患的发生。

## 毛细支气管炎

肺部发生急性病毒感染可能引发毛细支气管发炎。毛细支气管炎好发于 1 岁以下的宝宝，是一种非常危急的疾病，并常在冬季流行。一开始，患病的宝宝会出现类似普通感冒的症状。在两三天之后，会出现如下症状：

干咳、急咳。喘息困难、呼吸急促。某些宝宝可能会出现 2 次呼吸间隔极长的情况（超过 10 秒钟）；拒绝饮食；口唇和舌头发青；嗜睡；如宝宝未满 1 岁，并且出现咳嗽或喘息症状，那么请立即带宝宝去医院就诊。

经过治疗，毛细支气管炎不会造成肺部永久损害。然而在宝宝发生毛细支气管炎的以后数年内，一旦发生感冒，就会出现喘息现象。

# 全面能力培养与训练

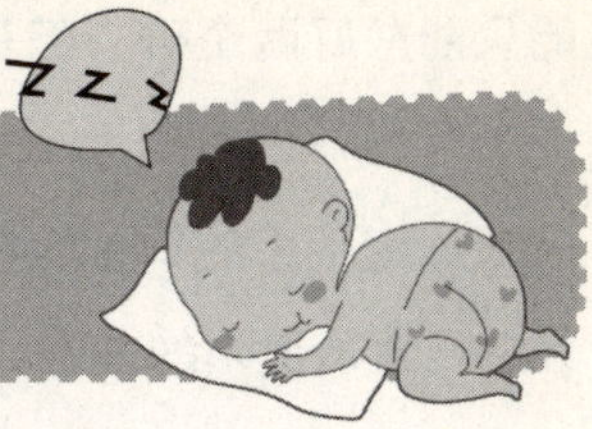

## 让宝宝在游戏中成长

快 1 岁的宝宝已经会站立，迈开脚步学会走路，精细动作发展得也更好了。爸爸妈妈可以利用一些游戏来巩固宝宝的各项能力。

### 〔爬一爬〕

在这个时期，宝宝的爬行动作已经非常熟练，并喜欢爬高；爸爸妈妈可让宝宝练习爬上楼梯、爬下楼梯；可以让宝宝从地上爬着上床，练习他双腿的力量；可以仰卧在床上做各种姿势，让宝宝爬过你的身体。玩耍的同时，既可锻炼宝平衡能力，又可以促进亲子交流。

### 〔画一画〕

给宝宝准备一张干净的纸和各种颜色的蜡笔。爸爸妈妈引导宝宝拿起蜡笔，让宝宝模仿你在纸上随意乱画。可以鼓励宝宝："宝宝画的是什么？像太阳，真棒！""宝宝拿红色的蜡笔画画呢！"让宝宝拿笔涂画，可以锻炼他小肌肉的力量及手、眼协调能力。

### 〔推一推〕

如果没有适合宝宝推的小车，可以用比较沉重的椅子代替。当宝宝能双手扶物行走时，可以让他扶住椅子的后背，推着椅子行走。爸爸妈妈在旁边保护的同时，要鼓励宝宝。爸爸妈妈会发现宝宝玩这个游戏很上瘾，他会推着椅子满屋溜达，不停地喊叫。这个游戏有助于宝宝学习走路，掌握身体的平衡，并可以使宝宝体会成功的快乐。

### 〔套一套〕

准备一个套碗，教会宝宝怎样将它逐个垒高或逐个套起来。最初，宝宝可能只能垒好两个碗，但是爸爸妈妈要鼓励他。随着宝宝玩的次数增多，他会逐渐了解物体之间的大小关系，放置正确的机会就会越来越多。这个游戏不仅可以锻炼宝宝手的精细运动能力，而且还可以让宝宝在认识大小的同时，认识物体的位置及里外的关系。

〔逗一逗〕

当宝宝拿着一件东西时，妈妈伸出手向他要，并说："宝宝，给妈妈吧！"大多数宝宝会伸出拿东西的手，做给你的动作，但当你快接到时，他会把手移开，似乎在逗你玩。在这个过程中，宝宝和妈妈都会开怀大笑。经常这样逗引宝宝，会增加宝宝与人交往的兴趣。在玩游戏的过程中，虽然爸爸妈妈在引导宝宝，但是爸爸妈妈会觉察到宝宝其实是每一件事情的主导者，宝宝会表明他在多大程度上需要你的帮助。因此，做游戏时，爸爸妈妈需要根据宝宝的状态调适自己，不能带有强迫性。

## 让宝宝自己吃东西

训练宝宝自己吃东西要有个过程，就像大人要学会做一件事情时也得花点时间练习一样。宝宝最初的练习就是学会用手抓起食物往嘴里塞，慢慢地他就有意识去用勺子，为了能让宝宝在 1.5 岁左右学会独立吃饭，现在就要让宝宝学着用勺子。

当然，这个年龄的宝宝还不能用好勺子，爸爸妈妈要做的只是让宝宝开始练习。在爸爸妈妈喂饭时，有些宝宝就会去夺爸爸妈妈手里的勺子，这表示宝宝想吃饭，爸爸妈妈不要以为是宝宝调皮，更不要和宝宝玩"拔河"夺来夺去的，爸爸妈妈可以把手里的勺子给宝宝，自己再去找一把继续喂，让宝宝拿着勺子边吃边"玩"。

学习用勺子就是从这里开始的，使用一会儿后，宝宝会体会到想把食物舀起来送进嘴里是不那么容易的，也许试试就不耐烦了，勺子不往嘴里送而在饭里瞎搅，这时，要把饭端开，不要去夺宝宝手里的勺子，不然宝宝会失去信心的。每次喂宝宝饭时都这么练习，几周后宝宝一般就会有惊人的进步，独立吃饭的基础也初步奠定。如果爸爸妈妈这时候仍没有开始训练宝宝吃饭就要马上开始训练了，以免宝宝入托儿所、幼儿园后有不会自己吃饭的问题。

## 教宝宝认颜色

宝宝通常最喜欢的颜色就是红色，所以教宝宝认颜色可以从红色开始。妈妈将几样红色的物品集中在一起，如红色的积木、红色的气球、红色的小汽车等，然后捉住宝宝的手边移动这些物品边说“这是红色的，这也是红色的”。在宝宝慢慢地感知这些物品都是红色的以后，对宝宝说“把红色的 XX 给妈妈”，让宝宝把这些红色的物品一件一件地递给妈妈。这种训练是为了让宝宝初步学习一定的抽象概念，发展思维能力。等宝宝认识了红色之后，可以教宝宝认识其他的颜色。但是一般来讲，宝宝喜欢鲜艳的颜色，所以教宝宝认颜色的时候也要投其所好，以引起他的兴趣。

## 训练手眼协调能力

将近周岁时，宝宝已经能够理解手中抓着的玩具与掉落在地上的玩具之间的因果关系，因此，常常喜欢故意把抓在手中的玩具扔掉，并且用眼睛看着、用手指着扔掉的玩具。也就是说，从这个时段起，宝宝已经将手和眼联系在一起了。更重要的是爸爸妈妈要带宝宝到大自然中捡小石子、扑蝴蝶、捉蜻蜓、抓蚂蚱、捉小蚂蚁……为了进一步锻炼宝宝的手眼协调能力，可以试着做做插锁眼的小游戏。

插锁眼这个游戏可以使宝宝学习玩具的玩法，培养活动的目的性。

用硬纸板做成一个拼板，爸爸妈妈先说出不同形状的小块边的名称，如圆块、三角块、方块等，再把它们分别放进相应的小槽里，然后让宝宝一个个取出来。注意，在整个过程中，要不断重复这些形状的名称，这样宝宝才能记住。慢慢地宝宝一听到家长说出某个形块的名称，就能立刻把它拿出来。

家长还要注意，抓住宝宝手眼协调能力的关键时期进行培养，能事半功倍。可以按照如下时间来参考进行：9 ～ 10 个月是双手动作协调配合能力发展的关键期；12 ～ 13 个月是双手控制物品及扔东西运动能力发展的关键期。

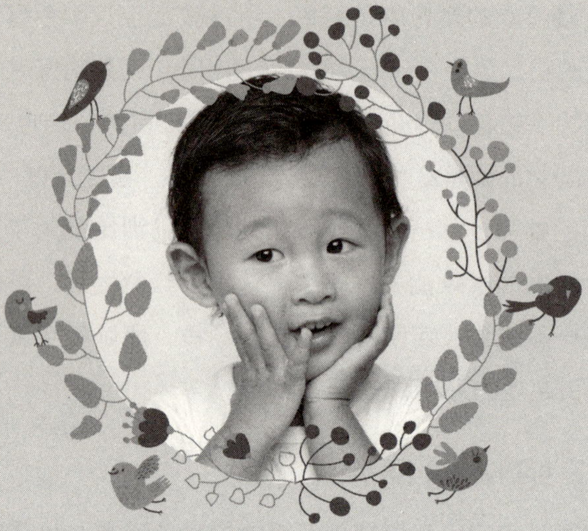

~ Baby ~

一学就会的0~1岁宝宝护理全书

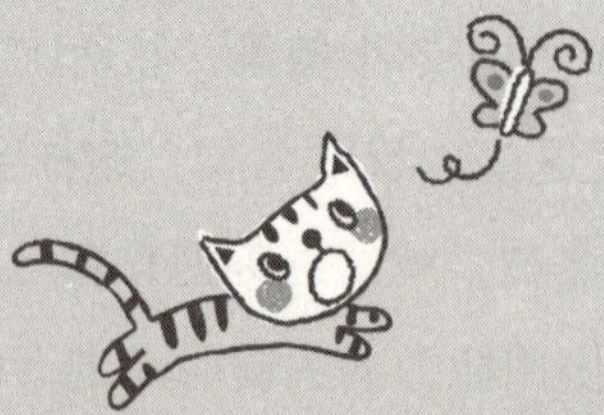